Kohlhammer *Pflege*

Wissen und Praxis

Die Herausgeberin:

Telse Jasper, langjährige leitende MTAR-Lehrkraft an der Dr. Gillmeister-Schule in Heide.

Die Autoren:

Brigitte Bast, langjährige leitende MTAR im Radiologischen Institut des Katharinenhospitals Stuttgart.

Anke Ohmstede, leitende MTAR-Lehrkraft und leitende MTAR der Nuklearmedizinischen Abteilung in den Städtischen Kliniken Oldenburg gGmbH.

Dr. med. **Bodo Schnapka,** Facharzt für Strahlentherapie und Facharzt für Radiologie im Krankenhaus Berlin-Neukölln, sowie Dozent für Strahlentherapie im Lette-Verein Berlin.

Ulrike Schulte, MTA, Radiologisches Institut der Universitätsklinik Hamburg.

Hilmar Stöcker, Dipl. Medizinphysiker und Leiter der MTAR-Ausbildung im Lette-Verein Berlin.

Telse Jasper (Hrsg.)

Radiologie

Lehrbuch
für Pflegeberufe

Verlag W. Kohlhammer

Die Deutsche Bibliothek – CIP Einheitsaufnahme

Radiologie : Lehrbuch für Pflegeberufe / Hrsg.: Telse Jasper. –
Stuttgart ; Berlin ; Köln : Kohlhammer, 2000
　ISBN 3-17-015998-4

Dieses Werk einschließlich aller seiner Teile ist urheberrechtlich geschützt. Jede Verwendung außerhalb der engen Grenzen des Urheberrechts ist ohne Zustimmung des Verlags unzulässig und strafbar. Das gilt insbesondere für Vervielfältigungen, Übersetzungen, Mikroverfilmungen und für die Einspeicherung und Verarbeitung in elektronischen Systemen.

Die Wiedergabe von Warenbezeichnungen, Handelsnamen und sonstigen Kennzeichen in diesem Buch berechtigt nicht zu der Annahme, dass diese von jedermann frei benutzt werden dürfen. Vielmehr kann es sich auch dann um eingetragene Warenzeichen oder sonstige gesetzlich geschützte Kennzeichen handeln, wenn sie nicht eigens als solche gekennzeichnet sind.

1. Auflage 2000
Alle Rechte vorbehalten
© 2000 W. Kohlhammer GmbH
Stuttgart Berlin Köln
Verlagsort: Stuttgart
Umschlag: Data Images GmbH Stuttgart
Gesamtherstellung:
W. Kohlhammer Druckerei GmbH + Co. Stuttgart
Printed in Germany

Vorwort

Am 8. November 1895 entdeckte Wilhelm Conrad Röntgen die sogenannten X-Strahlen. Schon im Dezember 1895 fertigte er die erste Röntgenaufnahme von der Hand seiner Frau an. Sehr bald danach – 1896 – erfolgten die ersten Strahlenbehandlungen.

Heute sind die Radiologische Diagnostik, die Strahlentherapie und die Nuklearmedizin wichtige diagnostische oder therapeutische Mittel im Rahmen der Medizin. In den letzten 30 Jahren gab es in allen drei Gebieten große Veränderungen und Fortschritte, wie z. B. die Entwicklung des Computertomographen, des Magnetresonanztomographen oder des Linearbeschleunigers in der Strahlentherapie. Neue Entwicklungen in der Nuklearmedizin, z. B. Positronen-Emissions-Tomographie und die Entwicklungen in der Apparatetechnik, bei den Aufnahme- und Untersuchungsverfahren, sowie in der Strahlentherapie gehen rasant weiter.

Die Aufgabe des Radiologen ist es, in der Diagnostik mit Hilfe von Bildern, die durch unterschiedliche Strahlenabsorption im Körper entstehen, krankhafte Prozesse aufzuspüren. Das Verständnis der physikalischen und technischen Faktoren der Bilderzeugung und Bildübertragung ist Voraussetzung für eine kritische Wertung der gewonnenen Informationen. Von den medizinisch-technischen Radiologieassistentinnen und -assistenten müssen die Vorgänge bei der Bilderzeugung und der Bildübertragung ebenfalls beherrscht und verstanden werden.

Krankenpflegekräfte, die in der Radiologie tätig sind oder die Vorbereitung des Patienten für eine Untersuchung, sowie die Nachsorge eines Patienten durchführen, sollten über die physikalischen und technischen Abläufe gut informiert sein.

Die Strahlentherapie hat ihren festen Platz in der Tumorbehandlung. Auch hier ist neben der physikalisch-technischen Seite der Bestrahlung der Umgang mit dem Patienten ganz entscheidend. Dafür ist es erforderlich, dass man die Aus- und Nebenwirkungen der Strahlentherapie kennt.

Dieses Buch soll den Krankenpflegekräften und den Auszubildenden in der Krankenpflege Kenntnisse der radiologischen Diagnostik, der nuklearmedizinischen Diagnostik und Therapie sowie der Strahlentherapie vermitteln.

Tellingstedt, Frühjahr 2000
Telse Jasper

Inhalt

Vorwort 5

1   Biologische Grundlagen der Strahlenwirkung (Hilmar Stöcker) 11

1.1   Physikalische Einwirkungen und ihre Auswirkungen im Organismus.   13
1.1.1   Physikalischer Primärprozess: Ionisation.   13
1.1.2   Molekulare Neubildung   14
1.1.3   Zelluläre Veränderungen   14

1.2   Bestimmungsgrößen der Strahlenwirkung.   15
1.2.1   Dosis-Wirkungsbeziehungen.   15
1.2.2   Art des Gewebes   16
1.2.3   Zeitliche und örtliche Verteilung.   17

1.3   Die vier Pfade der Strahlenbiologie.   17
1.3.1   Akute Strahlenwirkungen („Erster Pfad")   18
1.3.2   Nichtmaligne Spätschäden („Zweiter Pfad").   19
1.3.3   Maligne Neoplasien („Dritter Pfad").   20
1.3.4   Teratogene Wirkungen (Sonderform)   21
1.3.5   Genetische Strahlenwirkungen („Vierter Pfad").   21

2   Strahlenphysik und Dosimetrie (Hilmar Stöcker)   23

2.1   Materielle und energetische Grundlagen   23
2.1.1   Atomaufbau.   23
2.1.2   Radioaktivität   24
        Detailübersicht.   24

2.2   Strahlenarten (insbesondere Röntgenstrahlung).   27
2.2.1   Teilchenstrahlung (Korpuskularstrahlung).   27
2.2.2   Wellenstrahlung (Photonenstrahlung)   28
2.2.3   Entstehung von Röntgenstrahlen   28
        Detailübersicht.   28

2.3   Dosisgrößen und -einheiten   30
2.3.1   Energieübertragung und ihre Wirkungen im Gewebe   30
2.3.2   Strahlendosis.   31

2.4   Dosis-Messverfahren (Dosimetrie)   34

3	**Strahlenschutz** (Hilmar Stöcker)	36
3.1	Physikalischer Strahlenschutz	36
3.2	Gesetzlicher Strahlenschutz	38
3.2.1	Röntgenverordnung (RöV)	38
3.2.2	Strahlenschutzverordnung (StrlSchV)	42
3.2.3	Neue Bestimmungen	43
4	**Radiologische Diagnostik** (Telse Jasper)	44
4.1	Apparative Ausstattung	44
4.1.1	Röntgenröhre	44
4.1.2	Generator	45
4.1.3	Belichtungsautomatik	46
4.1.4	Aufnahmesysteme	46
	Detailübersicht	46
4.1.5	Bildqualität	49
4.1.6	Aufnahme- und Durchleuchtungsgeräte	51
4.2	Beispielhafte Einstell- und Aufnahmetechniken	54
4.2.1	Thorax in zwei Ebenen	55
4.2.2	Kniegelenk in zwei Ebenen	56
4.2.3	Lendenwirbelsäule in zwei Ebenen	57
4.2.4	Mammographie	57
4.2.5	Pädiatrische Radiologie	58
4.3	Dokumentation und Archivierung	59
5	**Radiologische Diagnostik mit Kontrastmitteln** (Brigitte Bast)	61
5.1	Notwendigkeit und Eigenschaften von Kontrastmitteln	61
5.2	Kontrastmittelzwischenfälle	62
5.3	Untersuchungen mit oral verabreichten Kontrastmitteln	64
5.3.1	Aufklärung, Vorbereitung und Nachsorge	64
5.3.2	Untersuchungen von Speiseröhre, Magen und Zwölffingerdarm	65
5.3.3	Doppelkontrastuntersuchung des Dünndarms nach Sellink	67
5.3.4	Untersuchung des Dickdarms (Doppelkontrastmethode nach Welin)	67
5.3.5	Untersuchung von Sigma und Rektum	69
5.4	Untersuchungen mit intravenös und/oder intraarteriell verabreichten Kontrastmitteln	69
5.4.1	Aufklärung, Vorbereitung und Nachsorge	69
5.4.2	Untersuchungen von Leber, Gallenblase und Gallenwegen	70
	Detailübersicht	70
5.4.3	Untersuchungen der Nieren, ableitenden Harnwege, des männlichen und weiblichen Genitale (Urogenitaltrakt)	72
	Detailübersicht	72
5.5	Angiographien/Arteriographien	76
5.5.1	Angiographie der Bauchaorta	77

5.5.2	Translumbale Angiographie der Bauchaorta	77
5.5.3	Angiographie des Aortenbogens und der abgehenden Halsgefäße	77
5.5.4	Angiographie der Becken- und Beinarterien	78
5.5.5	Angiographie der Arterien der oberen Extremitäten	80
5.5.6	Selektive Angiographie der Bauchorgane	80
	Detailübersicht	80
5.5.7	Angiographie der Hirngefäße	81
5.5.8	Pulmonalarteriographie	84
5.5.9	Angiographie der linken Herzkammer und der Herzkranzgefäße	84
5.6	Interventionen an Herzkrankgefäßen und peripheren Arterien	86
5.6.1	Perkutane transluminale Coronarangioplastie (PTCA) – Ballondilatation	86
5.6.2	Coronare und periphere Stentimplantationen	86
5.6.3	Perkutane transluminale Angioplastie (PTA)	86
5.6.4	Stentimplantation	87
5.7	Phlebographien/Venographien	87
5.7.1	Phlebographie der oberen Extremitäten	87
5.7.2	Phlebographie der unteren Extremitäten	88
5.7.3	Phlebographie von Beckenvenen und unterer Hohlvene	88
5.7.4	Selektive Organphlebographie mit oder ohne Venenblutentnahme	89
5.7.5	Perkutane transhepatische Portographie (PTP) und Pfortaderpunktion	89
5.8	Strahlenwirkung und Strahlenschutz	90

6 Computertomographie (CT) (Brigitte Bast) ... 92

6.1	Physikalisch-technische Grundprinzipien	92
6.1.1	Konventionelle Computertomographie	92
6.1.2	Spiral-Computertomographie	94
6.2	Spezielle Diagnostik	96
6.2.1	CT von Schädel und Gehirn	96
6.2.2	CT der Wirbelsäule einschließlich des Rückenmarks (ZNS)	97
6.2.3	CT des Thorax (Herz, Lunge, Mediastinum)	98
6.2.4	CT von Abdomen und Becken	99
6.2.5	CT des Stützgerüstes (Muskulo-Skelettales System)	99

7 Magnetresonanztomographie (MRT) (Telse Jasper) ... 101

7.1	Physikalisches Prinzip	101
7.2	Aufbau eines Magnetresonanztomographen	102
7.3	Bildgebung	104
7.4	Anwendungsgebiete	105
7.5	Vorbereitung des Patienten auf MRT-Untersuchungen	107

8 Sonographie/Ultraschall (US) (Brigitte Bast) ... 109

8.1	Physikalisch-technische Grundlagen	109

8.2	Messverfahren	111
8.3	Spezielle Untersuchungen	112
8.3.1	Sonographie des Schädels	112
8.3.2	Sonographie der Halsgefäße	112
8.3.3	Sonographie der weiblichen Brust	112
8.3.4	Ultraschalldiagnostik der Organe des Bauch- und Beckenbereiches	113
8.3.5	Sonographie von Schilddrüse und Epithelkörperchen	113
8.3.6	Sonographie von Lunge, Herz und Pleura	113
8.3.7	Sonographie der Gelenke und Weichteile	113
8.3.8	Sonographie der Weichteile (Muskeln und Sehnen)	114
8.4	Einfluss des Ultraschalls auf den menschlichen Organismus	114

9 Nuklearmedizin (Anke Ohmstede, Ulrike Schulte, Bodo Schnapka) ... 116

9.1	Grundlagen	116
9.2	Radionuklide	117
9.2.1	Radiopharmakologie	118
9.2.2	Radiopharmakokinetik	119
9.3	Messsysteme	119
9.4	Nuklearmedizinische Untersuchungen	120
9.4.1	Allgemeine Vorbereitung des Patienten	120
9.4.2	Schilddrüsenszintigraphie	121
9.4.3	Lungenszintigraphie	121
9.4.4	Knochenszintigraphie	123
9.4.5	Nierenszintigraphie	126
9.4.6	Myokardszintigraphie	127
9.5	Positronen-Emissions-Tomographie (PET)	128
9.5.1	Physikalische Grundlagen	128
9.5.2	Untersuchungen	128
	Detailübersicht	128
9.6	Therapie mit offenen Radionukliden	130
9.6.1	Therapieformen	130
9.6.2	Strahlenbelastung für das Personal	132

10 Strahlentherapie (Bodo Schnapka) ... 134

10.1	Strahlenarten, Bestrahlungsgeräte und Strahlenquellen	134
10.2	Bestrahlungstechniken	137
10.3	Vorbereitung der Strahlentherapie	138
10.3.1	Indikationen	138
10.3.2	Voruntersuchungen	139
10.3.3	Stadieneinteilungen	139
10.3.4	Bestrahlungsplanung	141

10.4	Durchführungen von Bestrahlungen	142
10.4.1	Mamma-Tumoren	142
10.4.2	Lungentumoren	145
10.4.3	Hirntumoren	147
10.4.4	HNO-Tumoren	150
10.4.5	Tumoren des männlichen Genitale	153
10.4.6	Tumoren des weiblichen Genitale	156
10.4.7	Gastro-Intestinal-Tumoren	157
10.4.8	Hodgkin und Non-Hodgkin-Lymphome	161
10.4.9	Gutartige Erkrankungen	163
10.5	Nachsorge, Pflege und Nebenwirkungen	164

11   Die wichtigsten Maßnahmen des Strahlenschutzes für das Personal (Hilmar Stöcker) 167

Anhang 171

I:	Zeittafel	172
II:	Tabellenverzeichnis	174
III:	Verzeichnis der Abbildungen	175
IV:	Quellennachweis der Abbildungen	178
V:	Literatur	179
VI:	Register	181

1 Biologische Grundlagen der Strahlenwirkung
Hilmar Stöcker

1.1 Physikalische Einwirkungen und ihre Auswirkungen im Organismus

Zu den vermuteten Risiken der Strahlenwirkung bei diagnostischen Verfahren gibt es auf der ganzen Welt eine Vielzahl von Untersuchungen und Veröffentlichungen. Zuerst muss die unvermeidbare **natürliche Strahlenexposition** jedes Menschen erwähnt werden. Dazu gehören die kosmische und terrestrische Strahlung, der Zerfall natürlicher radioaktiver Stoffe im Körper und die Inhalation von Radon, einem natürlich vorkommenden radioaktiven Edelgas. Zu den nicht unerheblichen zivilisatorischen Risiken gehört die Strahlenwirkung bei Langstreckenflügen (!).
In dieses „Strahlengewusel" soll das *Kapitel 2.2* etwas Ordnung bringen und eine Struktur der Strahlenarten aufzeigen. Zunächst soll hier beschrieben werden was geschieht, wenn Strahlen mit der Eigenschaft **ionisieren** zu können in lebendes Gewebe eindringen.

1.1.1 Physikalischer Primärprozess: Ionisation

Ein Ion ist ein Teilchen, das elektrisch positiv oder negativ geladen ist. Elektrisch geladene Teilchen wandern zu den entgegengesetzt geladenen Polen eines elektrischen Feldes. **Positive Ladungen** kommen im **Atomkern** vor (als Ladung der Protonen) und **negative Ladungen** in der Hülle oder den **Schalen** der Atome (als Ladung der Elektronen). Eine dritte Ladungsart gibt es nicht. Im Normalfall ist die Anzahl der positiven Ladungsträger im Atomkern und der negativen Ladungen der Elektronenhülle gleich, so dass von außen gesehen die Atome und Moleküle elektrisch neutral sind. Ionisation bedeutet, dass aus der Elektronenhülle eines Atoms ein Elektron herausgelöst wird (es bleibt ein positives Ion übrig) und sich an ein anderes Atom zusätzlich anlagert (das dadurch zu einem negativen Ion wird). Im Gewebe sind Ionen für alle Lebensvorgänge unabdingbar. Die Bestimmung der Elektrolytkonzentrationen, zu denen etwa die positiven Kationen Natrium, Kalium, Calcium, Magnesium und die negativen Anionen Chloride, Carbonate, Phosphate, Sulfate zählen, gehört daher zu den Standardverfahren der klinischen Chemie. Nervenreize sind ohne Passage der Zellmembran von Elektrolyten nicht möglich, Muskelbewegungen ohne sie undenkbar. Ein **Ionisationsvorgang** erzeugt also immer zwei Ionen, zwei elektrisch geladene Teilchen, durch **Umverteilen vorhandener Ladungsträger**. Neue Ladungen entstehen nicht.
Röntgenstrahlen oder die Gammastrahlen der Nuklearmedizin haben die Eigenschaft, solche Ionenpaare im Gewebe zu erzeugen, was **physikalische Primärwirkung** genannt wird.

> **Merke:** Ionisation ist die physikalische Primärwirkung ionisierender Strahlung. Die Gefahr der Strahlung besteht darin, dass Moleküle **neu gebildet** werden und die Zelle schädigen können.

1.1.2 Molekulare Neubildung

Da das Gewebe zu etwa 70 % aus Wasser besteht, ist es sinnvoll mit den **Strahlenreaktionen des Wassers** zu beginnen. Wasser selbst, also das Molekül H_2O, ist ja gelegentlich dissoziiert in H^+ und OH^-. Dies spielt eine Rolle beim pH-Wert, also dem negativen dekadischen Logarithmus der Wasserstoff-Ionen-Konzentration. Er hat für nicht saure und nicht basische Lösungen den Wert pH = 7. Negativer dekadischer Logarithmus ist die jeweilige Hochzahl zur Basis 10. In unserem Fall ist dies die Konzentration von 10^{-7} Wasserstoffionen im Wasser. Ausgeschrieben heißt das, dass im statistischen Mittel ein Molekül von 10^7, also von 10 Millionen Wassermolekülen in H^+ und OH^- dissoziiert ist und sofort wieder zu normalem Wasser rekombiniert.

Unter Bestrahlung entstehen zusätzliche dissoziierte Wassermoleküle. Wenn deren Dichte jedoch sehr groß wird gibt es ein Problem bei der Rekombination zu normalem Wasser, da aus zwei dissoziierten Wassermolekülen nicht mehr zwei normale Wassermoleküle entstehen müssen, sondern z. B. ein Molekül **Wasserstoffperoxid** H_2O_2:

$$H^+ + OH^- + H^+ + OH^- \rightarrow H_2 + H_2O_2$$

Durch Bestrahlung kann also im Inneren der Zelle Wasserstoffperoxid (früher Wasserstoffsuperoxyd) entstehen. Es unterscheidet sich von normalem Wasser durch das leicht abspaltbare eine zusätzliche Sauerstoffatom, welches sich gerne mit anderen Molekülen verbindet, also einen Oxidationsvorgang durchführt. Aus diesem Grund kann Wasserstoffperoxid als Desinfektions- und Bleichmittel eingesetzt werden.

Neben H_2O_2 entstehen auch noch **Freie Radikale**. Das sind Atome oder Moleküle, die eine ungerade Anzahl von Elektronen haben (normalerweise sind die Elektronen paarweise angeordnet). Zu diesen freien Radikalen gehören $\cdot OH$, $\cdot H$, H_2, H_2O_2, H_3O^+ u. a. Freie Radikale oder veränderte Makromoleküle bilden sich nicht nur durch Strahlung sondern auch spontan mit den gleichen Folgen. Ihre Fehlfunktion wird normalerweise durch zelleigene Reparaturmechanismen verringert oder verhindert, jedoch lässt die Effektivität dieser Repair-Mechanismen offenbar nach mehreren Zellteilungen nach. Man sieht hierfür einen Grund für den Alterungsprozess eines Lebewesens. Auch wird das Risiko von Fehlreparaturen größer, worin der Prozess der initialen Krebsentstehung gesehen wird. Die Wirkung von Freien Radikalen kann durch sogenannte **Radikalenfänger** vermindert werden. Zu ihnen gehört die Ascorbinsäure (Vitamin C).

Diese neu gebildeten Moleküle sind der Hauptgrund der Wirkung der Strahlung auf die Zelle. Die Wirkung dieser Moleküle auf die Zelle nennt man **indirekte Strahlenwirkung**. Sie beschreibt die Wirkung der Moleküle, die von der Strahlung erzeugt werden, nicht jedoch die Wirkung der Strahlung selbst.

> **Merke:** Freie Radikale im Zytoplasma sind verantwortlich für die indirekte Strahlenwirkung. Sie verändern kaskadenartig die zellulären Biomoleküle, hemmen die Zellfunktion, den zellulären Stoffwechsel und die Teilungsfähigkeit der Zellen.

1.1.3 Zelluläre Veränderungen

Den Hauptvolumenanteil einer Zelle macht das Zytoplasma aus, das nach außen hin von der Zellmembran geschützt ist. Das Zytoplasma ist kein homogener Brei, in dem Zellbestandteile vermengt sind, sondern ein hochdifferenziertes System von Strukturen und deren Funktionen, was der griechische Name schon besagt (Plasma = das Geformte). Die im Zytoplasma enthaltenen Zellorganellen sind eine Anzahl von Subsystemen mit unterschiedlichen Aufgabengebieten:

Der **Zellkern** ist die zentrale Steuereinheit, umgeben von einer porösen hochdifferenzierten Membran, die ihn vom Zytoplasma trennt. Er enthält auf seinem Datenträger,

1.2 Bestimmungsgrößen der Strahlenwirkung

Tabelle 1: Organellen im Zytoplasma

Struktur	Funktion
Mitochondrien	Energieversorgung der Zellen (O_2-Verbrauch)
Endoplasmatisches Retikulum	Produzent wichtiger Moleküle für die Zellfunktion
Golgi-Apparat	Verteilung der produzierten Makromoleküle innerhalb der Zelle
Zytoskelett	Stabilität und Form der Zelle; bei Einzellern: Bewegung

der **DNS**, den gesamten Datensatz über Aufbau, Funktion und Eigenschaften der Zelle, kodiert in der Abfolge der Basenpaare, die ihrerseits an zwei spiralig umeinander gewundenen Ribose-Zuckersträngen hängen. Diese **Doppelhelix** ist **hochgradig verwundbar** bei Teilungsvorgängen. Es besteht das Risiko einer Mutation, die durch Änderung der Basenfolge eine Änderung der Erbinformation festschreibt.

Freie Radikale stören die Organisation und die Funktionen einer Zelle auf allen Ebenen. Sie greifen massiv in den Haushalt einer Zelle ein, vermindern ihre Funktionsfähigkeit oder bringen sie völlig zum Erliegen, verhindern eine geordnete Zellteilung u. ä.

Zu dieser indirekten Strahlenwirkung tritt die direkte Strahlenwirkung hinzu. Die **direkte Strahlenwirkung** ist die Ionisation der Makromolekülketten einer Zelle (DNS oder Proteine) durch die Strahlung selbst. Direkte Strahlenwirkungen machen sich in ihren Folgen anders bemerkbar als indirekte Strahlenwirkungen.

> **Merke:** Die direkte Strahlenwirkung ist die Ionisation von Makromolekülen durch die Strahlung selbst. Die direkten Strahlentreffer brechen Makromoleküle auf und berauben sie ihrer Funktion, geben ihnen eine andere Funktion (bei der DNS) oder zwingen die Zelle zu fehlerhaften Notoperationen (SOS-repair).

1.2.1 Dosis-Wirkungsbeziehungen

Eine Dosis-Wirkungsbeziehung beschreibt, bei welcher Strahlendosis welche biologische Wirkung eintritt *(zum Begriff der Dosis siehe Kapitel 3.4)*. Aus dem Vorhergehenden wird deutlich, dass es zwei grundsätzlich unterschiedliche Wirkungsmechanismen gibt. Zum einen reagiert die Zelle, der Zellverband oder das Organ auf die zunehmende Zahl von Noxen, so dass mit wachsender Zahl der Noxen die Strahlenwirkung ansteigt. Zum anderen kann, eher auf die DNS bezogen, eine Art „Schalter" umgelegt werden, der nur die Stellungen „ein" oder „aus" kennt. Er wird bei höheren Strahlendosen häufiger eingeschaltet als bei niedrigen, er kann aber auch schon bei kleinen Dosen eingeschaltet werden, dann aber seltener.

Daher unterscheidet man zwischen deterministischer und stochastischer Strahlenwirkung (determinieren = bestimmen; Stochastik = Lehre vom Eintreten zufallsbedingter Ereignisse):

Eine **deterministische Dosis-Wirkungsbeziehung** bedeutet, dass die Wirkung mit **Bestimmtheit** bei größerer Dosis stärker wird. Eventuell ist bei kleinen Dosen zunächst keine Wirkung sichtbar. Jenseits einer Schwellendosis jedoch setzt die Wirkung ein und wird mit größeren Dosen immer stärker. Ein Beispiel ist das Hauterythem, eine Hautrötung durch ionisierende Strahlen, die sich ähnlich wie ein Sonnenbrand darstellt. Zunächst ist bei kleinen Strahlenmengen, etwa im Bereich der normalen Röntgendiagnostik, keine klinische Wirkung feststellbar. Mit höherer Dosis im therapeutischen Bereich setzt jedoch eine Rötung ein, die mit zunehmender Dosis immer stärker wird.

Eine **stochastische Dosis-Wirkungsbeziehung** bedeutet, dass ein **Risiko** einer Strah-

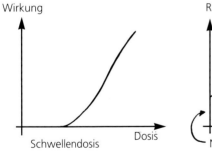
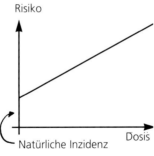

Abbildung 1: Die Dosis-Wirkungsbeziehungen ionisierender Strahlung Links die deterministische und rechts die stochastische Dosis-Wirkungsbeziehung

lenreaktion vorliegt, das mit höherer Dosis größer wird. Schon bei kleinsten Dosen ist das Risiko – wenn auch nur leicht – erhöht, aber selbst größte Dosen geben keine Gewissheit, dass die Wirkung eintritt. Ein Beispiel stellt die Leukämie dar. Sie ist eine Erkrankung des blutbildenden Systems, die auch ohne ionisierende Strahlung spontan mit einer gewissen Häufigkeit („natürliche Inzidenz") auftritt. Zusätzliche Strahlenbelastung erhöht das Risiko einer Erkrankung. Jedoch selbst bei größten Dosen muss die Erkrankung nicht unbedingt ausbrechen. Allgemein gilt, dass es keine Strahlenwirkung gibt, die nicht auch ohne Strahlung auf natürlichem Wege auftreten würde. Strahlung (und viele andere Einflüsse, etwa chemische) erhöht nur die Häufigkeit des Auftretens.

Merke: Bei einer deterministischen Dosis-Wirkungsbeziehung steigt **die Wirkung** mit zunehmender Dosis an (jenseits einer eventuellen Schwellendosis), bei einer stochastischen Dosis-Wirkungsbeziehung steigt **das Risiko** mit zunehmender Dosis an (über die natürliche Inzidenz hinaus).

Merke: Es gibt keine für die Strahlung typische Wirkung oder Schädigung des Organismus. Strahlung erhöht nur das Risiko einer entsprechenden Erkrankung.

1.2.2 Art des Gewebes

Neben der Dosis gibt es noch andere Faktoren, die die Strahlenwirkung beeinflussen. Da ist zunächst das Gewebe selbst. Eine Zelle, die ihre Teilung vorbereitet oder durchführt ist sehr strahlensensibel. Daher sind **Organe mit hoher Proliferationsrate** deutlich strahlenempfindlicher als solche mit niedriger Rate. Wie hoch die Proliferationsrate sein kann, lässt sich am Beispiel des blutbildenden Systems sehen. Allgemein gilt, dass die Anzahl der vorhandenen Zellen durch deren beschränkte Lebensdauer ständig ersetzt werden muss, so dass ein Gleichgewicht zwischen den neugebildeten und den absterbenden Zellen besteht. Man spricht hierbei von einem **Fließgleichgewicht**. Für ein Fließgleichgewicht gilt, dass die Gesamtzahl der Zellen eines Organs sich aus dem Produkt der neugebildeten Zellen und ihrer Lebensdauer errechnet:

Zellzahl (Stück) = Proliferationsrate (Stück/Tag) mal Lebensdauer (Tage)

Umgekehrt ist die Proliferationsrate das Ergebnis der Division von Zellzahl durch Lebensdauer. Am Beispiel der Erythrozyten heißt dies: Da ihr Normalwert beim Erwachsenen etwa 5 Millionen/mm^3 (umzurechnen auf 6 l Blut) beträgt und ihre Lebensdauer etwa 120 Tage, ergibt sich eine Proliferationsrate von 250 Milliarden Stück pro Tag oder knapp drei Millionen Stück pro Sekunde! Beim Erwachsenen werden

1.3 Die vier Pfade der Strahlenbiologie

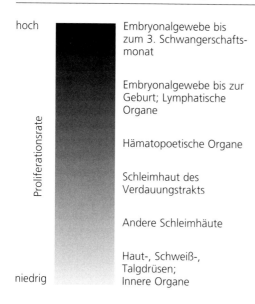

Abbildung 2: Proliferationsrate und Strahlenempfindlichkeit verschiedener Gewebe

pro Sekunde drei Millionen Erythrozyten neu gebildet und ebenso viele sterben ab. Es gibt ähnlich strahlensensible menschliche Gewebe wie das Blut. Ausgereifte Gewebe sind dagegen relativ strahlenrobust. Aus *Abbildung 2* wird eine grobe Reihenfolge der Strahlensensibilitäten ersichtlich.

Aus dieser Aufstellung wird überdeutlich, wie wichtig die Reduktion der Röntgenbelastung bei Schwangeren ist.

> **Merke:** Organe mit hohem Zellumsatz sind strahlensensibler. Insbesondere bei Schwangerschaft ist äußerste Zurückhaltung bei der Strahlenexposition geboten.

1.2.3 Zeitliche und örtliche Verteilung

Für biologisches Gewebe ist es nicht egal, ob eine Dosis auf einmal eingestrahlt wird, ob die Gesamtdosis in einzelnen Fraktionen (= Anteilen) bei hoher Dosisleistung, oder als protrahierte (= fortlaufende) Bestrahlung mit kleinen Dosisleistungen einfällt. Genauere Details werden in *Kapitel 10, Strahlentherapie*, vorgestellt.

Je nach Größe der bestrahlten Felder werden unterschiedlich große Körpervolumina mit Strahlendosen belastet. Bei großen Feldern oder gar bei Ganzkörperbestrahlung stehen zunehmend weniger unbelastete Körpervolumina zur Verfügung, die die Funktionen der belasteten Organe übernehmen. Daher kommt es, dass bei gleicher Strahlendosis die Wirkung deutlich größer wird, wenn die bestrahlten Regionen wachsen. So wirkt eine Dosis, die auf einem kleinen Feld ein Erythem hervorruft, letal, wenn mit ihr der gesamte Körper bestrahlt wird.

> **Merke:** Bei gleicher Dosis ist deren zeitliche und örtliche Verteilung wesentlich für die biologische Wirkung.

1.3 Die vier Pfade der Strahlenbiologie

Insgesamt unterscheidet man vier verschiedene „Pfade" der Dosis-Wirkungs-Beziehungen, die dann jeweils zu der Klasse der deterministischen oder der stochastischen Wirkungstypen gehören. Drei davon zählen zu den somatischen Strahlenwirkungen, also den Wirkungen auf den Bestrahlten selbst. Eine Sonderform der somatischen Strahlenwirkung stellt hierbei die Strahlenwirkung auf das ungeborene Leben dar, für die der Begriff teratogene Strahlenwirkung geprägt wurde. Der vierte strahlenbiologische Pfad ist keine somatische Wirkung, sondern eine „genetische Wirkung" genannte Änderung der Informationen des Chromosomensatzes der Keimzellen. Wirkungen treten hier nicht am Bestrahlten selbst auf, sondern möglicherweise in den Folgegenerationen.

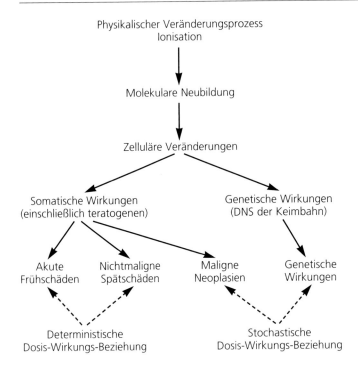

Abbildung 3: Die vier strahlenbiologischen Pfade

1.3.1 Akute Strahlenwirkungen („Erster Pfad")

Die akuten Strahlenwirkungen entstehen Stunden nach der Bestrahlung und sind spätestens Wochen danach abgeschlossen. Sie sind deterministische Strahlenwirkungen. Ihr Auftreten erfolgt erst jenseits einer Schwellendosis bei therapeutischen Strahlendosen, also grob gesagt dem tausendfachen der Dosis in der Röntgendiagnostik. Aus der Sicht der Röntgendiagnostik sind akute Strahlenwirkungen weder bei Patienten im direkten Nutzstrahl noch bei Personal im Streustrahlenbereich um den Patienten herum möglich. Dies betrifft die Erstellung von Aufnahmen zur Befundung durch konventionelle Röntgengeräte oder durch Computertomographen (CT), beziehungsweise Durchleuchtungen in der Röntgenabteilung oder intraoperativ, die Angiographie u. ä. Akute Strahlenwirkungen sollen an zwei Beispielen vorgestellt werden, nämlich dem Hauterythem bei den typischen Feldgrößen der Strahlentherapie, also einer Teilkörperbestrahlung, und der Wirkung der Strahlung auf den gesamten Körper, etwa durch ein Unfallgeschehen.

Ein **Hauterythem** entsteht erst oberhalb einer Schwellendosis von mindestens zwei Gray *(zu den Dosisgrößen und -einheiten siehe Kapitel 3.4)*. Es erscheint wie ein leichter Sonnenbrand und vergeht wieder wie dieser. Ein **kräftiges Hauterythem** wird bei sechs bis acht Gray erwartet. Durch die unterschiedlichen Reaktionen der beteiligten Gewebstypen wie Parenchym, Bindegewebe, Nervengewebe und Gefäße entstehen unterschiedliche zeitliche Verläufe der Reaktionen auf die Strahlung, was in seiner Gesamtheit zu einem typischen wellenförmigen Verlauf der Hautreaktion in den folgenden Wochen führt.

Von etwa 10 – 12 Gray an wird eine **feuchte Strahlendermatitis** erwartet und im Bereich 15 – 20 Gray eine **Hautnekrose** mit schlechter Heilungstendenz, da zunehmend das Stratum Germinativum seine Funktions-

1.3 Die vier Pfade der Strahlenbiologie

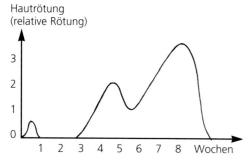

Abbildung 4: Wellenförmiger Verlauf des Hauterythems für 8 Gray Röntgenstrahlung

fähigkeit verliert. Strahlendosen in dieser Größenordnung sind jedoch nur bei Unfällen zu erwarten. Zwar beträgt die Tumornekrosedosis je nach Typ des Tumors 40 bis 60 Gray, diese wird jedoch in so kleinen Fraktionen eingestrahlt beziehungsweise durch eine bewegliche Strahlenquelle so verteilt, dass ein Erythem in der Regel nicht auftritt. Als Spätfolge kann sich jedoch eine bräunliche Pigmentierung der bestrahlten Hautstellen entwickeln.

Merke: Akute Strahlenwirkungen in Form von Erythemen der Haut treten nicht bei diagnostischen Dosen auf.

Bei **Ganzkörperbestrahlungen** sind die Wirkungen bereits bei kleinen Dosen sehr ausgeprägt. Da der Körper in seiner Gesamtheit bestrahlt wird, überlagern sich die jeweiligen Einzelreaktionen der Organe zu einem Gesamtbild. Jenseits der Schwellendosis von etwa 0,5 Gray beginnt das Blutbild sich zu verändern. Dieser Effekt ist schnell reparabel wegen der hohen Proliferationsrate. Bis 1 Gray werden dann stärkere Blutbildveränderungen beobachtet, bei denen eine initiale Erythrozytose und Leukozytose im Vordergrund stehen. Hier zeigt sich die zunächst überschießende Erhöhung der Proliferationsrate. Nach ein paar Tagen folgt dann eine Depression der Blutwerte mit dem Bild einer Erythrozytopenie bzw. einer Leukozytopenie. Sie bildet sich nach einigen Tagen zurück zu Normalwerten. Gleichzeitig beginnen sich bei dem Bestrahlten die Schleimhäute des Magen-Darm-Traktes zu reduzieren, so dass es zu erstem Unwohlsein kommt.

Bei Dosen bis zwei Gray treten schwere Blutbildbeeinflussungen auf. Die Wirkung auf den Gastro-Intestinal-Trakt führt zu einem Krankheitsbild namens „Strahlenkater", wodurch zum Ausdruck kommt, dass ähnlich wie bei dem vom Alkohol verursachten „Kater" das Schleimhautrelief ernsthaft geschädigt wurde. Bis vier Gray Strahlendosis treten massive Reaktionen auf, Bettlägerigkeit, Diarrhoe, erste Todesfälle. Zwischen 3,5 bis 4,5 Gray sterben etwa die Hälfte der Bestrahlten innerhalb von zwei Monaten. Man beschreibt das als $LD_{50\%/60\,d} \approx 4$ Gray. Oberhalb von sieben Gray ist Überleben kaum möglich. Bei der Reaktorkatastrophe von Tschernobyl sind vermutlich hunderte, wenn nicht gar tausende der freiwilligen und unfreiwilligen Helfer an diesem Strahlensyndrom gestorben. Im Rahmen der Strahlentherapie sind solche fehlerhaften Bestrahlungen heute ausgeschlossen, in der Röntgendiagnostik sind sie technisch nicht möglich.

Merke: Bei Ganzkörperbestrahlungen sind schwerwiegende Reaktionen bereits bei relativ kleinen Strahlendosen zu erwarten. Diese treten jedoch niemals in der Röntgendiagnostik auf, können bei Strahlenunfällen jedoch vorkommen.

1.3.2 Nichtmaligne Spätschäden („Zweiter Pfad")

Die nichtmalignen Spätschäden treten mit einer **Latenzzeit** von Jahren oder Jahrzehnten auf. Sie gehören zum Typ der deterministischen Strahlenwirkungen. Ihr Auftreten erfolgt durch chronische Strahleneinwirkung erhöhter Dosen, die jedoch nicht zu akuten Strahlenwirkungen führen. Diese Strahlenfolgen sind bekannt geworden durch jahrzehntelange Nutzung von Strahlung etwa im Rahmen der frühen Röntgendiagnostik, wo bei Durchleuchtungen mit Strahlen, die einen hohen Weichstrahlanteil hatten, ohne Bleihandschuh lange im Nutzstrahlenkegel palpiert wurde. Ein weiteres Beispiel ist die gynäkologische Strahlentherapie mit Radium-226, das heute durch das maschinelle Afterloading ersetzt wird.

Damals wurde der leere Applikator mit Radiumstiften per Hand (!) gefüllt. Bei langjähriger Nutzung der Strahlung kam es zu einer Atrophierung der Haut mit den Kennzeichen der Veränderung des Nagelbettes und der Rückbildung des Fingerreliefs: Die Fingerabdrücke werden flacher oder gehen ganz zurück, die Haut wird glatt und ist mit Schweiß- und Talgdrüsen unterversorgt, es entsteht eine dünne, wenig beanspruchbare schnell reissende Haut, das „Röntgenoderm". Durch die in der klinischen Praxis zu den Wirkungen der Strahlung hinzu tretenden Irritationen wie mechanische oder chemische Behandlungen, etwa durch Abbürsten der Hände oder deren Desinfektion, können Ulzerationen mit schlechter Heilungstendenz entstehen.

Diese Art der Strahlenwirkung wird heutzutage nicht mehr gesehen, da der Abusus von ionisierender Strahlung in dieser Form nicht mehr vorkommt. Die Strahlenschutzgesetzgebung hat die Umgangsformen und die Technik der Strahlerzeugung entsprechend geprägt.

> **Merke:** Nichtmaligne Spätschäden sind bei Beachtung der Strahlenschutzgesetzgebung nicht mehr möglich.

1.3.3 Maligne Neoplasien („Dritter Pfad")

Die malignen Neoplasien gehören zum Typ der stochastischen Strahlenwirkung. Er betrifft die **somatischen Strahlenwirkungen**, die mit der Veränderung der Teilungseigenschaften einer Zelle zu tun haben, also einer Eigenschaft des Zellkerns und seines Genoms.

Hier wird die sowieso vorhandene Fähigkeit der Zelle zu entarten durch ionisierende Strahlung vergrößert. Das bedeutet, dass über die natürliche Inzidenz hinaus das Risiko einer Erkrankung mit der empfangenen Dosis wächst. Zu nennen ist insbesondere die kanzerogene Wirkung der Strahlung, die jedoch keinen eigenen für die Strahlung typischen Krebs erbringt, sondern nur vorhandene Krebsrisiken erhöht. Namentlich stehen hier die Krebse der Haut, also Basaliome, Spinaliome und Melanome, aber auch die des blutbildenden Systems, z. B. Leukämie.

Die **langen Latenzzeiten** von Jahren und Jahrzehnten und die Ununterscheidbarkeit zwischen natürlichem Entstehen und dem von Strahlung induzierten Geschehen sorgt in diesem Zusammenhang für heftige Diskussionen über die Gefährlichkeit der Strahlung. Die Diskussion rührt daher, dass es äußerst schwierig ist, die Wirkung der Strahlung sicher abzugrenzen von der natürlichen Inzidenz einerseits und der Wirkung anderer schädigender Noxen unserer Umwelt andererseits, wobei in allen Fällen die Unsicherheit von den langen Latenzzeiten (je nach Typ zwischen fünf und zwanzig Jahren) herrührt. Sicher ist, dass bei deutlich höheren Strahlenbelastungen als denen der Röntgendiagnostik die Krebsraten ansteigen, so dass eine stochastische Beziehung formulierbar ist, wonach das Risiko einer Erkrankung mit der Dosis steigt. Freilich ist diese Gesetzmäßigkeit nur gesehen worden bei hohen Dosen und großen Anzahlen an Bestrahlten, nämlich den Opfern der Atombombenabwürfe über Hiroshima und Nagasaki und einigen Unfällen in Kernkraftwerken. Strahlendosen dieser Größenordnung treten niemals im Bereich der Röntgendiagnostik auf und im Bereich der Strahlentherapie nur bei kleinen Feldern, nicht aber bei Ganzkörperbestrahlung. Die Aussagekraft des Modells, das eine (lineare) Extrapolation der bekannten Effekte bei hohen Dosen in den Bereich der vermuteten Effekte bei kleinen Dosen überträgt, steht daher heute im Kreuzfeuer der Diskussion.

Die Ergebnisse dieser **Abschätzung** lassen sich so zusammenfassen: Von den pro Jahr verstorbenen Einwohnern der Bundesrepublik Deutschland sind ungefähr 25 % an Krebs verstorben. Aus den oben angedeuteten Extrapolationen folgt, dass das Risiko durch Röntgenstrahlen zu sterben etwa bei 0,3 % liegt. Zum Vergleich sei hinzugefügt, dass das Risiko durch die natürliche Strahlenbelastung zu sterben etwa dreifach größer ist.

Zur besseren Übersicht soll festgehalten werden, dass bei einer Bevölkerung von 85 Millionen Bundesrepublikanern pro Jahr etwa 120 Millionen Untersuchungen stattfinden, wobei grob geschätzt 500 Millionen Aufnahmen gemacht werden. Hier liegt sicherlich ein gewaltiges Einsparpotenzial vor: Nicht unbedingt indizierte Untersuchungen sollen nicht erfolgen. Es heißt, dass etwa 30 % aller Untersuchungen überflüssig seien!

1.3.4 Teratogene Wirkungen (Sonderform)

Die teratogenen Strahlenwirkungen sind eine besondere Form der somatischen Strahlenwirkungen. Sie bezeichnen die Strahlenwirkung auf das ungeborene Leben während der Embryonal- bzw. Fetalphase. Die Wirkungen sind mit denen anderer exogener Noxen vergleichbar, wie Medikamentenabusus (vgl. die Conterganaffäre), desgleichen Nikotin, Alkohol, Rauschgifte u. a.

Es können verschiedene **Phasen der Strahlensensibilität** unterschieden werden. In der **Präimplantationsphase** bis etwa zehn Tage nach der Befruchtung vermutet man eine Art „Alles-oder-Nichts-Gesetz": Entweder übersteht der Keim die Bestrahlung unversehrt, er ist ja auch noch nicht ausdifferenziert, oder er stirbt ab. In der danach folgenden bis etwa zur achten Schwangerschaftswoche reichenden Phase der **Organogenese** ist der Tod eher selten, jedoch kommt es zu Missbildungen derjenigen Organe, die sich im Augenblick der Bestrahlung gerade ausdifferenzieren. Als Beispiel seien Deformationen der Extremitäten genannt. In der danach folgenden **Fetalphase** treten die Organmissbildungen zurück und weichen eher geistiger und körperlicher Retardierung. Zurückbleibendes Größenwachstum und Verzögerung der geistigen Entwicklung sind ihre Kennzeichen. Hinzu tritt ein steigendes stochastisches Risiko der Induktion von malignen Erkrankungen. So scheint das Risiko einer kindlichen Leukämie im Vorschulalter erhöht zu sein.

Wenn eine Bestrahlung des Keims dennoch aus gegebener Indikation nötig sein sollte, wird folgendermaßen weiter vorgegangen: Bei Dosen am Uterus bis 20 Millisievert (= mSv; siehe Kapitel 3.4) soll eine Abschätzung des Missbildungsrisikos vorgenommen werden (das Risiko hängt nicht nur von der Strahlendosis ab, sondern auch vom Alter der Mutter, ihren Lebensgewohnheiten u.v.a.). Ab 50 mSv ist ein Gutachten zu erstellen und ab 200 mSv ist eventuell eine Interruptio (= Unterbrechung) indiziert.

Dosen dieser Größenordnung treten nicht etwa nur in der Strahlentherapie, sondern bereits in der Röntgendiagnostik insbesondere bei Untersuchungen auf, bei denen der Uterus im Nutzstrahlenfeld liegt. Diese Möglichkeit besteht bei Durchleuchtungen des Magen-Darm-Traktes, bei CT-Untersuchungen des Abdomens, Pyelographien u. a.

> **Merke:** Eine Strahlenbelastung der Leibesfrucht darf nur in streng indizierten Fällen vorgenommen werden. Die biologischen Risiken für den Embryo oder Feten sind bereits bei relativ geringen Dosen, die im diagnostischen Bereich auftreten, vorhanden.

1.3.5 Genetische Strahlenwirkungen („Vierter Pfad")

Die genetischen Strahlenwirkungen betreffen nicht den Körper der bestrahlten Person, sondern beziehen sich auf Änderungen des Genoms der haploiden Geschlechtszellen, die durch Meiose entstehen. Die durch die Basensequenz auf der DNS kodierte Erbinformation erfährt eine **Mutation**, was meistens zur Unfruchtbarkeit der Zelle führt und selten zu einer vererbungsfähigen Änderung der Erbanlage. Diese Strahlenwirkung gehört zum stochastischen Typ. Für sie gilt wiederum, dass es keine für Strahlung typische Schädigung gibt, sondern dass das in der Natur vorhandene „spontane" Risiko durch Strahlung erhöht wird. Diese natürliche Inzidenz beträgt zwischen 3 % und 20 %, je nachdem, ob man nur massive Veränderung des Erbgutes wie z. B. schwere Anomalien der Extremitäten, Mongolismus (Trisomie 21), Veränderungen im Bereich des Gaumens („Hasenscharte" u. ä.) zurechnet oder bereits leichte skelettale Veränderungen. Dieses spontane Missbildungsrisiko wird durch die zusätzliche Strahlenbelastung erhöht. Derzeit vermutet man eine lineare Dosis-Risiko-Beziehung, bei der die so genannte Verdopplungsdosis eine wesentliche Rolle spielt. Sie ist die Dosis, bei der sich das natürliche Risiko gerade verdoppelt. Man vermutet, dass etwa 3,5 % der natürlichen Inzidenz auf das Konto der zivilisatorischen Bestrahlung der Bevölkerung geht, wenn jeder Einwohner im Laufe des geschlechtsreifen Lebens eine Dosis von 10 mSv (entsprechend zwei bis vier Aufnahmen des Körperstammes) erhalten würde, dass jedoch der Anteil, der durch die Wirkung der natürlichen Untergrundstrahlung rührt, etwa dreimal so groß ist.

Es darf hier nicht vergessen werden, dass nicht nur durch Strahlung sondern auch durch chemische Einwirkungen Änderungen des Genoms entstehen, so z. B. durch chlorierte Kohlenwasserstoffe, Schwermetalle und viele andere Stoffe. In einer durch Schadstoffe belasteten Umwelt wie der unsrigen ist es schwer, die Wirkung der Strahlung von der Wirkung der anderen Noxen zu trennen.

Mutationen auf den Chromosomensätzen der Keimbahn sind zunächst nur Änderungen des sogenannten Genotyps. Da diese Mutationen im allgemeinen **rezessiv** sind, prägen sie nicht das äußere Erscheinungsbild der Folgegeneration, den sogenannten Phänotyp. Die Mutation prägt sich phänotypisch erst **in viel späteren Generationen** aus, wenn sich zwei gleichartig geschädigte Gene treffen. Bedenkt man, dass erst seit etwa 80 Jahren (entsprechend drei bis vier Generationen) „flächendeckend" geröntgt wird bzw. Umweltgifte in die Biosphäre eingetragen werden, wird deutlich, dass genetische Wirkungen noch nicht sichtbar geworden sein können, da die Wahrscheinlichkeit hierfür zu gering ist. Der Ansicht, dass eine zivilisatorische Strahlenbelastung der menschlichen Evolution eher förderlich sei, kann nicht gefolgt werden, da einerseits genügend spontane Fehler bei der Reduplikation der Chromosomensätze beobachtet werden und andererseits bisher keine unschädlichen Mutationen bekannt geworden sind.

> **Merke:** Die genetische Strahlenbelastung erzeugt Mutationen des Genoms der Folgegenerationen. Der Strahlenschutz der Gonaden bei Kindern, Jugendlichen und Erwachsenen im fortpflanzungsfähigen Alter hat daher höchste Priorität.

2 Strahlenphysik und Dosimetrie

Hilmar Stöcker

2.1 Materielle und energetische Grundlagen

2.1.1 Atomaufbau

Eine **Zelle** ist die kleinste Einheit des biologischen Lebens. Zellen schließen sich zu Zellverbänden zusammen und bilden Organe. Eine Zelle besteht (in der Regel) aus einem Kern, Zellorganellen und wird nach außen von einer Membran abgeschlossen *(siehe auch Kapitel 1.1.3).* Wenn man eine **Zelle zerteilt,** ist sie **nicht mehr lebensfähig** und stirbt ab.

Ein **Atom** ist die kleinste Einheit der stofflichen, materiellen Welt. Atome schließen sich zu Atomverbänden zusammen und bilden Moleküle. Ein Atom besteht ebenfalls aus einem Kern, hat jedoch keine „Organellen" und wird außen von einer Hülle oder Schale abgeschlossen. Wenn man ein **Atom teilt** oder einzelne Teile entfernt, ändert es seine Eigenschaften oder es bildet sich ein neues Atom, d.h. das Atom **ändert seinen Typ.**

Im Gegensatz zu der unglaublich großen Zahl verschiedener Zelltypen der organischen Gewebe kommen in der Natur nur 92 verschiedene Atomtypen vor, die wir **Elemente** nennen. Hinzu treten noch künstlich geschaffene Elemente, die die Gesamtzahl auf derzeit 109 erhöhen.

Der komplexe Aufbau einer Zelle findet im höchst simplen Aufbau eines Atoms keine Entsprechung. Wir finden beim Atom zwar den Aufbau in Kern und Hülle wieder, dazwischen liegt jedoch von Materie freier Raum. Der **Atomkern** besteht aus einer Teilchensorte, den Nukleonen. Nukleonen treten in zwei verschiedenen Formen auf: Die erste Form ist ein elektrisch nicht geladenes Teilchen namens **Neutron** und die zweite Form ist ein gleich schweres elektrisch positiv geladenes Teilchen namens **Proton**. Unter gewissen Umständen können die Nukleonen in die jeweils andere Form überwechseln. Dieses Überwechseln führt zu bestimmten Formen der Radioaktivität, der Betastrahlung, auf die später noch eingegangen wird. Die Hülle oder **Schale eines Atoms** ist keine Membran wie bei der Zelle, sondern sie wird gebildet durch die „Flugbahnen" (Orbitale) einer zweiten Teilchensorte, der **Elektronen**. Elektronen gehören niemals in den Kern und Nukleonen niemals in die Hülle.

Elektronen sind 1800-fach leichter als Nukleonen und tragen eine negative Ladung. Da diese genauso groß ist wie die positive Ladung der Protonen des Kerns, nur mit umgekehrten Vorzeichen, ist ein Atom im ganzen neutral, wenn Protonenzahl und Elektronenzahl gleich sind. Ein sehr einfaches Bild der Elektronenhülle macht man sich mit der Vorstellung, die Elektronen seien sehr kleine Teilchen, die geschwind den Kern umsausen. Das geschieht so flugs, dass man ihre genauen Koordinaten gar nicht bestimmen kann, sondern dass sie über die gesamte (Kreis-)Bahn oder – besser dreidimensional – über eine (Kugel-)Fläche „verschmiert" scheinen mit dem Kern irgendwo in der Mitte.

Ein Gedankenexperiment zeigt dabei die wahren Größenverhältnisse: In einem riesigen dunklen Raum sei ein Stecknadelkopf (1 mm ø) von einem grellen Scheinwerfer erleuchtet und wirkt als strahlender Punkt. Dann befindet sich die innerste Elektronenschale (die K-Schale) nach links und rechts, nach oben und unten, nach vorne und hinten etwa zehn Meter entfernt. Diese Schale wird „gebildet" von den maximal zwei Elektronen, die auf der K-Schale Platz haben. Die nächsten Atomkerne befinden sich als leuchtende Pünktchen mindestens 20 Meter weit in allen Richtungen des Raums weg.

> **Merke:** Auch kompakte Materie ist im wesentlichen entleert von Materie.

Die Elektronenhülle der Atome ist relativ komplex aufgebaut. Der Physiker Niels Bohr beschreibt sie in einem vereinfachten Modell, wonach sie sich zu Gruppen zusammenfinden und die Schalen bilden. Die innerste Gruppe besteht lediglich aus zwei Elektronen und bildet die K-Schale. Etwas weiter vom Kern entfernt ist die L-Schale. Sie ist mit maximal 8 Elektronen gefüllt. Dann folgt die M-Schale mit maximal 18 Elektronen usw.

Elektronen können von einer Schale auf die andere überwechseln, wenn dort Platz ist. Wenn sie nach außen „springen" wollen, brauchen sie hierzu aber irgendwoher **Energie**, um weiter vom Kern weg zu kommen. Der Schritt von der K-Schale zur L-Schale ist dabei am größten und wird nach außen von Schale zu Schale kleiner, da die Schalen immer dichter beieinander liegen. Elektronen in höheren Schalen heißen „angeregt", da sie zum Überwechseln Anregungsenergie aufnehmen. Das Überwechseln ist mehrfach möglich. Es endet, wenn sich das Elektron so mit Energie vollgepumpt hat, dass es sich vom Atom insgesamt löst: Es ist ionisiert *(siehe auch Kapitel 1.1.1)*.

Springt ein Elektron jedoch von höheren auf tiefere Schalen, muss es die Energiedifferenz zwischen den Schalen loswerden. Das tut es durch Abgabe eines kurzen Strahlungsimpulses. Solche kleinen „Strahlungspakete", die eigentlich nur Energiemengen sind, heißen Photonen.

> **Merke:** Wenn Elektronen Energie aufnehmen, springen sie auf höhere Schalen. Übertrifft die aufgenommene Energie die „Ionisationsenergie", hat sich das Elektron vom Atom gelöst, es ist ionisiert.

> **Merke:** Wenn Elektronen auf niedrigere Schalen überwechseln, müssen sie Energie in Form von Strahlung abgeben. Geschehen diese Sprünge auf äußeren Schalen, ist die abgegebene Energie relativ klein und wird als Licht gesehen. Geschieht der Sprung dagegen bei innen liegenden Schalen, zum Beispiel von der L- auf die K-Schale, ist die Energie des Photons sehr groß: Man erhält **Röntgenstrahlung**.

2.1.2 Radioaktivität

Detailübersicht

> Dieses Kapitel umfasst:
> - Isotope (2.1.2.1)
> - Kernumwandlungen (2.1.2.2)
> - Halbwertszeit (2.1.2.3)

2.1.2.1 Isotope

Die Elemente sind nach einem einfachen Kriterium zu ordnen, nämlich nach der Anzahl ihrer Protonen im Kern. Dies ist die **Ordnungszahl Z**. Jedes Element hat eine typische Anzahl von Protonen. Wenn ein Atomkern nur ein Proton besitzt, handelt es sich immer um das Element Wasserstoff (chemisches Symbol H; Z = 1), ein Atomkern mit zwei Protonen ist immer das Element Helium (He; Z = 2), Kohlenstoff hat immer sechs (C; Z = 6), Stickstoff immer sieben (N; Z = 7), Sauerstoff immer 8 (O; Z = 8), Jod immer 53 (I; Z = 53) Protonen usw., weshalb man einfacher $_1$H, $_2$He, $_6$C,

2.1 Materielle und energetische Grundlagen

$_7$N, $_8$O, $_{53}$I ... schreibt. Bedenkt man aber, dass die Protonen alle das gleiche positive Vorzeichen haben und gleichnamige elektrische Ladungen sich abstoßen, haben wir ein Problem: Außer Wasserstoff darf es eigentlich keinen stabilen Atomkern geben, da bereits Helium mit zwei sich abstoßenden Protonen instabil sein müßte. Warum platzen Menschen nicht alle sofort, insofern ihr Gewebe nicht nur aus Wasserstoff besteht? Die Lösung: Neben der elektrischen Kraft existieren auch noch andere Kräfte, die die Kerne zusammenhalten. Eine von ihnen ist die Kernkraft. Sie sorgt dafür, dass sich Neutronen und Protonen untereinander anziehen.

Protonen stoßen sich zwar mit der **elektrischen Kraft** ab, ziehen sich aber gleichzeitig mit der **Kernkraft** an. Für die vollständige Stabilität des Kerns bedarf es noch der Neutronen, die andere Sorte der Nukleonen, mit ihrer zusätzlichen Anziehungskraft. Elemente, also Atome mit gleicher Protonenzahl, können daher zusätzlich völlig unterschiedliche Mengen von Neutronen aufweisen. Solche Familien mit gleicher Protonenzahl (also das gleiche chemische Element) und unterschiedlicher Neutronenzahl nennt man **Isotope**.

> **Merke:** Das **Gemisch von Protonen und Neutronen sorgt für die Stabilität des Atomkerns.** Sind es zuwenig Neutronen, ist der Kern instabil und zerfällt wieder, sind es zuviel, wird er aus schierer Menge ebenfalls instabil.

Zwischen diesen Extremen befinden sich stabile nicht platzende Isotope. Unsere normale Welt besteht im wesentlichen aus ihnen. Der Einfachheit halber schreibt man zum chemischen Symbol nicht die Anzahl der Protonen (Ordnungszahl Z) wie oben, sondern die Gesamtzahl der Nukleonen. So schreibt sich das Element mit Z = 2 (Helium), das offenbar zwei Protonen besitzt, zu denen noch zwei Neutronen kommen, He-4.

Am Beispiel von Jod sollen die Verhältnisse einschließlich der medizinischen Nutzung genauer erläutert werden. In der Medizin kommen mehrere Jodisotope zur Anwendung, die alle die Ordnungszahl 53 haben:

Tabelle 2: Verschiedene Jodisotope in der Medizin

Isotop	Zahl der Neutronen	Anwendungsbereich
I - 123	70	Schilddrüsendiagnostik in der Nuklearmedizin
I - 125	72	Markierungsatom für in-vitro Diagnostik
I - 127	74	Stabil. Bestandteil der Nahrung. Jod-Tinktur
I - 129	76	Strahler zur Kontrolle der in-vitro Messgeräte
I - 131	78	„Radiojod", Strahlentherapie der Schilddrüse

2.1.2.2 Kernumwandlungen

Instabile Isotope versuchen ihren Kern so umzubauen, dass er stabil wird. Das geschieht durch Abgabe von Teilchen aus dem Kern, der **Korpuskularstrahlung**. Bei genügend großem Kern wird ein Teilchenklumpen herausgeschleudert, der aus **zwei Protonen und zwei Neutronen** besteht. Wir wissen heute, dass dies Teilchen ein Atomkern des Elementes **Helium He-4** ist. Bei Entdeckung der Radioaktivität war das noch nicht klar. Man gab ihm den Namen Alphateilchen bzw. **Alphastrahlung**. Da ihre Reichweite im Gewebe nur im Bereich von Mikrometern liegt, wird Alphastrahlung **medizinisch nicht genutzt**.

Bei anderen Kernumwandlungen wird ein **Elektron** aus dem Kern geschossen. Das überrascht sehr, da man Elektronen normalerweise nur in der Hülle findet, nicht jedoch als Nukleon im Kern. Des Rätsels Lösung ist: Das Elektron war vorher gar nicht vorhanden, sondern wurde im Moment der

Kernumwandlung neu gebildet. Den Entdeckern der Radioaktivität war auch dieses nicht bekannt, weshalb sie für diese **Elektronenstrahlung** den Namen **Betastrahlung** wählten. Betastrahlung hat im Gewebe eine Reichweite von einigen Millimetern, wenn sie aus Radionukliden stammt, und von Zentimetern, wenn sie aus Teilchenbeschleunigern kommt. Betastrahlung eignet sich daher hervorragend zur **Strahlentherapie**.

Wird ein Alpha- oder Betateilchen aus einem Kern geschleudert, „vibriert" der Tochterkern nach der Kernumwandlung wie eine Kanone nach dem Schuss immer noch nach. Diese Schwingungsenergie wird zusammen mit der Teilchenstrahlung abgegeben, so dass der Tochterkern anschließend zur Ruhe kommt bzw. aus seinem angeregten Zustand in den Grundzustand gelangt. Die Art des Abtransportes der Energie erfolgt in Gestalt einer elektromagnetischen Welle. Sie hat den Namen **Gammaquant** oder **Gammastrahlung** erhalten. Gammastrahlung ist immer lediglich eine **Folgeerscheinung einer Kernumwandlung**, niemals eine Kernumwandlung selbst. Gammastrahlung ist als elektromagnetische Welle in der Lage sehr tief in den Körper einzudringen, ja ihn – geschwächt – auf der gegenüber liegenden Seite auch wieder zu verlassen. Sie wird in der **nuklearmedizinischen Strahlentherapie und Diagnostik** verwandt. Daneben existieren Betakernumwandlungen, die keine Gammastrahlung aussenden, da der Tochterkern sofort in den Grundzustand gelangt. Diese „reinen Betastrahler" werden in der Medizin genutzt. Zu ihnen gehören Strontium Sr-90 als Prüfstrahler und Phosphor P-32 in der Strahlentherapie.

> **Merke:** Die Isotope eines Elements unterscheiden sich nicht in der Protonen-, sondern nur in der Neutronenzahl des Kerns. Es gibt (meist) stabile und instabile Isotope. Die instabilen Isotope sind radioaktiv, da sie bei ihrer Kernumwandlung Strahlung abgeben. Sämtliche Isotope eines Elements haben die gleichen chemischen Eigenschaften, da der Aufbau ihrer Elektronenhülle gleich ist.

> **Merke:** Die wichtigsten Kernumwandlungen sind der Alpha- und Betazerfall. Beide sind Korpuskularstrahlen. Gleichzeitig entsteht eine elektromagnetische Welle, die Gammastrahlung. Beta- und Gammastrahlen werden in der Medizin genutzt.

2.1.2.3 Halbwertszeit

Instabile Isotope versuchen früher oder später sich durch eine Kernumwandlung zu stabilisieren. Diese Umwandlung geschieht spontan und ist durch keine äußere Maßnahme zu beeinflussen. Ein in der Natur vorkommendes radioaktives Uranatom liegt (mindestens) seit Entstehung der Erde vor 4,5 Milliarden Jahren in der gleichen Form vor und kann noch weitere Jahrmillionen unverändert weiter bestehen. Andere Isotope des gleichen Typs sind vor langer Zeit bereits zerfallen (bei Uran handelt es sich um eine Alphakernumwandlung). Trotz der völligen Unvorhersehbarkeit des Zerfallszeitpunktes gibt es eine Gesetzmäßigkeit, die gilt, wenn große Mengen von Atomen vorliegen: Die Zeit, in der sich gerade die Hälfte der Atome umgewandelt hat (und die andere Hälfte diese Umwandlung noch vor sich hat) ist für jedes Isotop ein fester Wert mit dem Namen Halbwertszeit.

Wenn anfangs eine bestimmte Zahl von instabilen Atomen vorhanden war, ist nach einer Halbwertszeit davon nur noch die Hälfte da. Die Vermutung, dass nach einer weiteren Halbwertszeit dann nichts mehr da sei, geht fehl, da die restliche Hälfte sich nach jeder Halbwertszeit einfach wieder halbiert hat. Nach einer Halbwertszeit ist also $1/2$ übrig, nach zwei Halbwertszeiten $1/4$, nach drei $1/8$ usw. Diese ständigen Teilungsvorgänge machen zwar die Reste immer kleiner, jedoch verschwindet die radioaktive Substanz niemals vollständig. Hier liegt das Problem der radioaktiven Abfälle, die bei der zivilisatorischen Nutzung der Kernenergie entstehen.

Die Halbwertszeiten selbst können je nach Nuklid sehr unterschiedlich sein: Bruchteile von Milliardstel Sekunden bis hin zu Milliarden von Jahren. In der Medizin werden zu **diagnostischen Zwecken** Nuklide mit **Halbwertszeiten im Bereich von Stunden** und in der Therapie im Bereich von Tagen genutzt.

2.2 Strahlenarten (insbesondere Röntgenstrahlung)

2.2.1 Teilchenstrahlung (Korpuskularstrahlung)

Von den vielen Teilchenstrahlen sind nur die zwei bekanntesten wichtig,
Alphastrahlen und Betastrahlen.
Ihre Eigenschaften und Bedeutung sei hier stichwortartig aufgezählt

Alphastrahlung

- He-4-Kern
- Entstehung nur bei Kernumwandlungen großer Atomkerne
- Eindringtiefe in Gewebe im Mikrometerbereich, d.h. bei externer Bestrahlung im unkritischen Bereich der Hornhaut
- Gefahr bei Inkorporation von Alphastrahlern: Möglichkeit der Anlagerung im Knochenmark mit Bestrahlung der Stammzellen des hämatopoetischen Systems oder der Lunge mit Bestrahlung der Alveolen
- Medizinische Nutzung der begleitenden Gammastrahlung

Betastrahlung

- Anlässlich einer Kernumwandlung neu entstehende Elektronen, die aus dem Kern emittiert werden; wegen der negativen Ladung der Elektronen auch genauer „Beta-Minus-Zerfall" genannt
- Reichweite in Gewebe im Bereich von Millimetern, wenn Quelle ein Radionuklid ist, und im Bereich von Zentimetern, wenn Quelle ein „Beschleuniger" ist. Ganz grob gilt: Halbiere die Energie der Betateilchen, angegeben in Megaelektronenvolt, „MeV", und erhalte so die ungefähre Reichweite der Teilchen in Gewebe in Zentimetern. Beispiel: Elektronen mit der Energie von 20 MeV haben eine Reichweite in Gewebe von ungefähr 10 Zentimetern
- Medizinische Nutzung daher in der Strahlentherapie, weil die begrenzte Reichweite der Strahlung gezielt gegen z. B. Tumoren eingesetzt werden kann bei gleichzeitiger Schonung des in Strahlrichtung dahinter gelegenen Gewebes
- Strahlenschutzmaßnahmen gegen Beta-Minus-Strahlung nicht durch Blei, wegen der Erzeugung von Röntgenbremsstrahlung *(siehe Kapitel 2.2)*, sondern durch Materialien mit niedriger Ordnungszahl wie Plexiglas.

Außerdem gibt es noch die Beta-Plus-Kernumwandlung. Wieder entsteht ein Elektron anlässlich dieser Kernumwandlung neu, es hat jedoch nicht die gewohnte negative, sondern eine positive Ladung.
Ein Elektron mit einer positiven Ladung ist Teil einer Antiwelt, die aus Antimaterie besteht. Trifft solch ein positives Elektron, das sogar den „Ehrennamen" Positron führen darf, auf ein Elektron unserer normalen Welt, dann vernichten sich beide gegenseitig, indem sie ihre materielle Gestalt verlieren und in die Form zweier Strahlungsphotonen übergehen. Wo eben noch zwei kleine Teilchen waren, ist jetzt nur noch Strahlung: **Vernichtungsstrahlung**. Eine bestimmte Form der medizinischen Diagnostik nutzt diese Vernichtungsstrahlung zu diagnostischen Zwecken. Sie heißt PET (**Positronen-Emissions-Tomographie**). Bei der PET wird einem Patienten ein Beta-plus-Strahler appli-

ziert, der in ein Zielorgan wandert, dort zerfällt und ein Positron aussendet. Die hierdurch entstehende Vernichtungsstrahlung wird gemessen und zu Bildern rekonstruiert.

2.2.2 Wellenstrahlung (Photonenstrahlung)

In der Radiologie ist die **Energie der Strahlung** wichtiger als deren Wellenlänge, da die Energie für den Fall der Strahlungsabsorption im Gewebe in der Lage sein kann Strahlenwirkungen zu entwickeln *(siehe Kapitel 1)*. Hierbei gilt, dass die Energie eines Photons steigt, wenn die Wellenlänge sinkt. Langwellen tragen daher die geringste Strahlenenergie und Kosmische Strahlung die größte. Die Ionisationsfähigkeit der Strahlung beginnt im kurzwelligen Ultraviolett, wo ein Photon energiereich genug ist, um Elektronen zu ionisieren, und wächst darunter immer mehr an.

> **Merke:** Gammastrahlen und Röntgenstrahlen sind massiv ionisierende Strahlen.

Die Entstehung von Photonenstrahlung ist bereits weitgehend behandelt. Photonen entstehen, wenn Elektronen beim Eindringen in Materie abgebremst werden. Sie heißen dann Röntgen-Brems-Strahlen oder einfach **Röntgenstrahlen** nach ihrem Entdecker W. C. Röntgen. Röntgen selbst hat die unbekannten Strahlen „X-Strahlen" genannt, so wie sie auch heute noch in angelsächsischen Ländern genannt werden: „x-rays".

2.2.3 Entstehung von Röntgenstrahlen

Röntgenstrahlen entstehen immer dann, wenn schnelle, hochenergetische (= schnelle) Elektronen auf einen festen Körper, am besten Metall, aufprallen.

Detailübersicht

> Dieses Kapitel teilt sich also in zwei Teile:
> - Erzeugung von schnellen Elektronen (2.2.3.1)
> - Wirkung des Aufpralls schneller Elektronen auf Metall (2.2.3.2)

2.2.3.1 Erzeugung von schnellen Elektronen

Wenn man Elektronen auf hohe Geschwindigkeiten bringen will, muss man sie zunächst einmal frei verfügbar machen, das heißt, man muss sie aus ihrem angestammten Platz in der Schale von Atomen vertreiben, sie also ionisieren. Das macht man am besten durch Erhitzung eines Drahtes, der wie z. B. Wolfram aus einem Material mit hohem Schmelzpunkt besteht. Wenn man einen solchen Draht an die beiden Pole einer Spannungsquelle hält, erhitzt er sich so, dass er zu glühen anfängt und hell leuchtet. Bei dieser Erhitzung kommt es zu einer heftigen Wärmebewegung der Wolframatome, die sich aneinander reiben und dabei gegenseitig ihre äußeren Elektronen abstreifen. Die Elektronen treten kurzzeitig aus dem Draht aus, fallen wieder zurück und werden durch andere ersetzt.

Die Kathode besteht aus einer Wolframdrahtspirale, die zur Erzeugung der Elektronen auf ca. 2000° C aufgeheizt wird. Wolfram besitzt eine hohe Schmelztemperatur (3380° C) und eine große mechanische Haltbarkeit. Die Aufheizung der Kathode bewirkt den Austritt der Elektronen aus dem Material. Die Elektronen umhüllen den Kathodendraht als negative Raumwolke. Durch Anlegen einer Hochspannung zwischen Kathode und Anode werden die Elektronen beschleunigt und treffen mit hoher Geschwindigkeit auf den Anodenteller, wo sie mit einer Geschwindigkeit von ca. 165 000 km pro Sekunde auftreffen.

> **Merke:** Jeder glühende Draht ist von einer Elektronenwolke umgeben.

So erzeugt man schnelle Elektronen (in Beschleunigern vom Typ Betatron ist das Beschleunigungsprinzip anders). Um das Umfeld zusätzlich luftleer zu machen, wird die Vorrichtung von einem Glasmantel umhüllt. Dies ist die Röntgenröhre.

Die Maßeinheit für die in der Radiologie eingesetzte Energie wird mit eV (**Elektronen-Volt**) angegeben. Es bezeichnet die „Wucht" (kinetische Energie), mit der Elektronen auf die Anode aufprallen. Legt man zwischen Kathode und Anode eine Spannung von 1 Volt (1 V), dann beträgt die kinetische Energie 1 Elektronenvolt (1 eV). Legt man die Pole einer Röntgenröhre an einen Autoakku mit 12 V, dann haben die aufprallenden Elektronen die Energie von 12 eV usw.

Zur Erzeugung von Röntgenstrahlung braucht man Spannungen, die einige 10 000 Volt betragen. 10 000 V sind daher 10 kV Spannung und die Elektronen haben somit die Energie von 10 keV. Die Einheit keV taucht nicht nur bei der Bewegungsenergie von Teilchen auf, sondern wird praktischerweise auch für die Energie der Photonenstrahlen verwendet.

In der Röntgendiagnostik liegen die kleinsten Energien bei 20 keV für die Mammographie, mittlere Energien für Aufnahmen des Körperstamms bei etwa 70 keV, für einen Hartstrahlthorax bei 120 keV und für ein CT bei etwa 150 keV. Konventionelle Strahlentherapie, also Therapie mit Röntgenstrahlen reicht von 20–50 keV bei der Dermatherapie und von 100–300 keV bei der palliativen Halbtiefentherapie.

2.2.3.2 Wirkung des Aufpralls schneller Elektronen auf Metall

Wenn schnelle Elektronen auf Materie prasseln, kommt es nicht zu Materialzerstörungen wie in der makroskopisch sichtbaren Welt, denn im atomaren Bereich ist die Metallplatte im wesentlichen leer *(siehe Kapitel 2.1.1 Atomaufbau)*. Ein von außen kommendes Elektron kollidiert vielmehr mit den Hüllenelektronen des Zielmaterials (Target-Materials) und wird dabei stoßweise langsamer (**Stoßbremsung**). Die ganze Wucht, die das Elektron infolge seiner Beschleunigung zwischen Kathode und Anode erhalten hat, wird dadurch in unerwünschte Wärme umgesetzt, so dass die Anode an ihrem Fokus, also an der Stelle, wo die Elektronen auftreffen, hellrot glüht. Über 99 % der in die Elektronen gesteckten Energie geht auf diese Weise in **Wärme** über.

> **Merke:** Durch Kollision mit äußeren Hüllenelektronen des Anodenmaterials erzeugen die in das Material eindringenden schnellen Elektronen hauptsächlich Wärme.

Nur wenigen Elektronen gelingt die Reise bis in die inneren Elektronenschalen, wo sie durch Kollision mit Bewohnern der K- oder L-Schale für freie Plätze sorgen, die sofort durch nachrückende Elektronen höherer Schalen aufgefüllt werden. Hierbei entsteht die sogenannte „charakteristische" Röntgenstrahlung. Diese Röntgenstrahlung heißt charakteristisch, weil ihre Energie für die Anodenmaterialien typisch sind (die Kriminalistik benutzt sie zur Analyse von Materialspuren). In der Röntgendiagnostik wird diese Strahlung in der Mammographie eingesetzt. Da sie nur aus wenigen typischen Energien besteht, sagt man, sie sei ein Linienspektrum.

> **Merke:** Charakteristische Röntgenstrahlung entsteht bei der Kollision mit inneren Hüllenelektronen des Anodenmaterials. Sie ist ein Linienspektrum und wird häufig in der Mammographie genutzt.

Nur einige wenige der schnellen Elektronen gelangen durch die Schar der Hüllenelektro-

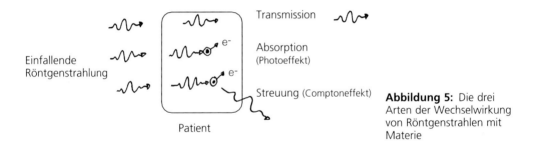

Abbildung 5: Die drei Arten der Wechselwirkung von Röntgenstrahlen mit Materie

nen in den riesigen materiefreien Raum im Atominneren, in dessen Zentrum der Atomkern mit seinen Nukleonen je nach seiner Temparatur mehr oder weniger stark schwingt. Er ist zu klein, als dass man befürchten müsse, ein Elektron werde ihn direkt treffen. Seine positiven Protonen jedoch ziehen das negative Elektron an, je näher am Kern, desto mehr, und lenken es aus seiner Bahn ab. Bei dieser Ablenkung gibt das Elektron ein Photon ab, wodurch es abgebremst wird. Diese Strahlung, die insgesamt von den immer noch zahlreichen Elektronen ausgesandt werden, die es bis in Kernnähe geschafft haben, heißt „Röntgenbremsstrahlung".

> **Merke:** Röntgenbremsstrahlung entsteht bei Ablenkung der Elektronen in Kernnähe. In der Röntgendiagnostik wird hauptsächlich sie genutzt. Da ihre Energieverteilung kontinuierlich in einem bestimmten Bereich ist, sagt man, sie habe ein kontinuierliches Spektrum.

Röntgenstrahlung entsteht immer, wenn Elektronen abgebremst werden. Hier liegt der Grund, warum gegen Betastrahlung als Strahlenschutz kein Blei sondern Plexiglas verwandt wird. Auch Fernsehröhren oder Computer-Monitore senden solche Strahlung in geringer Menge aus, so dass man sich bei Dauerbenutzung nicht näher als 30 cm an den Bildschirmen aufhalten sollte.

2.3 Dosisgrößen und -einheiten

2.3.1 Energieübertragung und ihre Wirkungen im Gewebe

Korpuskular- oder Photonenstrahlen tragen ihre Energie in biologisches Gewebe ein und geben sie dort ab, wobei sie Ionisationsprozesse auslösen. Die daraus erwachsenden biologischen Wirkungen wurden bereits *in Kapitel 1* dargestellt.

Bei der Durchdringung von Photonenstrahlung, also Röntgen- und Gammastrahlung, durch Gewebe lassen sich grundsätzlich drei verschiedene Arten der Wechselwirkung, also der gegenseitigen Beeinflussung zwischen den Photonen und den Atomen des Gewebes, unterscheiden:

Die Transmission

Photonen, die als Röntgenstrahlung soeben im Fokus der Röntgenröhre gebildet wurden oder als Gammaquanten bei einer Kernumwandlung entstanden, dringen in das Gewebe des Patienten ein und durchqueren es, als ob es nicht da wäre. Diese Photonen treten auf der Gegenseite **völlig unverändert** wieder aus. Diese Durchquerung des Patienten ist völlig unschädlich. Streng genommen handelt es sich nicht um eine Wechselwirkung, da offenbar bei der Durchdringung keinerlei Energie abgegeben und daher auch nichts ionisiert wurde.

> **Merke:** Photonen in Transmission haben den Patienten „berührungslos" durchflogen und bleiben daher so wie sie von der Anode (bzw. aus dem Atomkern) kamen. Sie sind es, die den Film schwärzen und das Monitorbild eines Bildverstärkers hell machen.

Die Absorption

Bei weitem nicht alle Photonen transmittieren den Patienten. Ein sehr großer Teil von ihnen wird absorbiert. Dieser für die Diagnostik sehr wichtige Effekt heißt **Photoeffekt** und meint, dass das Photon eines der vielen Hüllenelektronen getroffen hat. Das Photon verschwindet, indem es seine gesamte Energie auf das Elektron überträgt. Diese reicht aus, um das Elektron nicht nur anzuregen sondern es zu ionisieren. Da dieses Photon nicht mehr zum Bildempfänger gelangen kann, lässt es den Röntgenfilm ungeschwärzt bzw. den Bildverstärker dunkel.

> **Merke:** Photonen in Transmission und in Absorption gestalten gemeinsam den Aufbau eines Bildes. Sie prägen die Hell-Dunkel-Unterschiede, d.h. den Kontrast. Transmission und Absorption sind erwünschte Effekte.

Die Streuung

Sehr viele Photonen, die den Patienten nicht transmittieren, werden zwar zunächst wie beim Photoeffekt absorbiert und ionisieren das getroffene Elektron. Dieses Elektron kann jedoch die gesamte Energie nicht bei sich behalten, sondern stößt einen Teil davon wieder ab, indem es ein neues Photon aussendet. Dieses hat naturgemäß eine geringere Energie als das ursprüngliche Photon, da ja Ionisationsenergie aufgebracht wurde. Der unerwünschte Effekt besteht darin, dass die Flugrichtung des neuen Photons völlig willkürlich ist und daher mit der alten Strahlrichtung nicht mehr übereinstimmt. Solche neu gebildeten Photonen nennen wir Streustrahlung (Compton-Effekt). Sie verlässt den Patienten im Prinzip in allen Richtungen, und wenn sie nicht daran gehindert wird, den Bildempfänger zu erreichen, vermindert sie stark den eben für den Bildaufbau erlangten Kontrast. Die Bilder werden kontrastärmer, flauer.

Ein technisches Hilfsmittel, diese Strahlung vor dem Bilderzeuger abzufangen ist das „Streustrahlenraster". Es ist eine Platte direkt vor der Filmkassette mit vielen kleinen Bleilamellen, deren Zwischenräume genau auf den Fokus ausgerichtet sind. Somit lässt das Streustrahlen-Raster nur Photonen in Transmission durch und absorbiert daher schräg fliegende Streustrahlung. Die so ausgestatteten Arbeitsplätze sind nach ihrem Erfinder **Bucky-Arbeitsplätze** genannt.

> **Merke:** Streustrahlen verschlechtern den Bildkontrast und damit die diagnostische Qualität. Sie sind im höchsten Maße unerwünscht! Als Gegenmaßnahme verringert man daher durch kleine Felder das streuende Gewebevolumen.

Transmission, Absorption und Streuung sind also bildgebende physikalische Effekte für die konventionelle Aufnahmetechnik, aber auch für CT, Durchleuchtungen, Angiographien und überhaupt alles, was mit Röntgenbildern zu tun hat. Aber außer bei der Transmission wird immer die Energie der Strahlen auf das Gewebe übertragen, indem Elektronen ionisiert werden!

> **Merke:** An den Orten, wo Strahlung Elektronen (man spricht von Sekundärelektronen) ionisiert und diese Sekundärelektronen durch Stöße ihrerseits ihre Energie an das Gewebe übertragen, entstehen die strahlenbiologischen Wirkungen.

2.3.2 Strahlendosis

Die Strahlendosis (= Strahlenmenge) ist die Energiemenge, die vom Gewebe einer bestimmten Masse (nicht Volumen) aufgenommen wurde.

> Bei der Strahlendosis unterscheidet man
> - Energiedosis
> - Äquivalentdosis

Energiedosis

Aus dem vorbeschriebenen ergibt sich zwingend die Definition der (Energie-)Dosis, mit der man aussagen möchte, dass mit der absorbierten Energiemenge die strahlenbiologische Wirkung steigt: Die (Energie-)Dosis D ist absorbierte Energie geteilt durch absorbierende Masse, oder

$$D = \text{absorbierte Energie} / \text{absorbierende Masse} = E / m.$$

Die Einheit der Energiedosis ergibt sich daher aus der Einheit der Energie, Joule, geteilt durch die Einheit der Masse, Kilogramm. Für diese Einheit J / kg gibt es die Abkürzung Gy, abgeleitet von dem Eigennamen Gray.

> **Merke:** Das Maß für die Strahlenbelastung ist die Energiedosis D mit der Einheit Gray (Gy). Eine Strahlendosis von 1 Gy ist dann appliziert, wenn ein Gewebe von einem Kilogramm Masse eine Energiedosis von einem Joule absorbiert hat.

Beispielhaft seien jetzt einige biologische Dosis-Wirkungs-Beziehungen aufgezählt.
Ausgeprägte biologische Akutwirkungen tauchen nur im Bereich der **Strahlentherapie** auf, wo Dosen im Bereich von einigen Gray bis zu vielen Gray auftreten. Das Schwellenerythem liegt bei etwa zwei Gy, weshalb man bei der Strahlentherapie bei jeder Sitzung einer fraktionierten externen Bestrahlung gerne unter dieser Größenordnung bleibt. Die Tumornekrosedosis liegt dann in der Größenordnung von 50 Gy.
Das sind große Dosen, zu denen im Vergleich die Dosen der **Röntgendiagnostik** etwa um den Faktor 1000 kleiner sind und in der Größenordnung von einigen Milligray (mGy) liegen. Die Dosis beträgt bei konventionellen Aufnahmen beim Hartstrahlthorax zwischen 0,1 bis 1 mGy, steigt dann bei Extremitäten auf 1 bis 5 mGy, Aufnahmen am Körperstamm führen zu Dosen zwischen 5 und 10 mGy, und Mammographieaufnahmen brauchen mindestens 40 mGy pro Aufnahme. Diese Dosen liegen somit weit unter der Schwelle, bei der Akutwirkungen erscheinen.
Bei **CT-Untersuchungen** muss man diese Zahlen etwa um das 10- bis 20-fache erhöhen, weshalb die CT-Geräte, die etwa 5 % der Röntgeneinrichtungen ausmachen, 30 % der Strahlenbelastung für die Bevölkerung erbringen.
Bei **Durchleuchtungen** entspricht eine Minute Strahldauer etwa fünf bis zehn Aufnahmen der Empfindlichkeitsklassen 200 bis 400. Da sehr lange Durchleuchtungsdauern indiziert sein können, kann bei gewissen intraoperativen Durchleuchtungen eine große, fast therapeutische Dosis anwachsen.
Neben den Dosen im Bereich von einigen Gy bzw. mGy finden sich auch Dosen, die nochmals um den Faktor 1000 kleiner sind, nämlich im Bereich von µGy: Es sind die Dosen, die vom **Detektorsystem**, also z. B. der Filmkassette, aufgenommen werden. In der Filmkassette befinden sich (in der Regel) ein Paar Leuchtfolien und der eigentliche Röntgenfilm. Da die Röntgenstrahlen den Film nur wenig schwärzen würden (ca. 5 %), sind über und unter dem Film diese Leuchtfolien angebracht (außer bei Mammographie), die die unsichtbare Röntgenstrahlung zum Leuchten bringen und den Film dadurch zusätzlich schwärzen (ca. 95 %). Solche Film-Folien-Kombinationen sind in sog. Empfindlichkeitsklassen (EK) aufgeteilt.
Die EK 100 benötigt zur richtigen Belichtung eine Dosis von 10 µGy, die EK 200 braucht nur noch 5 µGy, die EK 400 nur noch 2,5 µGy usw. Somit liegen die Dosen am Bildempfänger 100- bis 1000-fach unter den Dosen, die Patienten aufnehmen. In den Patienten bleibt also eine relativ große Men-

ge an Strahlendosis stecken, wogegen ein nur geringer Teil bildgebend wirkt. Die von den Patienten aufgenommene Strahlenmenge ist bei der Strahlentherapie allerdings noch einmal 100- bis 1000-fach größer.

Äquivalentdosis

Die biologischen Wirkungen der Energiedosis beziehen sich auf den Bereich der Photonenstrahlung oder Elektronenstrahlen und gelten damit in der typischen klinischen Radiologie. Viele Beschäftigte haben jedoch außerhalb der Medizin ebenfalls mit Strahlung zu tun, etwa in Kernkraftwerken, wobei auch andere Strahlenarten, z. B. Neutronen, auftreten.
Bei diesen **anderen Strahlenarten** kann es geschehen, dass bei einer Energiedosis, bei der eigentlich eine typische Strahlreaktion auftreten müßte, tatsächlich eine **viel schwerere Reaktion** auftritt, so als wenn eine größere Energiedosis eingestrahlt wäre. Es kann etwa sein, dass zwei Gy Neutronenstrahlung kein Schwellenerythem bildet, sondern ein ausgewachsenes Erythem, wie es eigentlich erst bei acht Gy entstehen sollte. Man sagt dann, dass zwei Gy Neutronen äquivalent sind mit acht Gy „normaler" Strahlung, dass sie also viermal so effektiv ist.
Diese überschießende biologische Wirkung führt zur Definition der Äquivalentdosis H als einer gewichteten Energiedosis D: Äquivalentdosis H = Energiedosis D x Gewichtungsfaktor q
Im obigen Beispiel ist q = 4. Um die beiden Dosistypen nicht zu verwechseln, hat die Äquivalentdosis die Einheit Sievert (Sv) erhalten. Ein Sievert ist die Dosis, die die gleiche biologische Wirkung hat wie ein Gray Photonenstrahlung.
Glücklicherweise finden wir im normalen klinischen Alltag keine Strahlentypen, die eine überschäumende Strahlreaktion aufweisen. Unsere Strahlenarten haben alle den Gewichtungsfaktor q = 1. Die Zahlenwerte sind für beide Dosistypen daher gleich, z. B. sind 50 mGy gleich 50 mSv.

> **Merke:** Wir vereinbaren hiermit, dass Patientendosen in mGy und Gy angegeben werden, im Strahlenschutz jedoch die Personaldosen in mSv.

Folgende **Dosisdefinitionen** erscheinen für die tägliche Arbeit noch erforderlich:
- Die Herddosis beschreibt die Energiedosis im vom Arzt festgelegten Zielvolumen, z. B. Tumorvolumen.
- Die Maximaldosis ist der höchste Wert der Energiedosis, der im bestrahlten Volumen auftritt (sog. Hot spot).
- Die Oberflächendosis ist die Dosis, die bei Strahleneintritt an der Hautoberfläche des Patienten gemessen wird, und besteht aus der Einfallsdosis und der Streuzusatzdosis.
- Die Isodosen verbinden als Linien alle Punkte mit gleicher Dosis im bestrahlten Volumen und werden entweder in Prozentwerten oder in Absolutwerten (Gy) angegeben. Sie informieren uns in zwei- oder dreidimensionaler Darstellung über die Dosisverteilung im bestrahlten Volumen.
- Die Dosisverteilung gibt die Dosiswerte entlang einer zentralen Achse im dreidimensionalen Raum wieder, wenn sie auf ein bestimmtes Material, z. B. Wasser/Muskulatur oder Knochen, bezogen wird.
- Die Austrittsdosis ist die an der Körperaustrittseite gemessene Dosis, die mit steigender Energie zunimmt.

2.4 Dosis-Messverfahren (Dosimetrie)

> Von den vielen Dosimetern, mit denen an Geräten, an Patienten und am Personal Strahlendosen gemessen werden, seien hier nur vier Dosimeter genannt:

- Filmplakette
- Füllhalter- oder Stabdosimeter
- Fingerringdosimeter
- Flächendosimeter

Filmplakette

Die Filmplakette ist das übliche weit verbreitete Standarddosimeter. In einem Plastikhalter, an dessen Innenseite kleine Metallstücke angebracht sind (Filter), sind lichtdicht zwei normale kleine Röntgenfilme mit unterschiedlichen Empfindlichkeiten (Doppeldosimetrie) eingelegt, deren Schwärzung mit steigender Dosis wächst. Diese Filmplaketten sind **personengebunden und daher nicht übertragbar.** Sie werden i.d.R. monatlich von einer amtlichen Messstelle ausgewertet. Hierzu werden die kleinen Filmtaschen geöffnet, die Filme unter Standardbedingungen entwickelt und aus der Schwärzung die Dosis bestimmt.

Das klingt einfacher als es ist, da die Schwärzung stark von der Strahlenenergie abhängt. Strahlung unterschiedlicher Energie verursacht trotz gleicher Dosis unterschiedliche Schwärzungen. Die Energie der Strahlung muss zur Auswertung daher bekannt sein. Hierzu dienen die o.g. Filter und die Angaben der überwachten Person bei der Anmeldung zur Überwachung.

Die Plaketten werden am Körperstamm unter der Röntgenschürze getragen, typischerweise im Brustbereich oder Hüftbereich, und dienen der **Strahlenüberwachung des strahlenexponierten Personals**. Sie sind gegen Stoß oder Herunterfallen unempfindlich, dürfen jedoch nicht lange lagern, da Filme auch ohne Strahlung einen Schleier bekommen. Die Filme dürfen niemals ohne den Plakettenhalter benutzt werden!

> **Merke:** Die Filmplakette ist das amtliche Standarddosimeter, es ist personengebunden und wird monatlich von einer befugten Stelle ausgewertet.

Füllhalter- oder Stabdosimeter

Das Füllhalterdosimeter besitzt einen geladenen Kondensator, der sich unter Strahleneinwirkung entlädt. Dieser Entladungsvorgang wird auf einen Zeiger übertragen, der direkt die Dosis anzeigt. Das Gerät ist jederzeit ablesbar und muss (wie alle Geräte, die am Menschen Messwerte erzeugen) geeicht sein und einen gültigen Eichstempel tragen. Es wird nicht monatlich von einer Messstelle ausgewertet, sondern nach Bedarf vom Träger selbst. Hierzu wird vor der Nutzung der Anfangswert abgelesen und protokolliert und danach der Endwert, den man ebenfalls protokolliert. Die Differenz zwischen den beiden Werten ist die Strahlenbelastung. Wenn die Anzeige ausgeschöpft ist, muss das Gerät auf einer kleinen Ladestation wieder geladen werden, indem man die Anzeige wieder auf null setzt.

Stabdosimeter sind sehr stoßempfindlich und dürfen nicht fallen. Wenn sie einige Zeit liegen, entladen sie sich auch ohne Strahlung und zeigen daher im Laufe der Zeit ansteigende Dosiswerte an. Ihre Messgenauigkeit ist beschränkt, und kleine Anzeigeänderungen sind eher Effekte der Temperaturänderung durch Körperwärme als durch Strahlung.

Füllhalterdosimeter werden von dem Personal genutzt, das nur ausnahmsweise beim Röntgen oder der Durchleuchtung zugegen ist und daher keine eigene Plakette hat. Es wird jedoch in jedem Falle eine Filmplakette empfohlen, auch wenn nur selten die Anwesenheit während der Strahlung nötig sein sollte.

> **Merke:** Füllhalterdosimeter sind nur ausnahmsweise zu benutzen, wenn man so selten bei Röntgenuntersuchungen dabei ist, dass sich eine Plakette nicht lohnt. Der Dosisstand ist dann zu protokollieren.

Fingerringdosimeter

Fingerringdosimeter tragen in einem Ring aus Edelstahl einen kleinen Kristall, der sich durch eine Art innerer Umlagerung seiner Elektronen die Dosismenge „merken" kann. Zur Auswertung muss der Kristall in einem vorgegebenen Prozess erhitzt werden. Die von der Strahlung in ihn hineingeführte Energie wird dabei in Form von Infrarotstrahlung wieder frei und kann gemessen werden. Der Kristall selbst regeneriert sich dabei und ist wiederverwendbar. Diese Auswertung wird typischerweise monatlich von der Messstelle durchgeführt, die auch die Plaketten auswertet.

Das Ringdosimeter ist in der Regel lediglich ein **Zusatzdosimeter** zur Filmplakette und dient dazu, die Dosis an den Händen u. ä. zusätzlich zu messen. *In Kapitel 5* wird darauf näher eingegangen.

> **Merke:** Ringdosimeter werden unter gewissen Bedingungen zur Überprüfung der Dosen der Hände eingesetzt.

Flächendosimeter

Das Flächendosimeter ist kein Gerät mit dem man die Dosis des Personals messen kann, sondern mit dem man die **Patientendosis** bestimmt. Es ist bei **einigen Durchleuchtungsarten** vorgeschrieben und muss protokolliert werden. Das Messgerät liefert Ergebnisse mit der Einheit „Zentigray mal Quadratzentimeter" (cGy x cm^2), also dem Produkt aus einer Dosis und einer Fläche. Man erhält sofort die Patientendosis, wenn man die Größe des auf dem Patienten durchstrahlten Feldes kennt und die Strahlendosis durch diese teilt.

Wenn das Messgerät z. B. 300 cGy x cm^2 anzeigt und die durchstrahlte Fläche beträgt 200 cm^2, dann ist die Dosis ungefähr 300 : 200 = 1,5 cGy = 15 mGy.

3 Strahlenschutz

Hilmar Stöcker

3.1 Physikalischer Strahlenschutz

Physikalischer Strahlenschutz umfasst die drei Säulen

- Aufenthaltsdauer
- Abstand
- Abschirmung

und macht sich damit physikalische Gesetzmäßigkeiten zu Nutze.

Aufenthaltsdauer

Der erste Strahlenschutz lautet: Halten Sie sich bei Aufnahmen oder Durchleuchtungen möglichst kurz im Anwendungsbereich auf, verlassen Sie ihn vorher, wenn Sie nicht unbedingt anwesend sein müssen, und Sie werden weniger Dosis erhalten.

Merke: Die erhaltene Dosis ist proportional zur Aufenthaltsdauer.

Abstand

Der Grund für die geringere Strahlenwirkung bei größerem Abstand ist rein geometrischer Natur. Jede Strahlung breitet sich kugelsymmetrisch in alle Richtungen gleichermaßen aus. Wenn man den Abstand eines bestrahlten Körpers zur Quelle vergrößert, hat sich seine angestrahlte Fläche aus Sicht der Quelle verkleinert. Sie hat sich in doppelter Entfernung geviertelt, da sich in der doppelten Entfernung beide Seitenlängen scheinbar halbieren. Drei Viertel der Strahlung gehen nun an der Fläche bzw. dem Körper vorbei, und nur ein Viertel trifft ihn noch. Mithin ist im doppelten Abstand die Strahlenbelastung nur noch ein Viertel so groß. Eine ähnliche Überlegung zeigt, dass sie in dreifachem Abstand nur noch ein Neuntel beträgt, in vierfachem Abstand ein Sechzehntel usw.

Merke: Die Strahlenintensität (Dosisleistung) ist umgekehrt proportional zum Quadrat des Abstands („Abstandsgrundgesetz").

Vergrößerung des Abstandes zur Strahlenquelle, der berühmte „Schritt zurück", weg von der Strahlenquelle ist **der beste Strahlenschutz**. Steht etwa im OP der Operateur in 50 cm Abstand von der Strahlenquelle, eine Schwester im Abstand von 1,50 m, so ist diese von der Quelle dreimal weiter entfernt und erhält daher nur ein Neuntel der Strahlung, jemand im Abstand von 2,50 m erhält nur ein Fünfundzwanzigstel, da er den fünffachen Abstand wie der Operateur hat usw.

Achtung! Auch wenn Sie sich nicht im Nutzstrahlenkegel der Röntgeneinrichtung befinden, werden Sie dennoch von den Strahlen erreicht, die als Streustrahlen seitlich aus dem Patienten austreten!

3.1 Physikalischer Strahlenschutz

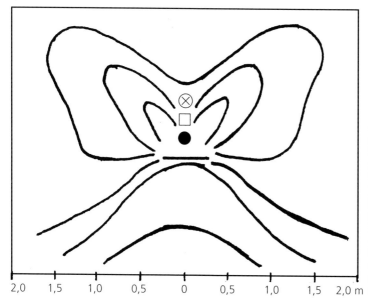

Abbildung 6: Streustrahlung
Das Bild zeigt die Streustrahlenverteilung in der Umgebung eines durchleuchteten Patienten (●). Man sieht, dass sich der Streustrahlenkegel inhomogen um den Patienten wölbt. Er hat ein Maximum etwa bei 45 Grad lateral entgegengesetzt der Einstrahleinrichtung („Rückstreuung").

Merke: Die Quelle der Streustrahlung ist das durchleuchtete Gewebe des Patienten und nicht die Röntgenröhre.

Abschirmung

Unter Abschirmung versteht man
- feste Einrichtungen, die bauseits zur Strahlenminderung vorgesehen sind, und
- beweglichen Strahlenschutz, zu dem (Blei-) Schürzen und Handschuhe gehören.

Zu den **festen Strahlenschutzeinrichtungen** gehören die Bleiglasfenster und die mit Bleifolien verstärkten Türen, die die **Röntgenräume** von den Schalträumen und den Umkleidekabinen trennen. In OP-Sälen, in denen intraoperativ durchleuchtet wird, oder in Angiographieeinrichtungen wird der ortsfeste Strahlenschutz so eingerichtet, dass je nach Nutzungsintensität der Strahlung außerhalb des Raums keine Gefährdung mehr erfolgen kann.
In Bereichen, in denen Radionuklide im Rahmen der **Strahlentherapie** genutzt werden, findet man fest eingebaute oder mobile Strahlenschutzwände aus massivem Blei, deren Dicke im Bereich von einigen Zentimetern, beispielsweise 2 cm oder 5 cm, liegt. Diese Strahlenschutzwände sind nötig, wenn Patienten in Ausnahmefällen für einige Zeit stark dosisleistungsgebende radioaktive Strahler appliziert bekommen. Hinter diesen Schutzwänden ist für das Pflegepersonal der Aufenthalt im Rahmen der vorgegebenen Aufenthaltsdauer unkritisch, da die gesetzlich vorgegebenen Dosisgrenzwerte eingehalten werden.
Zu den **beweglichen Strahlenschutzeinrichtungen** zählen die Bleischürzen und Bleihandschuhe. Diese bestehen aus einem Geflecht von Bleifäden (oder anderen Materialien, die Strahlung besonders gut absorbieren) und Stützmaterialien. Deren gemeinsame Wirkung wird verglichen mit einer Schutzschicht aus reinem Blei, dem so genannten **Bleigleichwert**. Die heute typischen Schürzen- und Handschuhdicken bestehen aus Material mit 0,35 mm und 0,50 mm Bleigleichwert, die Dicke von 0,25 mm Pb ist nicht mehr zugelassen.
In der Regel trägt man die dickere Schürze, wenn man der größeren Dosisleistung ausgesetzt ist. Die Durchlässigkeit der dickeren

Schürzen trägt etwa 0,1 bis 1 %, die der dünneren Schürzen 1 bis 5 %. Diese Zahlen besagen, dass im Vergleich zum ungeschützten Zustand nur ein Hundertstel bis ein Zwanzigstel der Strahlung hinter der Schürze ankommt. Entsprechendes gilt für das Tragen von Bleigummihandschuhen. Grob gesprochen kann man sagen, dass gegen Nutzstrahlung die 0,5 mm Dicke und gegen Streustrahlen die 0,35 mm Dicke getragen wird.

> **Merke:** Die Dicke der Bleigummischürzen richtet sich nach der Art der Nutzung. Im Streustrahlenbereich genügt normalerweise die leichtere Schürze.

3.2 Gesetzlicher Strahlenschutz

Das übergeordnete gesetzliche Regelwerk für den Strahlenschutz ist das Atomgesetz (AtG). Es gibt kein eigenes „Strahlenschutzgesetz" oder „Röntgengesetz" o. ä. Alles, was irgendwie mit Strahlung zu tun hat, ist im AtG geregelt, von der medizinischen Nutzung der Strahlung über ihre Anwendung in der Forschung bis hin zur Betreibung von Kernkraftwerken und der Endlagerung von Kernbrennstäben.
Das Atomgesetz kann die einzelnen Anwendungen der ionisierenden Strahlung nicht bis in Kleinigkeiten regeln, weil es viel zu umfangreich würde. Genaueres wird daher generell in Verordnungen bestimmt. Dies sind Texte, die von einzelnen Ministerien herausgegeben werden, in denen die Umsetzung des Gesetzestextes genauer geregelt wird. Aus historischen Gründen gibt es zwei Verordnungen, die den Strahlenschutz regeln: die Strahlenschutzverordnung und die Röntgenverordnung.
Zu diesen beiden Verordnungen, auf die gleich genauer eingegangen werden soll, treten noch Richtlinien und die die Schriftreihe der Deutschen Industrie Norm (DIN).

So ist etwa in der „Richtlinie Strahlenschutz in der Medizin" geregelt, unter welchen Umständen ein Patient, der eine Schilddrüsentherapie mit Radiojod erhält, stationär aufgenommen werden muss, wie er sich während der Therapie zu verhalten hat, was mit seinen radioaktiven Ausscheidungen geschieht und unter welchen Bedingungen er wieder entlassen werden kann. In den „DIN-Normen" werden technische Details geregelt, so z. B. in der DIN 6868 die Qualitätskontrolle der Röntgenaufnahme- und Durchleuchtungsgeräte.
Die Röntgenverordnung ist das ältere Regelwerk und erstreckt sich, wie der Name schon sagt, auf die Anwendung von Röntgenstrahlen. Sie gilt daher für die eigentlichen Röntgenabteilungen, aber auch für Anwendungen außerhalb, also im OP, auf Station mit fahrbaren Röntgengeräten usw.

3.2.1 Röntgenverordnung (RöV)

Aus der großen Anzahl von Bestimmungen, die beim Umgang mit Röntgenstrahlen zu berücksichtigen sind, seien hier nur die wichtigsten erwähnt.

> Unter pflegerischen Gesichtspunkten spielen folgende Bestimmungen der RöV eine Rolle:
> - Verantwortlichkeiten (§§ 13, 14 RöV)
> - Qualitätssicherung (§§ 16, 17 RöV)
> - Kontrollbereich, Überwachungsbereich, Röntgenräume (§§ 19-22 RöV)
> - Berechtigte Personen (§ 23 RöV)
> - Protokollpflicht (§ 28 RöV)
> - Dosisgrenzen (§§ 31, 32 RöV)
> - Belehrungen (§ 36 RöV)

Verantwortlichkeiten (§§ 13, 14 RöV)

Der **Strahlenschutzverantwortliche** ist der nach außen hin für den Betrieb des Krankenhauses (des Heimes, der Praxis) Verantwortliche. Es ist der **Betreiber** der Einrichtung. Er beauftragt in ausreichender Anzahl fachkundige Personen mit der Wahrung des Strahlenschutzes, die **Strahlenschutzbeauftragten**. Das können der Chefarzt und die Oberärzte einer Röntgenabteilung sein, die leitende MTRA, der Abteilungspfleger oder Andere. Entscheidend ist dabei, dass die benannte Person fachkundig und kompetent ist und eine **schriftliche Bestellung** mit ihrem genauen Tätigkeitsumfang erhält. Wegen urlaubs- und krankheitsbedingter Abwesenheiten ist eine **ausreichende Anzahl** von Strahlenschutzbeauftragten zu bestellen.

Der Strahlenschutzbeauftragte hat verschiedene **Pflichten**.

Bei Strahlenschutzmängeln muss er den Strahlenschutzverantwortlichen informieren und Vorschläge zu deren Behebung machen. Geht der Verantwortliche nicht auf die Vorschläge ein, muss er dies schriftlich begründen. Diese schriftliche Ablehnung muss der Beauftragte dann aber gegebenenfalls der Aufsichtsbehörde zugänglich machen. Diese erfährt dadurch von dem Mangel und kann ggf. einschreiten.

Da Strahlenschutz ein Teil des Arbeitsschutzes ist, sind die Strahlenschutzbeauftragten immer gehalten, mit der Personalvertretung zusammenzuarbeiten. Gegebenenfalls kann daher auch die Personalvertretung in Problemsituationen einschreiten, da sie durch den Beauftragten informiert werden muss.

> **Merke:** Verantwortlich für den Strahlenschutz ist immer der Betreiber einer Anlage. Seine Vertreter vor Ort setzen den Strahlenschutz um und müssen dazu zu Strahlenschutzbeauftragten benannt werden.

Qualitätssicherung (§§ 16, 17 RöV)

Die Qualität der einzelnen Bereiche der Radiologie wird in wiederkehrenden Zeitintervallen regelmäßig überprüft und mit der Vorgabe von Anfangsüberprüfungen verglichen. Bei der Verarbeitung der Röntgenfilme in den Filmentwicklungsmaschinen geschieht das arbeitstäglich, bei der Aufnahmetechnik, die zu direkten Bildern führt, bei CT oder Angiographieeinrichtungen monatlich, die Kontrollen der Dunkelkammerbeleuchtung jährlich, und es gibt sogar fünfjährliche Untersuchungen wie die Überprüfung der Schaukästen und der Verstärkungsfaktoren der Film-Folienkombinationen in den Filmkassetten.

Einrichtungen der Strahlentherapie mit konventionellen Röntgenstrahlen, wie der Dermatherapie oder der Halbtiefentherapie werden halbjährlich überprüft.

Kontrollbereich, Überwachungsbereich, Röntgenräume (§§ 19–22 RöV)

Die Pflicht zur Dosimetrie und Strahlenschutz trifft alle, die beim Röntgen dabei sind, also auch Pflegepersonal und selbst Angehörige, die zu Haltemaßnahmen mitkommen müssen. Sie haben Bleigummischürzen anzulegen. Auch der Patient bekommt wenigstens eine Bleischürze als Teilabdeckung, wenn es geht.

Grundsätzlich hat schwangeres Personal in Röntgenräumen Zutrittsverbot. Das gleiche gilt generell für Personen unter 18 Jahren, außer wenn sie sich in der Ausbildung befinden.

Diese Zutrittsverbote (und -gebote) gelten nur für Röntgenräume, wenn auch wirklich geröntgt wird. Sie heißen dann **Kontrollbereich**. Außerhalb des Kontrollbereiches liegt der **Überwachungsbereich**, für den es keine Einschränkungen gibt, so dass sich im Überwachungsbereich auch Schwangere aufhalten können. Zum Überwachungsbereich gehören Zugänge zum OP, Flure, Umkleidekabinen im Röntgen, der Schaltraum, Bereiche im Stockwerk darüber und darunter (da Strahlung auch Fußböden und Decken eines Gebäudes – abgeschwächt – durchdringt!).

Die Grenze zwischen beiden Bereichen ist wegen der Gefährdungslage **deutlich gekennzeichnet** durch Schilder, die den Text „Kein Zutritt – Röntgen" tragen. Diese Grenze gilt es unbedingt zu beachten.

Achtung! Wer mit **nuklearmedizinischen Verfahren** zu tun hat muss wissen, dass im Gegensatz zum Röntgen die **Kontrollbereiche** nicht nur im Strahlbetrieb, sondern **dauernd vorhanden** sind, weil man radioaktive Stoffe nicht abschalten kann. Die entsprechende Kennzeichnung ist dann das Flügelradsymbol. Wenn in einem solchen Bereich mit offenen Radionukliden gearbeitet wird, ist auch Stillenden der Zutritt verwehrt wegen der Inkorporationsgefahr von Radionukliden und der damit möglichen Strahlenbelastung für den Foeten.

> **Merke:** Ein Bereich, in dem man mindestens 15 mSv Körperdosis pro Jahr erhalten kann, ist ein Kontrollbereich. Außer von Patienten darf er nur von Personen betreten werden, die über 18 Jahre alt (außer in der Ausbildung unter Aufsicht) und nicht schwanger sind. Dies gilt auch für Angehörige, die zu Haltemaßnahmen ausnahmsweise beim Röntgen dabei sind; daher ist hier unbedingt die Frage nach Schwangerschaft zu stellen.

> **Merke:** Vor dem Betreten des Kontrollbereichs ist eine Bleischürze anzuziehen und es ist ein Dosimeter zu tragen, üblicherweise eine Filmplakette. Gegebenenfalls ist mindestens aber ein Füllhalterdosimeter zu tragen, das geeicht sein muss und dessen Ergebnisse arbeitstäglich zu protokollieren sind. Der Trageort des Dosimeters ist unter der Schürze im Brust- oder Beckenbereich je nach dem Schwerpunkt der Streustrahlung.

Wenn ein **fahrbares Röntgengerät auf Station** benutzt wird, gilt Folgendes: Unter der Voraussetzung, dass nur der Patient – etwa bei einer Bettaufnahme – getroffen wird, breitet sich der Kontrollbereich wie eine unsichtbare Kugel mit einem Radius von etwa zwei Metern um den Patienten herum aus. Man geht davon aus, dass der Kontrollbereich außerhalb der zwei Meter aufhört, so dass dort auch andere Patienten liegen können. Diese zwei Meter sind ein Erfahrungswert, der von der Anzahl der Aufnahmen pro Jahr abhängt. Um sicher zu gehen empfiehlt es sich den Gutachter zu fragen, der das Gerät alle fünf Jahre wieder neu begutachten muss.

Zur Anwendung berechtigte Personen (§ 23 RöV)

Da im **OP-Bereich** i.d.R. kein Radiologe zugegen ist und die MTRA nur für Röntgenaufnahmen herbeigerufen wird, müssen für **Durchleuchtungen** mit Hilfe des C-Bogens zwei **Bedingungen** erfüllt sein: Erstens muss ein fachkundiger Arzt die Anweisung zum Durchleuchten geben. Das entspricht der Indikationsstellung, die nur ein fachkundiger Radiologe oder Teilradiologe stellen darf. Der Mediziner muss einen Strahlenschutzkurs mitgemacht und außerdem eine ausreichende Zeit in dem Gebiet gearbeitet haben. Zweitens braucht auch derjenige, der das Gerät auf Anweisung bedient, einen Strahlenschutzkurs, den sog. OP-Kurs. Der dauert 24 Stunden und muss vor dem ersten Bedienen des Gerätes z. B. vom Krankenpfleger absolviert worden sein.

Gerade moderne Geräte haben nicht nur einen, sondern verschiedene Betriebsweisen, die man je nach Durchleuchtungsbedingungen wählen kann. Darunter sind einige, die für den Patienten ausgesprochen hohe Dosen freisetzen und nur ausnahmsweise genutzt werden dürfen.

> **Merke:** Auch eine Bedienung des C-Bogens setzt einen Strahlenschutzkurs voraus. Dies gilt für die Indikationsstellung und die Durchführung der Durchleuchtung.

Protokollpflicht (§ 28 RöV)

Die Dokumentation von Strahlenanwendungen dient dazu, für spätere Nachfragen die Strahlendosis ermittelbar zu machen. Dazu muss nicht die Dosis aufgeschrieben

3.2 Gesetzlicher Strahlenschutz

werden. Es genügen das Datum, die Patientenidentifikation, das durchstrahlte Gewebe, das eingesetzte Gerät und vor allem die Kenndaten der benutzten Einstellung und die Durchleuchtungsdauer. Häufig wird mittlerweile auch das Flächendosisprodukt gefordert *(siehe unter Flächendosimeter in Kapitel 2.4).*

Das Protokoll dient als Nachweis, dass sparsam und sachgerecht mit der Dosis umgegangen wurde. Dies ist aus Sicht des strahlenexponierten Patienten wichtig, weshalb diese Unterlagen zehn Jahre aufzubewahren sind.

Dosisgrenzen (§§ 31, 32 RöV)

Es gilt ein grundsätzliches **Minimierungsgebot**, wonach der Umgang mit Strahlung, soweit das sinnvollerweise möglich ist, eingeschränkt werden muss. Dabei werden viele Situationen unterschieden, von denen hier nur die wichtigsten genannt werden sollen. Zunächst werden die beruflich strahlenexponierten von den anderen Personen abgegrenzt. **Andere Personen** haben praktisch nie im Röntgen zu tun und eine maximale Obergrenze der Strahlenbelastung von 5 mSv Körperdosis pro Jahr, während **beruflich strahlenexponiert** bedeutet, dass nicht die Tätigkeit einer Person, etwa als Krankenschwester oder als MTA betrachtet wird, sondern die Dosis, die sie aufgrund ihrer Tätigkeit erhalten kann. So kommt es, dass alle Personen, die mit dem Röntgen regelmäßig zu tun haben, typischerweise strahlenexponierte Personen sind.

Unter den strahlenexponierten Personen gibt es zwei Kategorien. Die eine, Kategorie B genannte, darf pro Jahr bis höchstens 15 mSv belastet werden, während die Kategorie A genannte Gruppe bis maximal 50 mSv pro Jahr belastet werden kann. Diese Kategorie A-Personen müssen sich dafür einer speziellen Strahlenschutzuntersuchung durch einen besonders ausgebildeten Mediziner vor der ersten Tätigkeitsaufnahme und danach jährlich unterziehen.

> **Merke:** Beruflich strahlenexponiertes Personal darf pro Jahr 15 mSv Körperdosis nicht überschreiten (Kategorie B). Unterzieht man sich zusätzlich einer jährlichen Strahlenschutzuntersuchung, dann ist 50 mSv Körperdosis die Grenze (Kategorie A).

> **Merke:** Unter anderen Personen versteht man Personal, das sich nur selten im Röntgenbereich aufhält. Es darf pro Jahr höchstens 5 mSv Körperdosis erhalten.

Die zulässige Dosis wird am Jahresende gelöscht und dann wieder von vorne gezählt. Es könnte allerdings passieren, dass jemand bis zum 30. Dezember keine Strahlenbelastung erhalten hat und am 31. Dezember alles auf einmal bekommt. Deshalb besagt eine zweite, viel wichtigere Regel, dass jeweils in drei aufeinander folgenden Monaten höchstens jeweils die Hälfte der oben genannten Werte erreicht werden dürfen. Hier wird also durchaus über den Jahreswechsel weitergezählt.

Dies sei an einem Beispiel veranschaulicht: Die Strahlenbelastung betrage im März 2 mSv, im April 2 mSv und im Mai 3 mSv, also 7 mSv in drei Monaten. Daraus folgt:

- eine Überschreitung der Dosis für „andere Person" wegen 5 mSv : 2 = 2,5 mSv max.
- keine Überschreitung für Kategorie B wegen 15 mSv : 2 = 7,5 mSv max.
- keine Überschreitung für Kategorie A wegen 50 mSv : 2 = 25 mSv max.

> **Merke:** In drei aufeinanderfolgenden Monaten darf nicht mehr als die Hälfte der zulässigen Werte überschritten werden.

Für die berufsbedingte Strahlenbelastung unserer Hände gelten höhere Grenzwerte. Dies rührt daher, dass die Extremitäten weniger strahlenempfindlich sind. Man lässt bei ihnen das jeweils zehnfache der Körperdosis zu.

> **Merke:** Die Extremitäten dürfen maximal mit 150 mSv (Kategorie B) beziehungsweise 500 mSv (Kategorie A) pro Jahr belastet werden.

Belehrungen (§ 36 RöV)

Wegen des Umfangs und der Aktualisierung von Strahlenschutzbestimmungen sind halbjährliche Strahlenschutzbelehrungen vorgeschrieben. Berichtet wird hierbei über Arbeitsmethoden, Gefahrensituationen, Strahlenschutzmaßnahmen u. ä. Teilnehmen müssen alle Personen, die den Kontrollbereich betreten, erstmalig sogar vor dem ersten Betreten. Die Teilnahme wird durch Unterschrift bestätigt.

3.2.2 Strahlenschutzverordnung (StrlSchV)

Die Strahlenschutzverordnung ist das umfassendere Regelwerk. Sie gilt (außer für militärische Anwendungen) für alle anderen Anwendungen von Strahlung. In unserem Bereich kommen dafür vier Nutzungen in Betracht:

- die künstliche Erzeugung von Strahlen in Beschleunigern im Rahmen der Strahlentherapie (Kreisbeschleuniger oder Linearbeschleuniger)
- die Nutzung von radioaktiven Substanzen als feste Strahler zur Strahlentherapie (z. B. Afterloading)
- die Nutzung von Strahlern in flüssiger Form zur Strahlentherapie (z. B. Radiojodtherapie. Zu dieser Anwendungsform zählt auch die Therapie mit kleinen Drahtstücken, den sogenannten Seeds, etwa aus Radiogold) und
- die Nutzung von radioaktiven Strahlern in offener oder umschlossener Form zur in-vivo und in-vitro Diagnostik.

Die Regelungen für den Strahlenschutz in der Nuklearmedizin oder der Strahlentherapie sind denen im Röntgen weitgehend gleich:
Die Regelung der Verantwortlichkeiten entsprechen sich, es gibt auch eine Qualitätskontrolle, die durchgeführt werden muss, der Kontrollbereich ist genauso definiert. Aber er ist im Unterschied zum Röntgen ein **Dauerbereich**. In der Nuklearmedizin trägt man auch wieder die Dosimeter, jedoch keine Schürze, weil diese für einen wirksamen Strahlenschutz viel zu dick sein müsste. Die externe Strahlenbelastung ist auch nicht das Problem, sondern vielmehr die **Möglichkeit der Inkorporation von Radionukliden** und der damit verbundenen internen Bestrahlung. Es müssen daher Kittel und Überschuhe getragen werden, die in der Abteilung verbleiben.

> **Merke:** In der Nuklearmedizin ist der Kontrollbereich ein ständiger Bereich. Das Tragen von Dosimetern ist Pflicht, jedoch nicht das Tragen einer Bleigummischürze. Statt dessen wird Schutzkleidung verlangt, die beim Verlassen der Abteilung dort verbleibt. Die Nichtverbreitung von radioaktiver Kontamination außerhalb des Kontrollbereiches wird durch pflichtgemäße Benutzung eines Messgerätes („Hand-Fuß-Kleider-Monitor" oder tragbarer „Kontaminationsmonitor") nachgewiesen. Bei Überschreitung der Kontaminationsgrenzen muss vor Verlassen der Abteilung eine Dekontamination erfolgen, deren Durchführung der Strahlenschutzbeauftragte überwacht.

3.2.3 Neue Bestimmungen

Für Mai 2000 ist das **Inkrafttreten neuer Bestimmungen** vorgesehen, die die Euratom-Richtlinien 96/29 und 97/43 in deutsches Recht umsetzen. Sie werden sich auf den Schutz von Patienten und Personal auswirken, stehen aber noch nicht endgültig fest. Unter anderem sollen neue, niedrigere Grenzwerte der Personendosis eingeführt werden. Auch werden einige der im Strahlenschutz verwendeten Dosis-Messgrößen duch neue ersetzt, die für die Röntgendiagnostik von höheren Werten als die alten Messgrößen ausgehen.

Die neuen Bestimmungen werden sich in verschiedenen Bereichen auswirken:

- Es werden **Referenzwerte** vom Bundesamt für Strahlenschutz, Salzgitter, veröffentlicht, die einen vorgegebenen Dosisrahmen für Routine-Röntgenuntersuchungen beschreiben. OP-Personal, das C-Bögen o.ä. bedient, werden eventuell hiervon betroffen sein.

- Es wird zur Aufrechterhaltung der Fachkunde die Pflicht zum regelmäßigen Besuch von **Fortbildungsmaßnahmen** vorgeschrieben. Hiervon sind gegebenenfalls auch OP-Pflegekräfte betroffen, die C-Bögen o.ä. bedienen. Insbesondere sind aus Sicht der Pflege die Traumatologie, die Neuroradiologie und die interventionelle Radiologie zu nennen.

- **Strahlenschutzbereiche:** Als Kontrollbereich gelten Areale, in denen die Körperdosis mehr als 6 mSv/a (bisher 15 mSv/a) beträgt – wobei die Zutrittsregelungen die gleichen bleiben – und als Überwachungsbereich Räume mit mehr als 1 mSv/a (bisher 5 mSv/a).

- Damit zusammenhängend gelten veränderte Zutrittsregelungen für **schwangeres Personal**: die maximale Dosis während der gesamten Schwangerschaft beträgt 1 mSv am Foetus (bisher 5 mSv/Monat an der Gebärmutter). Eine Tätigkeit im Überwachungsbereich (z.B. Schaltraum) war somit bisher möglich, nun ist der Zutritt Schwangerer in den Überwachungsbereich daher fraglich. Es besteht aber sicherlich die Möglichkeit, den Schaltraum nicht generell als Überwachungsbereich zu deklarieren, sondern aus den Unterlagen des Strahlenschutzgutachters zu bestimmen, ob der Schaltraum überhaupt Überwachungsbereich sein muss. Würde das Kriterium Überwachungsbereich wegfallen, weil 1 mSv/a nicht erreicht wird, können Schwangere wie gewohnt den Schaltraum weiter betreten. Ähnliches gilt dann entsprechend für OP-Vorräume u.ä.

- **Körperdosen:** Personal der **Kategorie A** darf an Körperdosen pro Jahr maximal 50 mSv/a erhalten (wie bisher), jedoch nicht mehr als 100 mSv in den letzten 5 Jahren. Die maximale Dosis an den Händen ist mit 50 mSv/a stark reduziert. Hinzugetreten ist die bisher nicht überwachte Augenlinse, die maximal mit 15 mSv/a belastet werden darf.

- Personen der **Kategorie B** dürfen wie bisher nicht mehr als 6 mSv/a (Ganzkörper) bzw. 150 mSv/a (Hände) erhalten.

Die Dosisangaben sind effektive Äquivalentdosen.

Das Pflegepersonal muss sich über die veränderten Gegebenheiten informieren.

4 Radiologische Diagnostik
Telse Jasper

4.1 Apparative Ausstattung

4.1.1 Röntgenröhre

Die Herstellung von Röntgenröhren ist zeitaufwendig und teuer. Sie müssen in qualifizierter Handwerksarbeit gefertigt werden. Die Röntgenröhre besteht aus

- der Elektronenquelle (Kathode)
- dem Bremskörper (Anode)
- dem Glaszylinder mit Hochvakuum.

Röntgenröhren werden durch zwei Stromkreise versorgt, den Heizstromkreis zur Heizung der Kathode und den Röhrenstromkreis zur Erzeugung von Röntgenstrahlen. Da beim Aufprall der Elektronen auf die Anode nur 1 % Röntgenstrahlen, aber 99 % Wärme entsteht, ist die Anode beim Abbremsen der Elektronen einer hohen thermischen Belastung ausgesetzt.

Deshalb werden heute nur noch Röntgenröhren mit rotierenden Anoden eingesetzt, die aus Wolfram bestehen. Für Hochleistungsröhren verwendet man sogenannte Verbundanodenteller, die aus Wolfram, Rhenium, Molybdän und Grafit bestehen. Sie verbessern das Wärmeverhalten der Anode. Konventionelle Drehanodenteller besitzen einen Anodendurchmesser von 10 cm und drehen sich mit 3000 U/min.

Die Drehanode ist so konstruiert, dass sich die Energie des Elektronenstrahls auf einer äußeren abgeschlägten Bahn der rotierenden Anode verteilt, der Brennfleckbahn. Die Drehanode erlaubt dadurch eine hohe Kurzzeitbelastung an einem kleinen Brennfleck. Man unterscheidet

- den elektronischen Brennfleck, die Schnittfläche des Elektronenstrahlenbündels mit der Anodenoberfläche
- den Fokus, Mittelpunkt des elektronischen Brennflecks

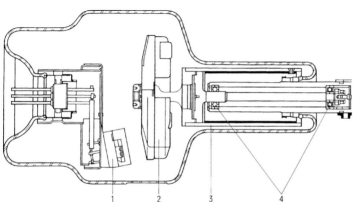

Abbildung 7: Schematische Abbildung einer Röntgenröhre (Drehanodenröhre)
1 Doppelfokuskathode
2 Grafit-RTM-Verbundanode
3 Rotor
4 Kugellager

- den thermischen Brennfleck, den vom Elektronenbündel getroffene Teil der Anodenoberfläche
- den optisch wirksamen Brennfleck, die rechtwinklige Parallelprojektion des elektronischen Brennflecks.

Die Größe des optischen Brennflecks hat Einfluss auf die **Aufnahmequalität**, d.h. ein großer optischer Brennfleck (z. B. 1x1 mm) führt zu einer geometrischen Unschärfe. Ein kleiner optisch wirksamer Brennfleck (z. B. 0,3-0,3 mm) erzeugt Aufnahmen mit kleiner geometrischer Unschärfe, ist aber weniger belastbar. Deshalb werden heute die meisten Diagnostikröhren als Doppelfokusröhren hergestellt. Die beiden Brennflecke haben unterschiedliche Größe. Entsprechend besteht die Kathode aus zwei Glühdrähten unterschiedlicher Größe.

> **Merke:** Die Röntgenröhre besteht aus einem Vakuumgefäß mit einer Elektronenquelle (Kathode) und einem Bremskörper (Anode).

Hochleistungsröntgenröhren ermöglichen längere Aufnahmeserien mit hoher Leistung für die Angiographie und beim Spiral-CT. Sie bestehen aus einem Metallzylinder, Keramikisolatoren, haben einen großen Anodentellerdurchmesser von 20 cm, das Anoden-Gleitlager ist verschleißfrei und die Wärmeabgabe wurde verbessert. Die Anodendrehzahl konnte von 3 000 Umdrehungen pro Minute auf 9 000 U/min. erhöht werden.
Röntgenröhren befinden sich in einem **Röhrenschutzgehäuse**, das mehrere Aufgaben erfüllen muss:

- Strahlenschutz. Abschirmung der Strahlung nach außen mit Ausnahme des Nutzstrahlenkegels
- Begrenzung des Nutzstrahlenbündels durch Anordnung von Blenden
- Isolation. Das Röhrenschutzgehäuse dient als Ölbehälter. Das Öl isoliert die Hochspannungszuführung und leitet die Wärme von der Röntgenröhre zum Röhrenschutzgehäuse ab.

Bei der Tiefenblende unterhalb des Röhrenschutzgehäuses sind verstellbare Bleilamellen in gestaffelter Anordnung vorhanden. Die Bleilamellen ermöglichen die **Einstellung eines** jeden gewünschten **rechteckigen Feldes**. Das Vollfeldlichtvisier leuchtet die Grenzen des ausgestrahlten Feldes aus. Für den Durchleuchtungsbetrieb mit dem Bildverstärker sind Irisblenden unterhalb des Röhrenschutzgehäuses angebracht, die eine **kreisförmige Einblendung** ermöglichen.

4.1.2 Generator

Der Generator ist ein technisches System, das den Netzstrom für die Röntgenröhre in einen hochgespannten und nahezu gleichgerichteten Strom umwandelt. Er besteht aus mehreren Bauteilen:

Der **Hochspannungstransformator** überführt den Netzstrom von 220 V oder 330 V aus dem Primärstromkreis durch Induktion in die Hochspannung des Sekundärstromkreises, in der Röntgendiagnostik zwischen 40 und 150 kV.
Zwischen Hochspannungstransformator und Röntgenröhre sind **Hochspannungsgleichrichter** eingesetzt, die den Stromfluss in einer Richtung sperren und ihn immer zur Kathode führen. Sie sind mitentscheidend für die Leistungsfähigkeit der Generatoren. Heute kommen Hochfrequenzgeneratoren (HF) oder Konvertergeneratoren zum Einsatz. Diese Generatoren sind durch Mikroprozessoren gesteuert. Die Informationsleistung und Informationsverteilung erfolgt über den zentralen Rechner. Dadurch ist eine schnelle Steuerung der Regel- und Schaltvorgänge möglich und eine Konstanz der Aufnahmeparameter.
Ein weiteres Teil des Generators ist die Schalteinrichtung, die u. a. den Betriebsschalter enthält. Mit dem **Betriebsschalter** löst man die Aufnahme aus. Er ist als **Zwei-**

stufenschalter konstruiert. In der ersten Stufe wird die Kathode geheizt, d.h. es werden Elektronen erzeugt und die Drehanode beginnt zu laufen. Nach einer Verzögerung von ca. 1 Sekunde kann die Aufnahme in der zweiten Stufe ausgelöst werden. Mit Hilfe der Zweistufenschaltung kann man dem Patienten das Atemkommando geben und bei Atemstillstand sofort die Aufnahme auslösen.

Mit dem KV und mA-s-Schalter kann man die Belichtungsdaten einstellen, wenn nicht mit einer Belichtungs- oder Organautomatik gearbeitet wird. Bei letzterer handelt es sich um die programmierte Aufnahmetechnik mit Organtasten. Statt der freien kV-Wahl wird eine feste Röhrenspannung festgelegt, ausgewählt für das aufzunehmende Organ. Es werden Röhrenspannung (kV) und die Röhrenstromstärke (mA) fest einprogrammiert. Die Schwärzung und das Messfeld der Belichtungsautomatik sind ebenfalls festgelegt. Die Aufnahmezeit wird von der Belichtungsautomatik geschaltet.

> **Merke:** Der Generator umfasst alle dem Betrieb der Röntgenröhre dienenden elektrischen Teile: Hochspannungserzeuger, Gleichrichter, Hochspannungskabel, sowie Schalt-, Regel- und Messeinrichtungen mit den erforderlichen Verbindungsleitungen.

4.1.3 Belichtungsautomatik

Für die Messung der Dosisleistung gibt es verschiedene Messmethoden, wobei die Messkammern bei den meisten Röntgenaufnahmen zwischen dem Streustrahlenraster und dem Aufnahmesystem angeordnet sind. In der Mammographie und in der Pädiatrie liegen die Messfelder hinter dem Aufnahmesystem. Es sind drei Messfelder vorhanden. Sie können jeweils einzeln, paarweise oder zu dritt verwendet werden und sollen hinter den am meisten interessierenden Objektdetails, den so genannten Dominanten, liegen.

Tabelle 3: Die Wahl der Messkammern bei verschiedenen Organaufnahmen

Organ oder Körperteil	Messkammer			
Schädel	p.a.	1		
	seitlich	1		
Thorax	p.a.		2	3
	seitlich	1		
HWS	p.a.	1		
	seitlich	1		
BWS	p.a.	1		
	seitlich	1		
LWS	p.a.	1		
	seitlich	1		
Becken	p.a.	1	2	3
Abdomen	p.a.		2	3
	seitlich	1		
Nierenübersicht	p.a.		2	3

Anordnung der Messkammern:

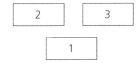

Es gibt folgende Fehlermöglichkeiten beim Benutzen der Belichtungsautomatik:

- Ungeeignete Lage und falsche Wahl der Messkammer bewirken Fehlbelichtungen
- Einblenden in das Messfeld hin führt zu überbelichteten Aufnahmen
- Wenn die Messkammer sich z.T. außerhalb des Körpers befindet, kommt es zu erheblicher Unterbelichtung der Aufnahme.

> **Merke:** Die Belichtungsautomatik misst mit einem Dosismessgerät während der Belichtung die erforderliche Dosis in der Filmeingangsebene.

4.1.4 Aufnahmesysteme

Detailübersicht

Die gängigsten bzw. zunehmend eingesetzten Aufnahmesysteme sind:

- Röntgenfilme mit Verstärkungsfolie (4.1.4.1)
- die digitale Lumineszenzradiographie mit Speicherfolie (4.1.4.2)
- der elektronische Flachdetektor (4.1.4.3).

4.1.4.1 Röntgenfilme mit Verstärkungsfolie

Röntgenfilme bestehen aus

- dem Schichtträger aus Polyester
- einer Haftschicht, die die Emulsionsschicht mit dem Schichtträger verbindet
- der Emulsionsschicht und
- der Schutzschicht aus Gelatine.

Die **lichtempfindliche Emulsionsschicht** enthält Silberbromidkristalle. Sie ist bei den am meisten benutzten Filmen beidseitig auf den Schichtträger aufgebracht. Zahnfilme oder Spezialfilme z. B. für die Mammographie sind einseitig beschichtet. Die Kristalle besitzen eine hohe Lichtabsorptionsfähigkeit. Röntgenfilme, die ohne Verstärkungsfolien benutzt werden, erfordern eine große Strahlenmenge, d.h. eine hohe Dosis. Man verwendet sie heute nur noch in Ausnahmefällen.

Verstärkungsfolien verstärken die Wirksamkeit der Röntgenstrahlung am Röntgenfilm. Sie enthalten eine **fluoreszierende Schicht**, die beim Auftreffen der Röntgenstrahlen aufleuchtet und den Röntgenfilm ca. 95 % schwärzt, während der Anteil der direkten Filmschwärzung bei nur 5 % liegt.

Verstärkungsfolien sind wie folgt aufgebaut:

- der Unterlage oder Trägerschicht aus Polyesterplatten
- der Leuchtstoffschicht (je nach Verstärkungsgrad 0,1 – 0,3 mm dick)

Tabelle 4: Empfindlichkeitsklassen (SC) und Dosisbedarf

Empfindlich-keitsklasse	Optische Dichte	Dosis in µGy
100	1	10
200	1	5
400	1	2,5
800	1	1,25

- der Folienschutzschicht aus widerstandsfähigem transparenten Kunstharz.

In der Röntgendiagnostik werden heute Verstärkungsfolien mit einer Leuchtsubstanz aus Seltenen Erden verwendet (SE-Folien). Die SE-Elemente werden als Lanthanide bezeichnet. Es sind Lanthan, Gadolinium, Europium, Terbium und Yttrium.

Die Leuchtstoffe werden mit Aktivatoren versetzt und haben deshalb ein bestimmtes **Emissionsspektrum.** Yttriumtantalat mit den Aktivatoren Thulium oder Niob leuchtet im UV- bis blauen Bereich auf. Deshalb sind blau empfindliche Röntgenfilme erforderlich. Lanthanoxibromid mit Thulium oder Terbium versetzt leuchtet ebenfalls blau auf. Gadoliniumoxisulfid mit Terbium leuchtet grün auf und ist deshalb nur in Verbindung mit einem grün sensibilisierten Röntgenfilm anzuwenden.

Je nach Dicke der Leuchtstoffschicht leuchten Verstärkungsfolien unterschiedlich hell auf. Zur Charakterisierung der Empfindlichkeit hat man heute den Begriff Empfindlichkeitsklasse (SC) eingeführt (*Tabelle 4*). Ausgangswert ist der Dosisbedarf eines Systems. Wenn der Röntgenfilm eine optische Dichte von 1 aufweist, ist die Empfindlichkeitsklasse SC 100.

Verstärkungsfolien und Röntgenfilme werden in Röntgenfilmkassetten verwendet. Heute bestehen die Kassetten aus Kunststoff, durch Magnetkontakt werden Folie und Film eng aneinander gepresst. In der Kassette befindet sich ein Datenfenster, um nach der Belichtung mit Hilfe der ID-Kame-

Tabelle 5: Formate und Anwendungsbeispiele für Röntgenfilme und Verstärkungsfolien

Format cm	Anwendungsbeispiel
2 x 3 + 3 x 4	Zahnfilme für Zahnaufnahmen
13 x 18	Finger, Zehen
18 x 24	Hand, Handgelenk, Sprunggelenk
24 x 30	Fuß, Schädel
18 x 43	Unterschenkel, Oberschenkel, BWS, LWS
40 x 40	Thorax
35 x 43	Abdomen, Becken, Thorax
20 x 96	Gesamte untere Extremität

ra die Daten des Patienten aufzutragen. Die Daten des Patienten sind Name, Vorname, Geburtsdatum, Aufnahmedatum und das Röntgeninstitut, in dem die Röntgenaufnahme angefertigt wurde.

> **Merke:** Die Belichtung des Röntgenfilms erfolgt zu 95 % durch das Folienlicht und zu 5 % durch die Röntgenstrahlung.

Filmentwicklung

Röntgenfilme durchlaufen folgende Lösungen:

- Entwickler 5 Minuten bei 20° Handentwicklung
  20 Sekunden bei 32° in der Entwicklungsmaschine
- Fixierbad 5 Minuten bei 20°
  20 Sekunden in der Entwicklungsmaschine
- Schlusswässerung 20 Minuten.

Der Entwickler besteht aus dem Reduktionsmittel Phenidon und Hydrochinon, dem Beschleunigungsmittel Kalium- oder Natriumkarbonat, dem Konservierungsmittel Natriumsulfit und dem Antischleiermittel Kaliumbromid.

Die Handentwicklung wird kaum noch durchgeführt, da heute Entwicklungsmaschinen, auch als Tageslichtsysteme, zur Verfügung stehen.
In der Entwicklerlösung werden die Silberbromidkristalle ($AgBr$) getrennt und es entsteht metallisches Silber. Wichtig ist die Einhaltung der Entwicklungszeit, da sonst die Schwärzung des Films weiterläuft.
Bei der Handentwicklung kommt der Film in eine Zwischenwässerung, in der Entwicklungsmaschine wird er sofort ins Fixierbad transportiert. Im Fixierbad werden die nicht belichteten Silberbromidkristalle aus dem Film herausgelöst. Es besteht aus Natrium- oder Ammoniumthiosulfat, Natriumsulfit als Stabilisator und einem Härter (Aluminiumsalz).
In der Schlusswässerung werden die restlichen Chemikalien herausgelöst. Wenn Fixierbad oder Schlusswässerung zu kurz sind, weist der Film später gelbe bis braune Flecken auf. In der Entwicklungsmaschine wird der Film durch ein Rollentransportsystem innerhalb von 90 Sekunden oder schneller hindurchgeführt.
Ein Regeneriersystem sorgt dafür, dass beim Entwicklungs- und Fixiervorgang verbrauchte Substanzen ersetzt werden. Zum Herstellen der Regenerierlösungen werden Mixer eingesetzt.
Die Entsorgung von verbrauchten Lösungen in den Entwicklungsmaschinen geschieht in zentralen Aufbereitungsanlagen. Entwickler und Fixier würden, wenn sie in Kläranlagen gelangen, zu erheblichen Störungen des biologischen Abwasserreinigungsprozesses führen.

4.1.4.2 Digitale Lumineszenzradiographie

Die digitale Lumineszenzradiographie (DLR) löst zunehmend die konventionelle Radiographie mit Film-Folien-Systemen ab. Es handelt sich um eine Halbleiterfolie aus einer Schwermetallhalogenidphosphorverbindung. Die aus dem Patienten austretende Strahlung wird als latentes Bild in der Halbleiterfolie gespeichert. Die belichtete Speicherfolie wird in einer Bearbeitungseinrichtung aus der Kassette genommen und mit einem Helium-Neon-Laserstrahl ausgelesen. Ein mitwandernder Photomultiplier misst die Lichtemission und wandelt die Emissionswerte in elektrische Signale um. Diese analogen Lichtsignale werden digitalisiert und dem Bildprozessor zur Bearbeitung übermittelt. Dort wird das digitale Bild zwischengespeichert. Die endgültige Speicherung geschieht auf einer optischen Platte.

Beim Einsatz der digitalen Radiographie sind keine Änderungen in der bisherigen Aufnahmetechnik erforderlich. Die Speicherfolie wird nach dem Auslesen gelöscht und ist mit der Kassette wieder verwendbar. Sie hat den Vorteil, dass Wiederholungsaufnahmen durch Fehlbelichtungen entfallen. Es ist eine große Darstellungsbreite mit 4 000 Graustufen vorhanden im Gegensatz zum Röntgenfilm, der mit ca. 100 Graustufen auskommen muss.

Die digitalen Bilder können nachbearbeitet werden. Man kann sie auf dem Monitor betrachten oder auch als sogenannte Hardcopy mit Hilfe einer Laserkamera ausdrucken. Ein elektronisch gesteuerter Laserstrahl überträgt die digitalen Bilddaten direkt auf einen Transparentfilm.

> **Merke:** Bei der DLR werden wieder verwendbare Speicherfolien eingesetzt, die die Energie der Röntgenstrahlung zeitlich begrenzt speichern. Ein feiner Laserstrahl tastet nach Belichtung die Folie punktförmig ab. Dabei wird die gespeicherte Energie wieder freigesetzt und in ein digitales Signal verwandelt.

4.1.4.3 Elektronischer Flachdetektor

Mit dem elektronischen Flachdetektor, der zur Zeit erprobt wird, können Röntgenbilder direkt digital aufgezeichnet werden; der Zwischenschritt einer optischen oder mechanischen Abtastung entfällt. Kernstück ist eine Halbleiterschicht aus amorphem Si-

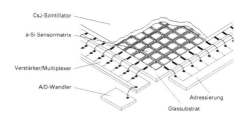

Abbildung 8: Prinzipieller Aufbau des Flachdetektors
Der röntgenempfindliche Szintillator besteht aus Caesiumjodid (CsJ). Die Sensormatrix aus amorphem Silizium hat 3 000 x 3 000 Bildpunkte.

lizium. Über der Siliziumschicht ist eine Bildwandlerschicht aus Caesiumjodid aufgebracht, die die Röntgenphotonen absorbiert und in Lichtphotonen umwandelt. Die Lichtphotonen werden vom Silizium auf elektronischem Weg in digitale Bilddaten verändert und das Bild erscheint nach sehr kurzer Zeit auf einem Monitor. Es kann anschließend zur Workstation oder Laserkamera, zum Archiv oder an einen anderen Ort übertragen werden. Eine Nachbearbeitung ist möglich.

Der Flachdetektor hat ein sehr gutes Auflösungsvermögen. Er wiegt ca. 10 kg und ist deshalb nur stationär einsetzbar, d.h. in einem Röntgengerät für Thoraxaufnahmen oder in einem Röntgengerät für die allgemeine Diagnostik und Traumatologie.

4.1.5 Bildqualität

> Für die Bildqualität gelten die Bestimmungsgrößen
>
> - Größenrichtigkeit
> - Bildschärfe
> - Kontrast

Größenrichtigkeit

Jedes Röntgenbild ist eine Vergrößerung. Das hängt damit zusammen, dass die Strahlenquelle nicht punktförmig ist, sondern eine Fläche besitzt, den Brennfleck.

Der Abstand vom Fokus zum Film ist begrenzt, und deshalb gibt es eine Divergenz, die sich als Vergrößerung bemerkbar macht. In den Leitlinien der Bundesärztekammer sind die Fokus-Film-Abstände wie folgt angegeben:

- Aufnahmen ohne Raster 105 cm
- Aufnahmen mit Raster 115 cm
- Thoraxaufnahmen 150 – 200 cm.

Bildschärfe

Die Bildqualität wird durch eine Reihe von Faktoren beeinträchtigt, den sogen. **Unschärfen**, die es auszugleichen gilt.
Die **willkürliche Bewegungsunschärfe** lässt sich vermeiden oder reduzieren durch die bequeme Lagerung des Patienten und durch Fixierung mit Sandsäcken oder andere Fixierungshilfen wie z. B. Kompressionsgurte.
Die **unwillkürliche Bewegungsunscharfe** betrifft die Bewegung von Organen im Patienten. Sie lässt sich nur durch sehr kurze Belichtungszeiten von < 1ms eindämmen.
Die **geometrische Unschärfe** wird verursacht durch die flächenhafte Größe des Brennflecks. Sie wächst proportional mit der Brennfleckgröße sowie mit einem kleinen Fokus-Objekt-Abstand und einem großen Objekt-Film-Abstand.
Die **Film-Folien-Unschärfe** wird verursacht durch die Silberhalogenid-Kristalle des Films und durch die Leuchtsubstanz in den Verstärkungsfolien. Die Folien-Kristalle sind wesentlich größer als die Filmkristalle und deshalb hauptsächlich für die Unschärfe verantwortlich. Diese wird vermehrt durch die Schichtdicke, d.h. eine Verstärkungsfolie mit SC 800 ergibt eine größere Unschärfe als eine Verstärkungsfolie mit SC 200.
Man muss aber beachten, dass es Beziehungen gibt zwischen den einzelnen Unschärfefaktoren. Eine sehr kurze Belichtungszeit kann zur Folge haben, dass man eine Verstärkungsfolie mit einem hohen SC nehmen oder evt. einen großen Brennfleck verwenden muss.

> **Merke:** Die Unschärfefaktoren sollten möglichst gleich groß sein. Kein Unschärfeanteil soll wesentlich stärker korrigiert werden als der andere.

Kontrast

Das Röntgenbild enthält zahlreiche Kontraste, die in ihrer örtlichen Zusammensetzung die Bilddetails ergeben.
Der **Röntgenfilm** trägt zu einem guten Kontrast mehr oder weniger bei. Er hat keinen gleichmäßigen Anstieg der Schwärzung, die man heute als **optische Dichte** bezeichnet.
Der Kontrast hängt ferner ab von der **Spannung**. Hohe kV-Leistungen können zu einem geringeren Kontrast führen. Dies ist wiederum abhängig von der Dicke des Patienten und von den Dichteverhältnissen des menschlichen Gewebes. Die **Dicke des Patienten** kann evtl. durch ein Kompressorium verringert werden. Die unterschiedlichen **Gewebe und Organe** im Patienten haben unterschiedliche Ordnungszahlen, z. B. Wasserstoff = 1, Sauerstoff = 8, Calcium (Knochen) = 20. Deshalb ergeben Knochenaufnahmen einen guten Kontrast. Jod mit der Ordnungszahl 53 und Barium mit der Ordnungszahl 56 werden als Röntgenkontrastmittel verwendet.
Auch die Dichteunterschiede im Gewebe beeinflussen den Kontrast. Die Dichte von Knochen beträgt 1,9, von Wasser 1 und von Fett 0,92. Da Luft eine Dichte von 0,0013 hat, ergibt sich der gute Kontrast durch das Einatmen der Luft bei den Thoraxaufnahmen.

> **Merke:** Die Bildgüte einer Röntgenaufnahme umfasst die Größenrichtigkeit, die Bildschärfe und den Kontrast.

Die **Streustrahlung** bewirkt im Röntgenbild eine Verringerung der Kontraste und damit auch der Detailerkennbarkeit. Der Streustrahlenanteil nimmt mit steigender Feldgröße und zunehmender Objektdicke zu. Nur

4.1 Apparative Ausstattung

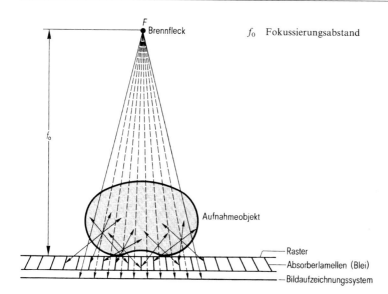

Abbildung 9: Streustrahlenraster

bei einem Streustrahlenanteil von < 30 % gibt es ein kontrastreiches Bild. Bei 50 % und mehr Streustrahlenanteil kommt ein flaues Bild zustande, das für die Befundung unbrauchbar ist.
Deshalb müssen Maßnahmen zur Verringerung der Streustrahlung und damit zur Anhebung des Kontrastes und damit der Bildqualität ergriffen werden:

- Exakte Einblendung des Strahlenbündels
- Kompression bei Aufnahmen des Abdomens
- Anwendung von Streustrahlenrastern.

Das wichtigste Mittel zur Verringerung der Streustrahlung ist der **Streustrahlenraster**. Streustrahlenraster werden zwischen Patient und Film angebracht, um möglichst viel von den im Objekt entstehenden Streustrahlen zu absorbieren.
Im Raster befinden sich dünne, parallel verlaufende Bleilamellen, die voneinander durch Carbon getrennt sind. Carbon ist strahlendurchlässig und schwächt die bildgebende Primärstrahlung nicht. Bleilamellen und Carbon werden von einer dünnen Aluminiumschicht umschlossen. Die Bleilamellen sind zum Fokus hin ausgerichtet. Damit sich die Bleilamellen nicht abbilden, wird

der Raster senkrecht zu den Bleilamellen bewegt. Die Bewegung des Rasters erfolgt durch einen Motor, die mit einer hohen Anfangsbeschleunigung beginnt und dann langsam abfällt. Die hohe Anfangsgeschwindigkeit verhindert auch bei kürzesten Belichtungszeiten eine Abbildung der Bleilamellen.

4.1.6 Aufnahme- und Durchleuchtungsgeräte

Bei den nachfolgend dargestellten Geräten handelt es sich um

- Stative
- Durchleuchtungsgeräte mit Untertisch-Röhre
- weitere Systeme

Stative

Stative dienen zur Befestigung von Röntgenstrahlern bei stationären Aufnahmesystemen.
Bewährt haben sich **Deckenstative**, die mit zwei Schienenpaaren an der Decke aufgehängt sind. Mit Hilfe der Deckenschienen,

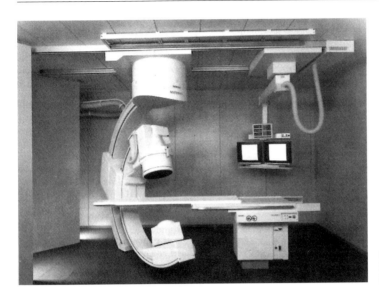

Abbildung 10: Durchleuchtungsgerät mit Deckenstativ

die in Längsrichtung ca. 4 m und in Transversalrichtung ca. 3 m beweglich sind, kann der Strahler für Tisch- wie für Stativaufnahmen eingesetzt werden.

Der am Stativ befestigte **Röntgenstrahler mit Tiefenblende** ist an einem Steuerarm befestigt, mit dem die Röntgenröhre bewegt wird. Am Steuerarm sind angebracht Schalter zum Lösen und Arretieren der Bewegungsbremsen, eine Winkelanzeige und eine Anzeige des Fokus-Film-Abstandes.

Aufnahmetische sind heute mit einer **schwimmenden Tischplatte** ausgestattet, die sich in Längs- und Querrichtung bewegen lässt, um die für die Aufnahme bestimmte Körperregion ohne Schwierigkeiten unter die Röntgenröhre zu bekommen. Viele Aufnahmetische sind höhenverstellbar, um dem Patienten die Lagerung auf dem Aufnahmetisch zu erleichtern.

Wandaufnahmestative lassen sich in der Höhe verstellen, um der Größe des stehenden Patienten angepasst zu werden. Mehr als 30 % aller Röntgenaufnahmen sind Thoraxaufnahmen. Deshalb ist in vielen Instituten in mehreren Räumen neben dem Aufnahmetisch auch ein Rasterwandstativ vorhanden, um neben dem anderen Aufnahmebetrieb Thoraxaufnahmen anfertigen zu können. In großen Instituten gibt es vollautomatisierte Thoraxaufnahmegeräte. Wenn mit einem Film-Folien-System gearbeitet wird, ist im Rasterwandstativ eine Kassettenautomatik mit 60 Blattfilmen und hinter dem Aufnahmegerät eine Entwicklungsmaschine angeschlossen.

Seit mehreren Jahren ist auch der Thoraxaufnahmeplatz digitalisiert, versehen mit einem Detektor aus Selen.

Durchleuchtungsgeräte mit Untertisch-Röhre

Durchleuchtungsgeräte bestehen aus

- Lagerungsplatte
- Röntgenröhre
- Zielgerät.

Die **Lagerungsplatte** besteht aus einer strahlendurchlässigen Kohlefaserplatte mit einer Fußbank, die höhenverstellbar ist. Die Lagerungsplatte kann kopf- und fußwärts ausgefahren werden und eine Querverschiebung ist möglich. Der Patient kann aus dem aufrechten Stand in die Horizontallage und darüber hinaus in eine Kopftieflage gebracht werden.

4.1 Apparative Ausstattung

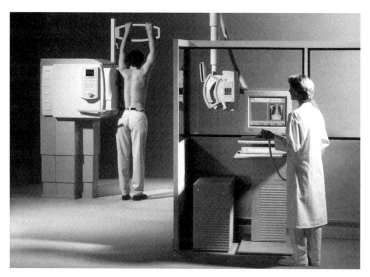

Abbildung 11:
Thoravision
Digitales Thoraxaufnahmegerät. Aufnahmeeinrichtung mit Selentrommel und Röhre. Im Vordergrund rechts die Arbeitskonsole mit Strahlenschutzscheibe. Am Arbeitstisch erfolgt die Datendokumentation und die Kontrolle der Bildqualität.

Das **Zielgerät** besteht aus einer Bildverstärker-Fernseh- und einer Kasseteneinrichtung und ist mit der hinter der Lagerungsplatte angebrachten Röntgenröhre fest verbunden. Heute sind die meisten Durchleuchtungsgeräte als Fluoroskopieanlagen in Betrieb. Die digitale Fluoroskopie (DF) erlaubt eine digitale Sofortbildverarbeitung, die Nachverarbeitung und die Speicherung von Fernsehbildern.

Während der Durchleuchtung befindet sich der Untersucher im Untersuchungsraum und bedient das Zielgerät, so dass er einen direkten Kontakt zum Patienten hat. Für den Strahlenschutz sind Bleigummimatten am Zielgerät angebracht, und der Untersucher trägt eine Bleigummischürze.

Die bei der Durchleuchtung geschossenen Aufnahmen werden Zielaufnahmen genannt. Sie können als Übersichtsaufnahmen in den Formaten 13 x 18 cm, 18 x 24 cm, 24 x 30 cm oder 35 x 35 cm oder auch durch Unterteilung des Films als Serienaufnahmen angefertigt werden.

Durchleuchtungsgeräte werden eingesetzt bei Magen-Darm-Untersuchungen und in der Gefäßdiagnostik, sowie zunehmend bei interventionellen Verfahren.

Zur **Gefäßdiagnostik** wurde zur Durchleuchtungseinheit die DSA = **digitale Subtraktionsangiographie** entwickelt. Dabei wird das Leerbild von einem kontrastmittelgefüllten Gefäßbild subtrahiert. Dies erfolgt **in vier Schritten:**

- Herstellung einer Leeraufnahme = Maske der zu untersuchenden Körperregion
- Intraarterielle oder intravenöse Injektion eines Kontrastmittelbolus
- Anfertigung des kontrastmittelgefüllten Gefäßbildes
- Subtraktion des Maskenbildes vom Gefäßkontrastbild. Dadurch erfolgt die Eliminierung des Hintergrundes wie Skelett- und Weichteilstrukturen.

Weitere Systeme

Durchleuchtungsgeräte mit Obertisch-Röhren sind fernbediente Röntgengeräte. Der Untersucher sitzt vom Röntgengerät entfernt hinter einer Strahlenschutzwand. Unter dem Untersuchungstisch befindet sich das Zielgerät mit der Bildverstärker-Fernseheinrichtung und über dem Tisch ist die Röntgenröhre am Deckenstativ angebracht. Für Patienten **im Operationssaal** oder auf der Intensivstation sind spezielle Röntgenaufnahmesysteme vorhanden. Meist handelt es sich um mobile Systeme, die an jede Steckdose angeschlossen werden können. Auf einem fahrbaren Wagen sind Generator und Röntgenröhre an einem Stativ angebracht. Motorgetriebene schwere mobile Aufnahmesysteme sind beim Einsatz unabhängig vom Stromnetz, denn sie sind mit einer Batterie ausgestattet, die über Nacht wieder geladen wird.

Mobile Bildverstärkeranlagen sind speziell für den Op-Einsatz entwickelt worden. An einem C-Bogen sind Röntgenröhre und Bildverstärker angebracht, während ein oder zwei Monitore eine zweite fahrbare Einheit bilden.

Merke: Für Röntgenaufnahmen sind neben der Röntgenröhre Stative und schwimmende Tischplatten erforderlich. Für Röntgenuntersuchungen sind im Röntgenraum eine Lagerungsplatte, sowie ein Zielgerät bestehend aus einer Bildverstärker-Fernseh-Einrichtung und eine Röntgenröhre vorhanden.

4.2 Beispielhafte Einstell- und Aufnahmetechniken

Bei der Anfertigung von Röntgenaufnahmen sind einige Voraussetzungen zu beachten. Sie entstammen den **Leitlinien der Bundesärztekammer zur Qualitätssicherung in der Röntgendiagnostik**, die seit 10 Jahren existieren und 1995 überarbeitet sowie ergänzt wurden. Die hierin niedergelegten aufnahmetechnischen Bestimmungen stellen Mindestanforderungen an die Röntgeneinrichtung. Weiter heißt es:

- Die Untersuchungs- und Aufnahmetechnik muß dem Stand der Technik entsprechen. Die aufnahmetechnischen Leitlinien führen typische Daten für die wesentlichen Faktoren auf, mit denen die geforderte adäquate Bildqualität erreicht werden kann. Von den Leitlinien darf bei speziellen Fragestellungen unter besonderen Voraussetzungen nur begründet abgewichen werden, die Begründung ist zu dokumentieren.
- Aufnahmeeinstellungen erfolgen allgemein in Standardprojektionen, Projektionsänderungen sind abhängig von der Fragestellung.
- Objektangepasste Filmformate sind zu verwenden; die Feldeinblendung soll am Bildrand sichtbar sein.
- Der Gonadenschutz ist besonders zu beachten.
- Die Filmidentifikation muss durch dauerhafte Angabe des Namens und der Anschrift der ausführenden Stelle, des Namens, Vornamens und Geburtsdatums des Patienten und des Untersuchungsdatums erfolgen.
- Die Seitenbezeichnung, Aufnahmeeinstellung und Projektionsrichtung müssen auf dem Röntgenbild gekennzeichnet sein, z. B. Angabe des Strahlenganges und der Röntgenröhrenposition, der Körperlage – Stehen oder Liegen – und bei Schrägprojektionen Angabe der filmnahen Körperseite und Funktionsaufnahmen.
- Die Aufnahmespannung ist anzugeben.
- Die Brennfleckgröße ist als Brennflecknennwert aufgeführt.
- Die Gesamtfilterung umfasst alle zwischen Fokus und Patient befindlichen Filterschichten.
  Gesondert werden Zusatzfilterungen insbesondere bei Kindern aufgeführt, dabei soll die Aufnahmespannung aber nicht herabgesetzt werden.
- Bei Aufnahmen mit Belichtungsautomatik ist das zu wählende Messfeld angegeben. Der Abschaltwert der Bildempfängerdosis ist im Wesentlichen durch die Aufnahmespannung und die Empfindlichkeit der Film-Folien-Systeme bestimmt. Dabei ist die kürzeste Schaltzeit zu beachten.
- Beim Streustrahlenraster wird der bevorzugte Rastertyp mit Angabe des Schachtverhältnisses genannt, dabei soll die La-

mellenzahl bei bewegtem Raster mindestens 36 Lamellen pro cm betragen.
- Die Wahl der geeigneten Film-Folien-Systeme (FFS) ist für die erforderliche diagnostische Information und die Größe der Strahlenexposition von entscheidender Bedeutung.
- Die digitale Radiographie mit Speicherfolien und geeigneter Bildverarbeitung muss die diagnosewichtigen Informationen darstellen, wie sie in den organtypischen Bildmerkmalen und Details für die einzelnen Körperregionen beschrieben sind.
- Die Strahlenexposition des Patienten muss aus den Aufzeichnungen nach § 28 Röntgenverordnung zu ermitteln sein.

Standardaufnahmen werden immer **in zwei Ebenen** angefertigt. Bei der ersten Ebene verläuft der Zentralstrahl durch den Patienten von vorn nach hinten, d.h. antero-posterior (a.p.) oder ventro-dorsal (v.d.). Bei Thoraxaufnahmen z. B. steht der Patient mit der Brustwand zur Kassette und der Strahlengang verläuft vom Rücken nach vorn. Dann handelt es sich um eine p.a.-Aufnahme oder d.v.-Aufnahme.
Die zweite Ebene wird im Winkel von 90° zur ersten Ebene angefertigt und ist dann eine seitliche Aufnahme. Aufnahmen in Richtung der Körperlängsachse werden als axiale Aufnahmen bezeichnet.
Röntgenaufnahmen müssen immer gekennzeichnet sein mit einem R- oder L-Bleibuchstaben. Man legt den Bleibuchstaben so auf die Kassette, dass er seitenrichtig auf dem Film gelesen wird. Bei seitlichen Aufnahmen wird die der Kassette anliegende Seite gekennzeichnet.
Für die Mammographie gibt es spezielle Markierungen. Sie geben die Körperseite und den Strahlengang an, z. B. kranio-kaudal und medio-lateral.
Für Kontrastmitteluntersuchungen sind Platten vorhanden, die die Seitenmarkierung und die Aufnahmezeit nach Kontrastmittelgabe angeben.

> **Merke:** Von den Leitlinien der Bundesärztekammer zur Qualitätssicherung in der Röntgendiagnostik – Qualitätskriterien röntgendiagnostischer Untersuchungen – darf bei speziellen Fragestellungen und besonderen Voraussetzungen nur begründet abgewichen werden.

4.2.1 Thorax in zwei Ebenen

Ärztliche Qualitätsforderungen nach den Leitlinien der Bundesärztekammer

Thorax p.a./a.p.

Bildmerkmale
- symmetrische Darstellung des Thorax nach Inspiration
- Abbildung der Gefäße bis in die Lungenperipherie
- Darstellung der kostopleuralen Grenze von der Lungenspitze bis zum Zwerchfell-Rippenwinkel
- visuell scharfe Abbildung von Gefäßen, Hilus, Herzrand und Zwerchfell
- Einsicht in retrokardiale, paravertebrale Lunge und Mediastinum

Wichtige Bilddetails
- rundlich 0,7 – 1,0 mm
- streifig 0,3 mm breit

Kritische Strukturen
- kleine rundliche Details in Lungenperipherie und Lungenkern
- Gefäßstruktur und lineare Elemente in der Lungenperipherie
- visuell scharf begrenzte Lungengefäße
- ausreichende Erkennbarkeit der retrokardialen Lunge und des Mediastinums

Thorax seitlich

Bildmerkmale
- exakte seitliche Einstellung mit erhobenen Armen
- Sternum „tangential" und Deckung der dorsalen Rippen beider Seiten

- visuell scharfe Darstellung der großen Lungengefäße und des hinteren Herzrandes
- Erkennbarkeit der Trachea
- Darstellung des Zwerchfells und der Zwerchfell-Rippenwinkel
- Für alle Thoraxaufnahmen Aufnahmespannungen: 125 kV (110-150), Brennfleckgröße: < 1,3 mm

Durchführung: Thorax in zwei Ebenen

p.a.
Format: 2 x 35 x 35 cm, 35 x 43 cm oder 40 x 40 cm, Film-Folien-System SC 400 (200), mit Streustrahlenraster
FFA: 150 – 200 cm
Lagerung: Der Patient steht am Stativ, vordere Brustwand und Schultern liegen der Kassette an. Handrücken auf die Hüfte stützen und Ellenbogen nach vorn, damit die Schulterblätter die Lunge nicht verdecken. Schultern fallen lassen. Oberer Kassettenrand 4 Querfinger über Schulterhautgrenze.
Belichtung: nach Inspiration.

seitlich
Lagerung: Der Patient steht leicht nach vorn gebeugt seitlich am Stativ, die linke Seite liegt der Kassette an. Die Arme werden über den aufrecht gehaltenen Kopf gelegt, Ellenbogen nach vorne. Oberer Kassettenrand 4 Querfinger oberhalb der Schulterhautgrenze. Seitliche Kassettenränder gleich weit von vorderer und hinterer Hautgrenze entfernt.

4.2.2 Kniegelenk in zwei Ebenen

Ärztliche Qualitätsforderungen für die unteren Extremitäten nach den Leitlinien der Bundesärztekammer

Bildmerkmale
- Abbildung in typischen Projektionen und ausreichenden Formaten, in der Regel mit einem angrenzenden Gelenk
- objektangepasste mittlere optische Dichte
- Darstellung der regional-typischen Strukturen von Compacta und Spongiosa
- visuell scharfe Abbildung der gelenknahen Knochenkonturen
- Darstellung der skelettnahen Weichteile, abhängig von der Fragestellung
- Für Unterschenkel und Kniegelenk Aufnahmespannungen: 60 – 75 kV, Brennfleckgröße: < 1,3 mm

Wichtige Bilddetails
- rundlich 0,3 – 2 mm

Kritische Strukturen
- Spongiosastruktur, Konturen der Compacta, gelenknahe Knochengrenzen

Strahlenschutz
- Bleigummischürze

Durchführung: Kniegelenk in zwei Ebenen

Format: 2 x 18 x 24 cm, hoch, Film-Folien-System SC 200 – 400
FFA: 105 cm, ohne Streustrahlenraster

a.p.-Lagerung
Patient in Rückenlage, Ferse und Wade liegen auf, der Fuß liegt senkrecht zum Aufnahmetisch (evtl. Winkelbrett oder Sandsack benutzen), Kniegelenkspalt in Kassettenmitte.

seitliche Lagerung
Patient in Seitenlage, die Außenkante des leicht gebeugten Knies liegt auf. Vordere Tibiakante muss parallel zum Aufnahmetisch verlaufen, evtl. Ferse unterpolstern. Der Unterschenkel verläuft kassettenparallel.

4.2.3 Lendenwirbelsäule in zwei Ebenen

Ärztliche Qualitätsforderungen nach den Leitlinien der Bundesärztekammer

Bildmerkmale
- strichförmige Darstellung der Deck- und Bodenplattenflächen im Zentralstrahlbereich
- guter Einblick in die Zwischenwirbelräume
- weitgehende Deckung der strichförmigen dorsalen Wirbelkanten
- Abgrenzung der ovalen Bogenwurzeln
- Wirbellöcher mit kleinen Wirbelgelenken regionalabhängig einsehbar und abgrenzbar
- Abgrenzung der Spinalfortsätze
- Abbildung der Transversal- und Kostotransversalfortsätzen
- visuell scharfe Darstellung der regionaltypischen Korticalis und Spongiosa
- Abbildung der paraspinalen Weichteile

Wichtige Bilddetails
- rundlich 0,5 mm

Kritische Strukturen
- Konturen der Wirbelkörper, der Spinal- und Transversalfortsätze und die Strukturen der regional-typischen Spongiosa

Durchführung: LWS in zwei Ebenen

a.p.
Aufnahmespannung: 75–85 kV, Brennfleckgröße: < 1,3 mm
Format: 18 x 43 cm, hoch, Film-Folien-System SC 400, mit Streustrahlenraster
FFA: im Liegen 115 cm, im Stehen 150 cm
Lagerung: Patient in Rückenlage auf Tischmitte, Beine stark anziehen und Füße aufstellen. Beckenkamm in Filmmitte.
Belichtung: nach Exspiration.

seitlich
Aufnahmespannung: 85–95 kV, Brennfleckgröße: < 1,3 mm
Format: 18 x 43 cm, hoch, Film-Folien-System SC 400, mit Keilfilter und Streustrahlenraster
FFA: im Liegen 115 cm, im Stehen 150 cm
Lagerung: Patient in genauer Seitenlage, Beine stark anziehen, die Dornfortsätze müssen parallel zur Tischplatte liegen, sonst mit Schaumstoff unterpolstern. Beckenkamm in Filmmitte. Hinterer Kassettenrand an der hinteren Hautgrenze.
Belichtung: nach Exspiration
Anmerkung: Streustrahlenabdeckung (Indianer) hinter den Rücken legen.

4.2.4 Mammographie

Die Mammographie ist die wichtigste Untersuchung zur Früherkennung des Mammakarzinoms. Für die Untersuchung stehen Spezialgeräte zur Verfügung.
Da die Absorptionsunterschiede zwischen Haut, Fettgewebe, Drüsenkörper und Verkalkungen gering sind, wird mit einer energiearmen Strahlung zwischen 20 und 40 kV gearbeitet. Es handelt sich dabei vorwiegend um charakteristische Röntgenstrahlung, die durch eine Molybdänanode und Molybdänfilterung erzeugt wird (*siehe Kapitel 2.2.3.2, hier: S. 29*).
Die Aufnahmeeinheit besteht aus der Röntgenröhre mit einer Brennfleckgröße zwischen 0,2 und 0,4 mm, dem Brustlagerungsteil mit Kompressionseinrichtung, dem Streustrahlenraster, der Ionisationskammer und dem Kassetteneinschub.
Routinemäßig werden von beiden Brüsten Aufnahmen in zwei Ebenen angefertigt. Die erste Ebene wird im kranio-kaudalen Strahlengang angefertigt. Auf eine besonders gute Kompression ist zu achten.

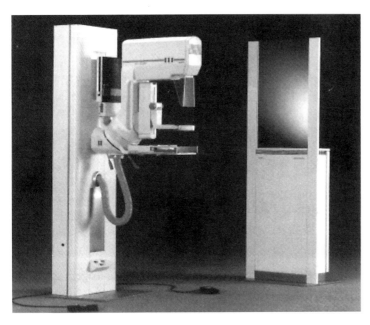

Abbildung 12: Mammographiegerät *(zur Mammographie vgl. Abb. 65)*

Die zweite Ebene verläuft im medio-lateralen Strahlengang oder wird als Schrägaufnahme durchgeführt.

> **Merke:** Die Mammographie ist die wichtigste Untersuchung zur Früherkennung des Mammakarzinoms. Eine exakte Einstelltechnik ist dringend erforderlich.

4.2.5 Pädiatrische Radiologie

Die Leitlinien der Bundesärztekammer stellen besondere ärztliche Qualitätsforderungen bei Neugeborenen, Säuglingen, Kindern und Jugendlichen. In kinderradiologischen Abteilungen sind spezielle Röntgengeräte für Kinder vorhanden. Wichtig ist die Möglichkeit von kürzesten Schaltzeiten (< 5 ms), um die Bewegungsunschärfe gering zu halten. Dazu sind Röntgengeräte mit Hochfrequenz- oder Converter-Generatoren erforderlich. Die Brennfleckgröße liegt bei 0,6 x 0,6 mm. Die Aufnahmespannung sollte bei Aufnahmen am Körperstamm mindestens 60 kV betragen. In den Leitlinien wird eine Zusatzfilterung von 1 mm Aluminium + 0,1 – 0,2 mm Kupfer gefordert.

Röntgenaufnahmen bei Kindern sind besonders schwierig, da kleine Kinder und v.a. Säuglinge oft unruhig sind. Deshalb gibt es eine Vorrichtung, die so genannte Babix-Hülle, um das Kind möglichst ruhig zu stellen.

Thoraxaufnahmen oder Beckenaufnahmen sollten bei Kleinkindern immer ohne Streustrahlenraster angefertigt werden, um die Strahlenbelastung herabzusetzen. Auf exakte Einblendung mit erkennbaren Feldgrenzen und Bleiabdeckung der angrenzenden Körperabschnitte und der Gonaden ist besonders zu achten.

Der Strahlenschutz ist bei Aufnahmen von Kindern ganz entscheidend. Bleigummischürzen und Gonadenschutz sollten einen Bleigleichwert von 0,5 mm haben.

Außerdem sollten Röntgenuntersuchungen der Hüftgelenke bei Neugeborenen, Säuglingen und Kleinkindern erst nach vorausgehender Sonographie angeordnet werden.

4.3 Dokumentation und Archivierung

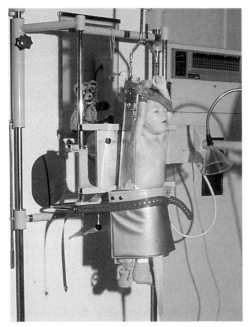

Abbildung 13: Säugling in Babix-Hülle

Merke: Röntgenaufnahmen bei Kindern sind besonders schwierig, da vor allem Säuglinge oft unruhig sind. Die Leitlinien der Bundesärztekammer enthalten besondere ärztliche Qualitätsforderungen bei Neugeborenen, Säuglingen, Kindern und Jugendlichen.

4.3 Dokumentation und Archivierung

Um Termine für Aufnahmen oder Untersuchungen aufzunehmen, um bereits vorhandene Befunde zu suchen usw., gibt es heute radiologische Informationssysteme (RIS). Ein RIS übernimmt die Organisation und Dokumentation in einer radiologischen Abteilung. Wichtig ist die Verbindung zum Krankenhausinformationssystem (KIS).
Ein RIS hat folgende Aufgaben:

- Patientenanmeldung
- Terminplanung
- Untersuchungsdokumentation
- Befundung
- Medizinische Dokumentation und Statistik
- Filmarchivverwaltung.

Die **Patientendaten** werden bei der Anmeldung eingegeben. Danach wird mit den erfassten Daten die Filmidentifikationskarte erstellt. Es werden Arbeitslisten einschließlich der Stations- und Transportlisten für die Krankenhausabteilungen automatisch angefertigt. Über die Auskunftsfunktion hat man einen schnellen Zugriff auf die gesamte gespeicherte Patientenhistorie.
An den Röntgenschaltplätzen sind Verbindungen zur Anmeldung, so dass die Patientendaten aufgerufen und die Leistungserfassung durchgeführt werden können.
Zum **Befundbericht** werden von den Firmen Textbausteine geliefert, damit eine schnelle Befundung möglich ist und der Befundbericht schnell zum überweisenden Arzt oder zur Station geschickt werden kann.
Die Bewertung der erbrachten **Leistungen** erfolgt ebenfalls automatisch, wobei die Abrechnungslisten neben den vollständigen administrativen Patientendaten die Tarifziffern und Gebühren nach GOÄ, EBM usw., sowie die zusätzlichen Materialkosten enthalten. Eine Leistungs- und Untersuchungsstatistik kann jederzeit erstellt werden. Auf Anforderung wird die Materialverbrauchsstatistik (Kontrastmittel, Medikamente, Filme usw.) ausgedruckt. Es kann für die Kosten- und Leistungsrechnung der Krankenhausverwaltung exaktes Datenmaterial zur Verfügung gestellt werden.
Mit Hilfe des RIS lässt sich eine **medizinisch-wissenschaftliche Auswertung** von Untersuchungen durchführen.

Man unterscheidet folgende Archivierungsverfahren:

- Konventionelle Archivierung
- digitale Archivierung
- PACS = Picture Archiving and Communication System

Konventionelle Archivierung

Nach wie vor werden in den meisten Krankenhäusern und radiologischen Instituten **Röntgenfilme** angefertigt, die archiviert werden müssen.

Die Aufbewahrung der Röntgenaufnahmen erfolgt in sogenannten **Röntgentüten,** die gekennzeichnet sind mit Namen und Vornamen des Patienten, Geburtsdatum und Aufnahmedatum einschließlich der GOÄ-Ziffer sowie Aufnahme- bzw. Untersuchungsart. Röntgenaufnahmen müssen nach Röntgenverordnung mindestens 10 Jahre, für Zwecke der Berufsgenossenschaften 30 Jahre aufbewahrt werden.

Für die Archivierung beanspruchen Röntgenfilme viel Archivraum. Die Speicherung erfolgt nach dem Geburtsdatum des Patienten, d.h. nach Geburtstag und Geburtsmonat und dann in alphabetischer Reihenfolge. Um Archivplatz zu sparen, wird der Röntgenfilm auf Kleinbildformat gebracht oder als Mikrofilm archiviert.

Merke: Röngenaufnahmen und -untersuchungen müssen nach der Röntgenverordnung mindestens 10 Jahre, für Zwecke der Berufsgenossenschaften 30 Jahre aufbewahrt werden.

Digitale Archivierung

In der Computertomographie, Magnetresonanztomographie, digitalen Lumineszenzradiographie, Nuklearmedizin und der Sonographie werden die Untersuchungen digital gespeichert. Als Endspeicher bieten sich die laseroptische Platte (Optical Disk), die magnetooptische Speicherplatte oder auch optische Bildbänder (Tapes) an. Auch konventionelle Röntgenaufnahmen können mit dem Filmdigitalisierer eingelesen, digitalisiert und archiviert werden.

Der **Vorteil** des digitalen Bildarchivs ist der kleine Raumbedarf. Die Bilder können in allen Dienstbereichen präsentiert werden, die kurzen Zugriffszeiten und der schnelle Bilddaten-Transfer (Teleradiologie) sind weitere Vorteile.

PACS = Picture Archiving and Communication System

PACS verbindet, organisiert und transportiert alle digitalen Systeme in der Radiologie. Es umfasst folgende Teile:

- sämtliche digitalen Diagnostikgeräte wie CT, MRT, DLR (= Digitale Lumineszenzradiographie), DF (= digitale Fluoreskopie), NUK (= Nuklearmedizin) und US
- Filmdigitalisierer
- bildwiedergebende Systeme wie Monitore, Bildkonsolen und Laserkamera
- bildspeichernde Systeme.

Im PACS können alle elektronischen Einrichtungen untereinander Daten austauschen. Es ist mit dem Radiologischen Informationssystem gekoppelt. Über PACS kann der Bildzugriff von jedem Punkt des Systems sehr schnell erfolgen und gleichzeitig von mehreren Teilnehmern benutzt werden.

5 Radiologische Diagnostik mit Kontrastmitteln
Brigitte Bast

5.1 Notwendigkeit und Eigenschaften von Kontrastmitteln

Mit Ausnahme des Skelettsystems und der Lunge sind die anderen Organe auf einer Röntgenaufnahme nativ nicht ausreichend erkennbar abzugrenzen. Zur Verbesserung der Schwächungsunterschiede der Röntgenstrahlung ist die Einbringung von Kontrastsubstanzen notwendig. Durch **negative Kontrastmittel** (Gase) werden die Röntgenstrahlen schwächer und durch **positive Kontrastmittel** (Barium, Jod) stärker als durch die Körpergewebe absorbiert. Ein Kontrastmittel muss das gefüllte oder durchströmte Gewebe gegenüber der Umgebung deutlich abgrenzbar machen. Kontrastmittel müssen für den Organismus unschädlich und ohne Nebenwirkungen sein und über den Verdauungstrakt oder die Nieren wieder ausgeschieden werden können.

Negative Kontrastmittel (Gase) bilden wegen ihrer geringeren Schwächung der Röntgenstrahlen einen guten Kontrast gegenüber dem Körpergewebe. Das beste Beispiel ist die Lunge, die in tiefer Inspiration ohne zusätzliche Hilfsmittel ein gutes, verwertbares Röntgenbild liefert. Der Einsatz von Luft oder Gasen wie Kohlendioxyd und Lachgas zur Kontrastbildung hat im Zeitalter der Computertomographie, Sonographie und Magnetresonanztomographie an Bedeutung verloren. Bei Jod-Kontrastmittel-Unverträglichkeit kann man auch in der Gefäßdiagnostik auf Kohlendioxyd als Kontrastmittel zurückgreifen.

Positive Kontrastmittel (Barium, Jod) verwendet man hauptsächlich zur Darstellung

- des Gastrointestinaltraktes
- der Gallenblase und Gallenwege
- der Niere und ableitenden Harnwege.

Zur Darstellung des **Gastrointestinaltraktes** werden handelsübliche Bariumsulfatsuspensionen benutzt, die je nach Kontrasterfordernis mit Wasser verdünnt werden können. Diese Kontrastmittel sind im allgemeinen gut verträglich und werden über den Darm vollständig ausgeschieden. Die Ausscheidung kann durch vermehrte Flüssigkeitszufuhr beschleunigt werden.

Bei einer vermuteten Darmperforation empfiehlt es sich, wasserlösliche Jod-Kontrastmittel (Gastrografin, Peritrast), die gebrauchsfertig geliefert werden und sehr dünnflüssig sind, zu verwenden.

Gallengängige Kontrastmittel werden intravenös oder oral verabreicht. Zur **intravenösen** Applikation verwendet man trijodierte Benzoesäurederivate, die über eine Infusion langsam verabreicht werden. Nach Bindung an Albumine kommt es über die Leber und die Gallenwege zur Ausscheidung. Dieser Vorgang wird für die Röntgendiagnostik der Gallenwege und Gallenblase genutzt. **Orale** gallengängige Kontrastmittel werden in Tablettenform am Abend vor der Untersuchung eingenommen in der Hoffnung, am nächsten Morgen die Gallenblase gut kontrastiert darstellen zu können. Da dies jedoch häufig wegen einer Störung der Kontrastmittelresorption im Darm nicht gelingt, wird diese Art der Untersuchung immer seltener durchgeführt.

Nierengängige Kontrastmittel sind wasserlösliche, jodhaltige Präparate unterschiedlicher Konzentration, die bei guter Nierenfunktion sehr schnell ausgeschieden werden. Während in den Anfangszeiten der Gefäßdiagnostik mit ionischen Kontrastmitteln gearbeitet wurde, benutzt man heute vorwiegend nicht-ionische Jodverbindungen. In diesem Zusammenhang spielen Viskosität und Osmolarität eine wichtige Rolle. Niederosmolare, nicht-ionische Kontrastmittel sind allgemein gut verträglich und werden schneller über die Nieren ausgeschieden als ionische Kontrastmittel.

> **Merke:** Jodhaltige Röntgen-Kontrastmittel sind licht- und röntgenstrahlungsempfindlich. Sie sollten daher dunkel und außerhalb des Untersuchungsraumes aufbewahrt werden. Vor der Injektion sollte das Kontrastmittel auf Körpertemperatur erwärmt werden, da es so besser vertragen wird. Kontrastmittelreste in Originalflaschen sind begrenzt haltbar und dürfen **nicht** bis zum nächsten Tag zur Benutzung aufgehoben werden.

5.2 Kontrastmittel-Zwischenfälle

Wichtig sind zunächst die Maßnahmen der **Prophylaxe** bei Risikopatienten und/oder bei bekannter Kontrastmittel-Allergie.

Zu besonderen **Risikogruppen** gehören Kinder und Erwachsene über 65 Jahre, sowie Patienten mit Schilddrüsen-Erkrankungen, Nierenfunktionsstörungen, schweren Hochdruckerkrankungen, Diabetes mellitus, Herz-Lungen-Erkrankungen und Lebererkrankungen. Nahrungsmittelallergien, Heuschnupfen und Asthma. Bekannte Unverträglichkeitsreaktionen auf vorangegangene Kontrastmittel-Applikationen beinhalten ebenfalls ein hohes Risiko. Zur Untersuchung von Risiko- und Allergiepatienten sollte immer **nicht-ionisches wasserlösliches Kontrastmittel in möglichst niedriger Dosierung** benutzt werden. Zusätzlich ist in allen Fällen eine **Prämedikation** obligatorisch. Bei Patienten mit Schilddrüsenerkrankungen muss die Medikation kurz vor der Untersuchung vorgenommen und nach der Untersuchung in einem vorgegebenen Schema weitergeführt werden. In den übrigen Fällen werden etwa 30 min. vor Beginn der Untersuchung Fenistil und Tagamet intravenös gespritzt. Beim Patienten können nach der Injektion Ermüdungserscheinungen auftreten, die für die Untersuchung nicht nachteilig sein müssen.

Obwohl bei Einsatz der modernen nicht-ionischen Kontrastmittel sowie nach zusätzlicher Prophylaxe allergische Reaktionen und schwere **Kontrastmittel-Zwischenfälle** höchst selten geworden sind, müssen Ärzte und Assistenzpersonal stets auf ein derartiges Ereignis vorbereitet sein. Eine Reaktion kann schon 5 min. nach Beginn der Injektion eintreten. Dies ist bei 75% der Patienten der Fall.

Schwere Reaktionen treten meistens erst 15 min. oder später nach Beginn der Injektion auf. **Erste Symptome** sind Unruhe, Hautjucken, Niesen, starkes Gähnen, Hustenreiz, Übelkeit und Brechreiz. Auf der Haut zeigen sich unterschiedlich gefärbte sowie kleine und große, ausgeprägte Schwellungen. **Schwere Reaktionen** sind plötzliche Atemnot, Steigerung der Atemfrequenz, Lidödeme, Schleimhautschwellungen im Bereich von Trachea und Kehlkopf, Schweißausbruch, Blutdruckabfall, Angstzustände. Dies kann sich bis zum **schweren Kollaps** mit lokalisierten oder generalisierten **Krampfanfällen** steigern.

Die wichtigsten Maßnahmen der **Bekämpfung** des Kontrastmittelzwischenfalls zeigt *Tabelle 6*.

Tabelle 6: Therapie bei Kontrastmittel-Reaktionen
(Modifiziert nach Zimmer-Brossy 1998, S. 553)

Leichte Reaktion	Heftige Reaktion anaphylakt. Schock	Kreislauf-Kollaps Krampf-Anfall
	Kontrastmittelgabe sofort beenden!!!	
Fortlaufende Kontrolle von Blutdruck und EKG	Je nach Symptomatik, aber: Atemwege freimachen und freihalten, Sauerstoffgabe, ggf. Beatmung (Mund-zu-Mund, Mund-zu-Nase, Maskenbeatmung, Intubation)	Externe Herzdruckmassage und künstliche Beatmung (Mund-zu-Mund, Mund-zu-Nase, Maskenbeatmung, Intubation)
Sauerstoffgabe (4-6 l/min)		
Evtl. Sedierung mit Valium (5-10 mg langsam i.v.)		
Bei Haut- u. Schleimhautbeteiligung: Fenistil 1-3 A i.v. Tagamet 1-3 A i.v.	Schockbekämpfung: Volumensubstitution durch Druckinfusion von 1000-1500 ml kolloidalen Lösungen, evtl. zusätzlich 500-1000 ml kristalloide Lösungen	Suprarenin verdünnt 1-5 ml i.v. evtl. mehrfache Wiederholung im Abstand von 1-2 min
Evtl. Glukokortikoide		Bei Kammerflimmern: Defibrillation
	Falls durch Volumenauffüllung ausreichender Blutdruck zustande kommt: Suprarenin verdünnt 1-5 ml i.v.; evtl. mehrfache Wiederholung	Falls kardiopulmonale Reanimation über längere Zeit erfolglos: kristalloide Lösungen Natriumbikarbonat 8,4 % (1 mval = 1 ml/kg KG)
	Glukokortikoide hochdosiert	Katecholamine (Dopamin, Dobutrex)
	H_1- und H_2-Rezeptorblocker	Je nach Kreislaufsituation: Intensivüberwachung

Was ist zu tun?

Die Kontrastmittel-Infusion muss sofort abgebrochen werden! Beruhigend auf den Patienten einwirken, für frische Luft sorgen und den Kopf tief lagern. Falls keine **Prämedikation** vorgenommen wurde, ist diese jetzt **unverzüglich nachzuholen**.
Das Assistenzpersonal muss den **Standort der Notfallausrüstung** *(siehe Tabelle 7 auf Seite 64)* kennen. Das **Instrumentarium** zur Reanimation sowie die notwendigsten **Medikamente** wie Antihistaminika und Corticosteroide gehören dazu. **Telefonnummer und Standort des Alarmknopfes** zur Benachrichtigung des Reanimationsteams müssen bekannt sein.

> **Merke:** Auch bei sorgfältiger Befragung bzw. Vortestung der Patienten ist ein Kontrastmittel-Zwischenfall nicht vorhersehbar! Da jedoch bei jeder Kontrastmittel-Injektion mit einer Komplikation gerechnet werden muss, sollten Notfallausrüstung und Medikamente regelmäßig kontrolliert werden und die Verhaltensmaßregeln schriftlich zur Verfügung stehen.

Tabelle 7: Notfallausrüstung

Medikamente	Instrumente
Suprarenin - 1 ml mit 9 ml physiologischer Kochsalzlösung verdünnen	Blutdruckmanschette und Stethoskop
Physiologische Kochsalzlösung in 10 ml-Ampullen	i.v.-Verweilkanülen Beatmungsbeutel mit Masken
Glukocortikoide: Volon A solubile, Fortecortin, Urbason solubile, Solu Decortin	Oro- und Nasopharyngealtuben
	Sauerstoffinsufflationsgerät mit Absaugeinrichtung und Anschluss für Beatmungsbeutel
Fenistil 4 mg-Ampullen	
Tagamet 200 mg-Ampullen	Intubationsbesteck mit Orotrachealtuben, Blockungsspritze und Klemme
Atropin 0,5 mg-Ampullen	
Valium 10 mg-Ampullen	Druckinfusionsmanschetten für Plastikinfusionsflaschen
Barbiturathaltige i.v.-Narkotika	EKG-Monitor
8,4 %ige Natriumbikarbonatlösung zu 100 ml	
Kristalloide Lösungen, z.B. Ringerlaktat 500 ml	
Kolloidale Volumenersatzmittel (HAES)	
Gelatinepräparate (Haemaccel)	
Euphyllin 0,24 mg-Injektionslösung 10 ml i.v.	

5.3 Untersuchungen mit oral verabreichten Kontrastmitteln

5.3.1 Aufklärung, Vorbereitung und Nachsorge

24 bis 48 Stunden vor der Untersuchung werden dem Patienten in einem ausführlichen **Gespräch** Indikation und Zweck sowie Verlauf der Untersuchung erklärt. Auch die Risiken des Eingriffs müssen vorgetragen werden. Der Patient wird wegen Allergien befragt. Die **Einverständniserklärung** für die Untersuchung wird mit der Unterschrift des Patienten gegeben. Frauen im gebärfähigen Alter müssen vor jeder Röntgenuntersuchung nach einer **evtl. bestehenden Schwangerschaft** befragt werden! Sollte eine Schwangerschaft vorliegen, darf nur in Ausnahmefällen eine Röntgenuntersuchung durchgeführt werden. Im Falle einer negativen Antwort ist dies durch Unterschrift zu bestätigen.

Ein bis zwei Tage vor der Untersuchung erfolgt eine gründliche **Darmreinigung** mit Abführmitteln, einem Einlauf und reichlich oraler Flüssigkeitszufuhr. Am Tag der Untersuchung selbst muss der Patient **nüchtern** bleiben. Aus diesem Grund muss dafür gesorgt werden, dass **Diabetiker** nach Möglichkeit **früh untersucht** werden. Kurz vor der Untersuchung sollte der Patient die Harnblase entleeren.

5.3 Untersuchungen mit oral verabreichten Kontrastmitteln

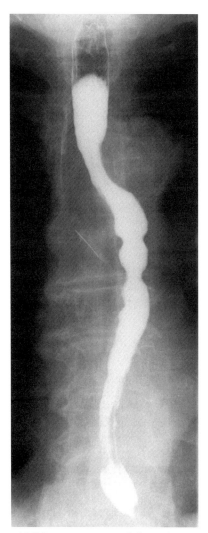

Abbildung 14: Kontrastfüllung der Speiseröhre

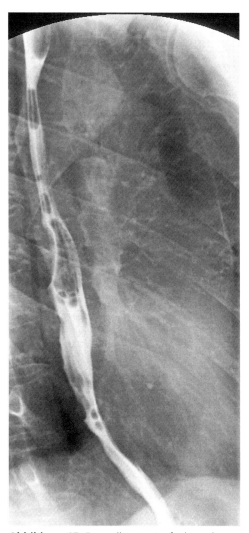

Abbildung 15: Doppelkontrastaufnahme der Speiseröhre

Da eine Röntgenuntersuchung des **Gastrointestinaltraktes** und insbesondere des **Dickdarmes** für den Patient belastend und anstrengend ist, sollte er anschließend im Sitzwagen oder im Bett auf die Station gebracht werden. Es werden 24 Stunden **Bettruhe** empfohlen. Die Nahrungsaufnahme ist dem Befinden des Patienten entsprechend erlaubt. Der Patient sollte über ein bis zwei Stunden nach Abschluss der Untersuchung regelmäßig beobachtet werden.

5.3.2 Untersuchungen von Speiseröhre, Magen und Zwölffingerdarm

Indikationen

Schluckbeschwerden, Erbrechen, Blutungen aus Speiseröhre und Magen, Schmerzen im Oberbauch. Verdacht auf Varizen, Divertikel, Entzündungen sowie gutartige oder bösartige Tumoren.

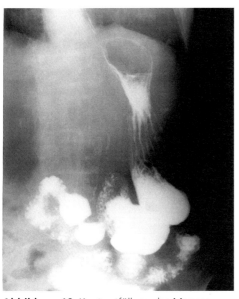

Abbildung 16: Kontrastfüllung des Magens

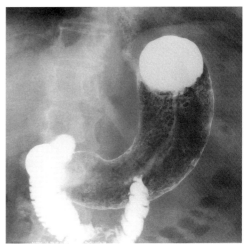

Abbildung 17: Doppelkontrastaufnahme des Magens
Ein Teil des Kontrastmittels ist bereits ins Duodenum übergetreten.

Kontraindikationen

Verdacht auf Darmverschluss oder Magen-Darm-Perforation.

Vorbereitung des Patienten

Siehe Kapitel 5.3.1. Der Patient muss **nüchtern** sein und darf nicht geraucht haben!

Durchführung der Untersuchung

Routinemäßig werden Speiseröhre, Magen und Zwölffingerdarm in einem Untersuchungsgang geröntgt. Unter Bildverstärkerdurchleuchtung kann während der oralen Aufnahme des Kontrastmittels der **Schluckakt** und anschließend der Transport der Bariumsuspension durch die **Speiseröhre** beobachtet und dokumentiert werden *(siehe Abbildung 14 auf Seite 65)*. Zur Verfeinerung der Diagnostik kann mit einem Gasbildner (Brausepulver) eine **Doppelkontrastdarstellung** erreicht werden *(Abbildung 15, Seite 65)*.

Nach diagnostisch brauchbarer Darstellung des Ösophagus in mehreren Ebenen folgt die **Untersuchung des Magens**. Unter Verabreichung des restlichen Kontrastmittels werden alle Magenabschnitte vom Mageneingang über den oberen Magenabschnitt mit der Magenblase, die mittleren und unteren Magenanteile (kleine und große Kurvatur, Angulus und Antrum pylori) bis zum Magenausgang, der durch den Pförtner (Pylorus) abgeschlossen wird, untersucht *(Abbildung 16)*. Dies erfolgt durch Drehen des Patienten sowohl im Stehen als auch im Liegen und unter Anwendung der **dosierten Kompression** der interessierenden Bereiche durch den Untersucher. Gleichzeitig wird die Bilddokumentation vorgenommen *(Abbildung 17)*. Die Untersuchung des **Zwölffingerdarmes** schließt sich an, da fortlaufend über den Pylorus Kontrastmittel in den Zwölffingerdarm übertritt.

In sehr seltenen Fällen kann es erforderlich werden, dass ein **krampflösendes Medikament** (Buscopan oder Glukagon) intravenös verabreicht werden muss. Der Patient sollte darauf aufmerksam gemacht werden, dass diese Medikamente zum **verminderten Reaktionsvermögen** sowie zu **eingeschränkter Sehfähigkeit** für ca. 2 Stunden führen können.

Bei Patienten mit **Verdacht auf Darmverschluss** oder nach vorangegangenem operativen Eingriff wird die Untersuchung von Speiseröhre, Magen und Zwölffingerdarm mit **wasserlöslichem** jodhaltigem **Kontrastmittel** (Gastrografin, Peritrast) entsprechend durchgeführt, jedoch ohne Gasbildner oder Spasmolytikum.

5.3.3 Doppelkontrastuntersuchung des Dünndarms nach Sellink

Indikationen

Entzündungen, Verdauungsstörungen, Blutungen, Fehlbildungen, Stoffwechselerkrankungen und Tumorsuche.

Kontraindikationen

Darmverschluss oder Bauchfellentzündung.

Vorbereitung des Patienten

Siehe Kapitel 5.3.1. Am Tag vor der Untersuchung wird nach einem Abführmittel nur flüssige Kost verabreicht sowie reichlich Tee oder „Stilles Wasser" zum Trinken gegeben. Am Untersuchungstag muss der Patient nüchtern sein und sollte nicht geraucht haben.

Durchführung der Untersuchung

Nach Einführung der 125 – 150 cm langen Duodenalsonde über Nase und Rachen wird die Doppelkontrastuntersuchung in **zwei Phasen** durchgeführt. Man lässt das Kontrastmittel 300 ml = 1 Teil Bariumsulfatsuspension verdünnt mit 600 ml = 2 Teilen Leitungswasser langsam mittels eines Pneumokolongerätes (75 ml/min.) einlaufen. Die **Einlaufphase** wird unter Bildverstärkerdurchleuchtung kontrolliert. Nach Füllung des terminalen Ileums lässt man mit der gleichen Geschwindigkeit die Methylzelluloselösung einlaufen (200 ml Tulose-Stammlösung mit 1800 ml Wasser verdünnt). Die **Methylzelluloselösung** erzeugt wegen ihrer gallertartigen Beschaffenheit eine bessere **Entfaltung des Dünndarmes**. Nach kurzer Zeit wird ein **Doppelkontrast** in Jejunum und Ileum erreicht, und die **Bilddokumentation** kann unter Durchleuchtungskontrolle erfolgen. Die Duodenalsonde sollte erst nach Entwicklung und Begutachtung der Röntgenbilder entfernt werden.

5.3.4 Untersuchung des Dickdarms (Doppelkontrastmethode nach Welin)

Indikationen

Entzündungen, Polypen, Divertikel, Darmblutungen, Tumorsuche sowie Kontrollen nach operativen Eingriffen.

Kontraindikationen

Verdacht auf Darmdurchbruch, Darmverschluss und Bauchfellentzündung.

Vorbereitung des Patienten

Siehe Kapitel 5.3.1. Mindestens 48 Std. vor der Untersuchung sollte **schlackenarme Kost** ohne Milch, Obst und Hülsenfrüchte verabreicht werden. 24 Stunden vor der Untersuchung bekommt der Patient Abführmittel nach Vorschrift, nur flüssige Kost und wird ermuntert, **möglichst viel zu trinken** (2 – 4 l). Am Abend vor, besser am Morgen der Untersuchung wird ein **Reinigungseinlauf** vorgenommen. Der Patient muss nüchtern sein und sollte nicht geraucht haben.

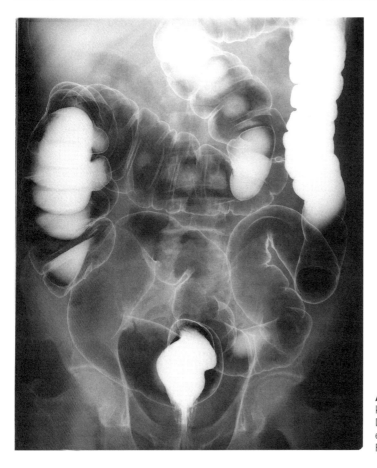

Abbildung 18: Doppelkontrastaufnahme des Dickdarms – Colon einschließlich Sigma und Rectum

Durchführung der Untersuchung

Die Bariumsulfatsuspension wird mit einem Pneumokolongerät oder über einen Irrigator vorsichtig von rektal in den Dickdarm gepumpt. Nach **Füllung aller Dickdarmabschnitte** wird das **Kontrastmittel** wieder abgelassen und anschließend sucht der Patient kurz die Toilette auf, um das restliche Kontrastmittel zu entleeren. Nach intravenöser Injektion eines entkrampfenden Medikamentes (Buscopan oder Glukagon) wird der Darm vorsichtig mit **Luft** gefüllt und dadurch entfaltet, um mit Hilfe des **Doppelkontrastes** eine gute Reliefdarstellung der Darmwände zu erreichen *(Abbildung 18)*. **Alle Füllungsphasen** mit positivem und negativem Kontrastmittel werden in unterschiedlichen Positionen des Patienten im Stehen und im Liegen sowie in Rechts- und Linksseitenlage unter dem Bildverstärker kontrolliert und im Röntgenbild dokumentiert.

Der Dickdarm kann **bei Verdacht auf Perforation, Darmverschluss oder kurze Zeit nach** einer **Bauchoperation mit wasserlöslichem** jodhaltigem **Röntgenkontrastmittel** (Gastrografin, Peritrast) untersucht werden. Das Kontrastmittel wird 1:1 oder 1:2 mit Wasser verdünnt und je nach Zustand des Patienten entweder oral oder rektal verabreicht. Mit Hilfe der Bildverstärkerdurchleuchtung und gezielter Aufnahmetechnik können die Befunde dokumentiert werden.

Die **Untersuchung** des Dickdarmes **nach Anlage eines künstlichen Darmausganges** kann durch Auffüllen mit einer Bariumsulfatsuspension oder mit wasserlöslichem jodhaltigem Kontrastmittel erfolgen. Nach gründlicher Reinigung des Restdarmes wird über den Anus praeter ein Ballonkatheter eingeführt und das Röntgenkontrastmittel vorsichtig über einen Irrigator oder mit Hilfe einer Blasenspritze eingelassen. **Bei Bedarf** kann mit Luft ein **Doppelkontrast** des Restdarmes erzeugt werden und unter Bildverstärkerdurchleuchtung die Röntgenbild-Dokumentation erfolgen.

5.3.5 Untersuchung von Sigma und Rektum

Gelegentlich ist es erforderlich, auch die Funktion des Enddarms zu prüfen und zu dokumentieren. Indikationen sind Entleerungsstörungen mit Inkontinenz oder „Überkontinenz" mit erschwerter Darmentleerung.

Zur Kontrolle und Dokumentation der Enddarmentleerung wird der Enddarm mit einer dickflüssigen Bariumsulfatsuspension aufgefüllt. Anschließend wird im seitlichen Strahlengang die Entleerung beobachtet und entsprechend dokumentiert.

Alternative Diagnostik

Statt einer Röntgenuntersuchung des Gastrointestinaltraktes können Speiseröhre und Magen sowie der Dickdarm mit **endoskopischen Methoden** untersucht werden. Die Vorbereitungen zur Endoskopie sind dieselben wie vor der Röntgendiagnostik, da die Reinigung des Magendarmtraktes von Speise- und Stuhlresten Voraussetzung für eine erfolgreiche Durchführung und Befunderhebung ist. **Ergänzend** kann während der Endoskopie eine **Gewebeprobe** aus verdächtigen Regionen **zur histologischen Untersuchung** entnommen werden.

5.4 Untersuchungen mit intravenös und/oder intraarteriell verabreichten Kontrastmitteln

5.4.1 Aufklärung, Vorbereitung und Nachsorge

Die **Aufklärung** ist dieselbe *wie in Kapitel 5.3.1* dargestellt.

Zur **Vorbereitung** ist eine **Darmreinigung** empfehlenswert und wichtig, um störende Überlagerungen (Luft und Darminhalt) zu vermeiden. Am Tag der Untersuchung sollte **der Patient nüchtern** sein und die Harnblase entleert haben. Im Fall einer zu erwartenden Kontrastmittelreaktion muss 30 Minuten vor der Untersuchung mit den entsprechenden Medikamenten prämediziert werden.

Nach der Untersuchung von Gallenblase, Gallenwegen, Nieren und harnableitenden Organen sowie einem angiographischen Eingriff wird der Patient entweder im Sitzwagen (Punktion am Arm) oder im Bett flach liegend auf die Station zurückgefahren. Bei komplikationslosem Verlauf kann nach einer Stunde eine leichte Mahlzeit sowie Flüssigkeit (Tee, Wasser, Saft) gegeben werden.

Nach einer Angiographie oder Angiokardiographie sind 3 bis 4 Stunden **strenge Bettruhe** vorgeschrieben und erforderlich. Alle 30 Minuten müssen **Blutdruck und Puls** kontrolliert werden. Auch die **Fußpulse** sollten geprüft werden. Die regelmäßige Beobachtung der **Punktionsstelle** (Arm, Leiste, Hals) ist sehr wichtig, um Hämatome oder Nachblutungen festzustellen und unverzüglich zu behandeln. Der Patient muss auch wegen verspäteter **allergischer Reaktionen** oder sonstiger Beschwerden regelmäßig beobachtet werden.

Nach vier Stunden wird die Punktionsstelle vom Arzt kontrolliert und der Druckverband gelockert. Die Bettruhe sollte über 24 Stunden eingehalten werden, darf jedoch durch kurzzeitiges Verlassen des Bettes unterbrochen werden.

5.4.2 Untersuchungen von Leber, Gallenblase und Gallenwegen

Detailübersicht

> Folgende Untersuchungen werden durchgeführt:
>
> - Standarduntersuchungen (Kapitel 5.4.2.1)
> - Gallenwegsuntersuchung während oder nach operativen Eingriffen (Kapitel 5.4.2.2)
> - Perkutane transhepatische Cholangiographie – PTC (Kapitel 5.4.2.3)
> - Endoskopisch-retrograde Cholangiopankreatographie – ERCP (Kapitel 5.4.2.4)

5.4.2.1 Standarduntersuchungen

Indikationen

Gallengangs- und Gallenblasensteine, Gallenblasenentzündung, Tumorverdacht, Lebermetastasen.

Kontraindikationen

Schlechter Allgemeinzustand des Patienten, Herzrhythmusstörungen, Schilddrüsenüberfunktion, Leber- und Nierenschädigung.

Vorbereitung des Patienten

Siehe Kapitel 5.4.1. Am Tag vor der Untersuchung möglichst **geringe Nahrungsaufnahme**, die schlackenarm und nicht blähend sein sollte. **Darmreinigung** mittels Abführmittel. Ein besonderer Hinweis auf die Länge der Untersuchung, während der keine Nahrungsaufnahme erlaubt wird, ist zu empfehlen.

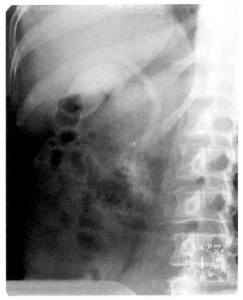

Abbildung 19: Kontrastmittelfüllung von Gallenblase und Gallengang (Ductus choledochus) 60 Minuten nach Injektion des Kontrastmittels

Am Tag der Untersuchung muss der Patient nüchtern sein und darf nicht geraucht haben.

Durchführung der Untersuchung

Nach der **Leeraufnahme** von Leber- und Gallenregion lässt man das Kontrastmittel über eine Armvene langsam einlaufen (50 ml in 15–20 min.). Es handelt sich um lebergängiges jodhaltiges Röntgenkontrastmittel. **Während der Kontrastmittel-Infusion** muss der **Patient überwacht** werden. In seltenen Fällen treten **allergische Reaktionen** wie Hustenreiz, Niesen, Hautjucken auf, die durch entsprechende Medikamente beherrscht werden können. Nach Beendigung der Infusion kann die erste Aufnahme von **Gallengang und Gallenblase** angefertigt werden.
Bei nicht ausreichender Kontrastierung wird 60 min. nach Infusionsbeginn eine weitere Aufnahme erstellt. Mit Hilfe der **Tomographie** können die **Gallenwege** besser beurteilt

werden. Zur Überprüfung von Funktion und Kontraktilität der Gallenblase wird eine Reizmahlzeit (Eigelb, Butterbrot) verabreicht und nach 30 min. eine weitere Aufnahme gemacht. Bei Leberfunktionsstörungen kann es zur Ausscheidung des Kontrastmittels über die Nieren kommen.

5.4.2.2 Gallenwegsuntersuchung während oder nach operativen Eingriffen

Die **Indikationen** liegen in der Suche nach Restkonkrementen oder den Ursachen von Abflussbehinderungen.
Zur Umgehung des Leberkreislaufs können die Gallenwege direkt mit Kontrastmittel dargestellt werden *(Abbildung 20)*. Dies erfolgt entweder intraoperativ oder postoperativ über eine T-Drainage.

5.4.2.3 Perkutane transhepatische Cholangiographie – PTC

Indikationen

Stenose oder Verschluss der extrahepatischen Gallengänge (Ductus hepaticus und Ductus choledochus).

Kontraindikationen

Erhöhte Blutungsneigung, Lebermetastasen, Kontrastmittelallergie.

Vorbereitung des Patienten

Siehe Kapitel 5.4.1. Der Patient muss nüchtern sein und darf nicht geraucht haben.

Durchführung der Untersuchung

Der Patient befindet sich in **Bauchlage** auf dem Untersuchungstisch, und unter Durchleuchtungskontrolle wird im Leberhilus ein Gallengang punktiert. Bei richtiger Lage der Nadel tropft Galle ab und Kontrastmittel kann injiziert werden. Nach Darstellung

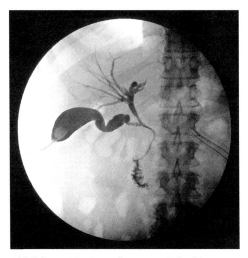

Abbildung 20: Darstellung von Gallenblase, Gallengang (Ductus choledochus) und intrahepatischen Gallenwegen mittels Ballonkatheter in der Gallenblase
Links ist der Katheter sichtbar, mit dem das Kontrastmittel eingefüllt wurde. Ein Teil des Kontrastmittels ist bereits in den Dünndarm übergetreten (unten). Oberhalb der Gallenblase stellt sich der Ductus hepaticus mit seinen Aufzweigungen dar.

des Befundes und Bild-Dokumentation lässt man das Kontrastmittel über die Nadel wieder abfließen. Bei Bedarf kann im Anschluss an die Diagnostik eine therapeutische Drainage vorgenommen werden.

5.4.2.4 Endoskopisch-retrograde Cholangiopankreatographie – ERCP

Indikationen

Verschlussikterus, zweifelhafte oder vollständig fehlende Darstellung von Gallenwegen und Gallenblase bei der intravenösen Untersuchung, Verdacht auf Steine oder Tumor.

Kontraindikationen

Akute Gallengangsentzündung, akute Bauchspeicheldrüsenentzündung.

Vorbereitung des Patienten

Siehe Kapitel 5.4.1. Der Patient muss nüchtern sein und darf nicht geraucht haben.

Durchführung der Untersuchung

Es handelt sich um ein **endoskopisches Verfahren,** das unter Röntgenkontrolle durchgeführt wird. Der Patient befindet sich in **Rückenlage** auf dem Untersuchungstisch. Über Speiseröhre und Magen wird das Endoskop in den Zwölffingerdarm eingeführt. Die Einmündungspapille von Gallen- und Bauchspeicheldrüsengang wird aufgesucht und mit einem sehr feinen Kunststoffkatheter sondiert. Unter Röntgenkontrolle werden Gallengangssystem und Bauchspeicheldrüsengang mit Kontrastmittel gefüllt und die erhobenen Befunde werden röntgenologisch dokumentiert.

Die Untersuchung der Leber wird mit der Sonographie *(siehe Kapitel 8)*, mit der Computertomographie *(siehe Kapitel 6)* oder über die angiographische Darstellung der Pfortader (Splenoportographie) durchgeführt.

5.4.3 Untersuchungen der Nieren, ableitenden Harnwege, des männlichen und weiblichen Genitale (Urogenitaltrakt)

Detailübersicht

Untersuchungsmethoden für Nieren, ableitende Harnwege, männliches und weibliches Genitale:

- Intravenöses Ausscheidungsurogramm (Kapitel 5.4.3.1)
- Retrogrades Pyelogramm (Kapitel 5.4.3.2)
- Retrograde Miktionszystourethrographie (Kapitel 5.4.3.3)
- Retrograde Urethrographie (Kapitel 5.4.3.4)
- Perkutane Nephrostomie (Kapitel 5.4.3.5)
- Nierenangiographie *(siehe Kapitel 5.5.6.1)*
- Vasovesikulographie (Kapitel 5.4.3.6)
- Hysterosalpingographie (Kapitel 5.4.3.7)

Sonographie und Computertomographie haben die intravenöse Kontrastdiagnostik im Urogramm stark reduziert. **Funktionelle Störungen** der Nieren und der ableitenden Harnwege können jedoch mit der konventionellen Röntgenuntersuchung immer noch am besten erfasst werden.

Die Untersuchung der Nebennieren erfolgt heute in der Regel mit der Computertomographie. Eine Untersuchung mit der Magnetresonanztomographie ist von großem Wert, während die Sonographie nur begrenzt hilfreich sein kann.

5.4.3.1 Intravenöses Ausscheidungsurogramm

Indikationen

Steinleiden und Verkalkungen, Harnstau, Blut im Urin, Nierenverletzungen, Nierenentzündungen, Tumorsuche.

Kontraindikationen

Kontrastmittelallergie, Schilddrüsenüberfunktion, Schwangerschaft. Bei stark eingeschränkter Nieren-, Leber- oder Herzfunktion sollte die Untersuchung nicht durchgeführt werden.

Vorbereitung des Patienten

Siehe Kapitel 5.4.1. Zur Vermeidung einer Überlagerung der Nierengegend durch geblähte Darmschlingen sollte am Vortag eine Darmreinigung durchgeführt werden.
Am Untersuchungstag muss der Patient nüchtern bleiben und vor Beginn der Untersuchung die Harnblase entleeren.

5.4 Untersuchungen mit intravenös und/oder intraarteriell verabreichten Kontrastmitteln

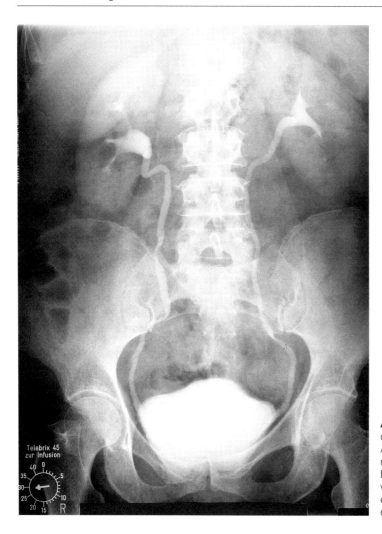

Abbildung 21: Ausscheidungs-Urogramm – Ablaufbild 30 Minuten nach Infusion
Beide Nieren sind vollständig dargestellt, ebenso das Kelchsystem, die Harnleiter und die Blase

Durchführung der Untersuchung

Als erstes wird eine **Leeraufnahme** des Abdomens von beiden Nieren mit Harnleitern bis zum kleinen Becken angefertigt. Anschließend wird das **Kontrastmittel** über eine Armvene mittels **Infusion** appliziert. Es werden wasserlösliche, jodhaltige Kontrastmittel intravenös verabreicht, die über die Nieren schnell wieder ausgeschieden werden können. Nach etwa 7 min. kann eine **Kontrastaufnahme** der Nieren und nach 10 min. die „Nierenablaufaufnahme", auf der beide Nieren, die Harnleiter und die Blase abgebildet sein müssen, erstellt werden.

Bei speziellen Fragen werden **Schichtaufnahmen** durch das Nierenhohlsystem gelegt. Sollten die Harnleiter in ihrer Gesamtlänge nicht ausreichend erkennbar sein, versucht man eine bessere Darstellung in Bauchlage des Patienten zu erreichen. Bei verzögerter Kontrastmittelausscheidung oder verzögertem Kontrastmittelabfluss werden **Spätaufnahmen** nach einer oder zwei Stunden, maximal bis 24 Stunden nach Kontrastmittelinfusion angefertigt. Zur **Restharnbestimmung** insbes. bei Männern mit Prostataleiden wird eine Aufnahme der Harnblase nach Entleerung gemacht. Bei bestimmten Fragestellungen wie Lokalisation der Harnleitermündung oder Nachweis von Konkrementen sind **Schrägaufnahmen** des kleinen Beckens sinnvoll.

5.4.3.2 Retrogrades Pyelogramm

Indikationen

Klärung von Füllungsdefekten im Hohlraumsystem sowie bei negativem Ausscheidungsurogramm, „stumme Niere".

Kontraindikationen

Blasenentzündung und dadurch Gefahr einer Keimverschleppung.

Vorbereitung des Patienten

Siehe Kapitel 5.4.1. Der Patient muss nüchtern sein und sollte die Harnblase entleert haben.

Durchführung der Untersuchung

Mit Hilfe eines **Zystoskops** wird ein feiner röntgendichter **Ureterkatheter** durch Harnröhre und Blase in das Ureterostium bis zur Mündung in das Nierenbecken eingeführt. Unter Röntgenbildverstärkerkontrolle werden 3-5 ml nichtionisches isotones nierengängiges Röntgenkontrastmittel vorsichtig injiziert. Während der Katheter langsam zurückgezogen wird, muss weiter Kontrastmittel injiziert werden, damit auch der Ureter deutlich sichtbar wird. Nachfolgend werden Röntgenaufnahmen des Nierenbeckens und des gesamten Harnleiters in mehreren Ebenen angefertigt.

5.4.3.3 Retrograde Miktionszystourethrographie

Indikationen

Funktionsstörungen von Harnblase und Harnröhre mit oder ohne Reflux, Hindernisse in der Harnröhre.

Vorbereitung des Paitenten

Siehe Kapitel 5.4.1. Der Patient muss nüchtern sein.

Durchführung der Untersuchung

Nach Einführung eines **Blasenkatheters** wird der Urin entleert und verdünntes nierengängiges **Kontrastmittel** infundiert, bis der Patient sehr starken Harndrang angibt. Man unterscheidet zwei Arten von Reflux: Ein **Niederdruckreflux** ist vorhanden, wenn bereits bei wenig Druck in der Blase Röntgenkontrastmittel in den Harnleiter aufsteigt, beim **Hochdruckreflux** tritt erst nach Anspannen der Bauchpresse Kontrastmittel in den Harnleiter über.

Zum **Nachweis der Art des Refluxes** wird nach Entfernung des Katheters der Miktionsvorgang am stehenden Patienten röntgenologisch beobachtet. Die Dokumentation erfolgt durch eine Nierenübersichtsaufnahme im Stehen. Sollen **Veränderungen in der Harnröhre** dokumentiert werden, so erfolgt die Bild-Dokumentation des Miktionsvorganges in Schrägstellung des Patienten, um eine Überlagerung durch die Oberschenkelköpfe zu vermeiden.

5.4.3.4 Retrograde Urethrographie

Indikationen

Harnröhrenveränderungen beim Mann.

Vorbereitung des Patienten

Siehe Kapitel 5.4.1. Der Patient muss nüchtern sein und die Blase entleert haben.

Durchführung der Untersuchung

Über einen flexiblen Katheter wird die Urethra mit 10–20 ml jodhaltigem nierengängigem Kontrastmittel gefüllt bis zum **Übertritt von Kontrastsubstanz in die Harnblase**. In leichter Schräglage des Patienten wird unter Durchleuchtung die Prallfüllung der Urethra während der Miktion röntgenologisch dokumentiert.

5.4.3.5 Perkutane Nephrostomie – PTN

Indikationen

Harnstauungsniere, Nierenbeckensteine.

Durchführung des Eingriffs

Unter **Durchleuchtung** mit dem Röntgenbildverstärker oder durch **Ultraschallkontrolle** wird das Nierenbecken perkutan punktiert und drainiert, um einen Harnstau zu entlasten oder um Konkremente aus dem Nierenbecken zu entfernen.

5.4.3.6 Vasovesikulographie – Untersuchung des männlichen Genitale

Indikationen

Entzündungen und Tumore im Bereich der Samenblasen und der ableitenden Samenwege.

Vorbereitung des Patienten

Siehe Kapitel 5.4.1. Der Patient muss nüchtern sein. Die Harnblase muss entleert sein.

Durchführung der Untersuchung

Zu Beginn werden die **Samenleiter** an der Basis des Hodens beidseits **operativ freigelegt und punktiert**. Unter Kontrolle mit der Bildverstärkerdurchleuchtung werden 1-3 ml eines 30%igen wasserlöslichen nierengängigen Röntgenkontrastmittels vorsichtig injiziert. Die Samenleiter werden in proximaler und distaler Richtung sichtbar gemacht und die Befunde werden in verschiedenen Projektionsebenen dokumentiert. Das Kontrastmittel fließt über die Harnblase und durch die Urethra ab.

Mit Hilfe der **Sonographie** oder der **Computertomographie** können Samenbläschen und Samenleiter sowie die Prostata alternativ untersucht werden.

5.4.3.7 Hysterosalpingographie (HSG) – Röntgenuntersuchung des weiblichen Genitale

Indikationen

Sterilität der Frau, Missbildungen, Tumoren.

Vorbereitung der Patientin

Siehe Kapitel 5.4.1. Als Zeitpunkt für die Untersuchung sollte die Mitte des Zyklus gewählt werden. Am Tag vor der Untersuchung sollte eine **Darmreinigung** mit Abführmittel eingeleitet und mit einem Reinigungseinlauf abgeschlossen werden.
Am Untersuchungstag selbst muss die Patientin nüchtern sein und die Harnblase entleert haben. Eine Stunde vor der Untersuchung werden sedierende, schmerzstillende und krampflösende Medikamente injiziert.

Durchführung der Untersuchung

Die Patientin wird in **Steinschnittlage** auf dem Untersuchungstisch positioniert. Nach Einführung der Salpingographiespritze werden etwa 10 ml eines 30%igen wasserlöslichen nierengängigen Kontrastmittels injiziert. Gebärmutter und Eileiter sollten gut gefüllt sein, so dass die Befunderhebung und röntgenologische Dokumentation erfolgen kann. Bei guter **Durchgängigkeit der Tuben** fließt auch Kontrastmittel in die freie Bauchhöhle ab. Zum Abschluss der Untersuchung sollte eine Aufnahme des kleinen Beckens im

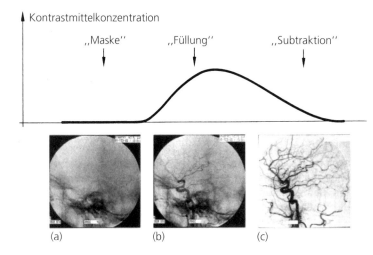

Abbildung 22: Prinzip der Digitalen Subtraktionsangiographie (DSA) Zeitlicher Verlauf der Kontrastmittel-Konzentration mit jeweils zugehörigem Masken- (a), Füllungs- (b) und Subtraktionsbild (c).

Stehen erstellt werden. Nach der Untersuchung wird Bettruhe für 24 Std. empfohlen. Mit der **Sonographie** sowohl abdominal als auch transvaginal, der **Computertomographie** sowie der Magnetresonanztomographie können die weiblichen Genitalien alternativ untersucht werden.

5.5 Angiographien

Die Angiographie ist die Röntgenuntersuchung der Arterien mittels Injektion von Kontrastmitteln. Im Jahr der Entdeckung der Röntgenstrahlen (1896) wurden erste Angiographien an Leichenhänden versucht. 1923 wurden erstmals Gefäßdarstellungen am lebenden Menschen durchgeführt. Das verwendete Jodöl-Kontrastmittel hat schwere Allergien, Nierenversagen und Schädigungen der Blutgefäße hervorgerufen. Zwischen 1928 und 1931 wurden erstmals Jodnatrium-Kontrastmittel eingesetzt, die besser verträglich waren und zu brauchbaren Untersuchungsergebnissen führten. Heute, am Ende des 20. Jahrhunderts, gehören radiologische Gefäßuntersuchungen mit gut verträglichen Kontrastmitteln zur **Routinediagnostik.**

Die Untersuchungsmethoden lassen sich wie folgt unterscheiden:

- direkte Arteriographie
- indirekte Arteriographie
- digitale Subtraktionsangiographie (DSA).

Bei der **direkten Arteriographie** wird das Gefäß mit einer geschliffenen Kanüle durch die Haut punktiert. Anschließend wird das Kontrastmittel mit einer Spritze über die Kanüle direkt in das zu untersuchende Gefäß eingebracht. So können Hirngefäße (Carotisangiographie), Armgefäße (Brachialisangiographie), Beingefäße (Femoralisangiographie) und die Hauptschlagader (Aortographie) untersucht werden.

Die Technik der **indirekten Arteriographie** mittels Katheter wurde 1950 von Seldinger entwickelt und beschrieben. In den meisten Fällen wird die Arterie in der Leistenbeuge (A. femoralis), seltener in der Achselhöhle, (A. axillaris) oder in der Ellenbeuge (A. brachialis) punktiert und anschließend ein Katheter in das Gefäßlumen eingeführt. Nach entsprechender Positionierung in der Brust- oder Bauchaorta wird eine Übersichtsangiographie durchgeführt. Mit besonders vorgeformten Kathetern kann man von der Bauchaorta abgehende Organgefäße selektiv aufsuchen, um die Gefäßversorgung dieser Organe (Niere, Leber, Milz, Magen, Dünndarm, Dickdarm) genauer zu analysieren.

Bei der **digitalen Subtraktionsangiographie** (DSA, *Abbildung 22*) handelt es sich um ein besonderes digitales Verfahren, bei dem vor der Einbringung des Kontrastmittels eine **Leerbildserie** (Maske) erstellt werden muss, die nach Abschluss der Untersuchung durch **Nachverarbeitung** von der kontrastgefüllten Serie subtrahiert wird *(vgl. Kapitel 4.1.6)*. Der **Vorteil** dieser Untersuchungstechnik liegt im geringeren ($1/4 - 1/3$) Kontrastmittelverbrauch, erfordert jedoch eine gute Kooperation des Patienten, da Bewegungslosigkeit und Atemstillstand erforderlich sind.

5.5.1 Angiographie der Bauchaorta

Indikationen

Aortenaneurysma, Aortendissektion, Stenosen oder Verschlüsse auch der abgehenden Nieren- und Darmarterien.

Vorbereitung des Patienten

Siehe Kapitel 5.4.1. Der Patient muss nüchtern sein und sollte kurz vor dem Eingriff die Harnblase entleeren.

Durchführung der Untersuchung

Nach **Punktion einer Femoralarterie** wird ein **Pigtail-Katheter** (F 5, 65 – 110 cm lang) in die Aorta hineingeschoben und je nach Fragestellung positioniert. Mit einer Hochdruckspritze werden 20 bis 30 ml Kontrastmittel mit einem Flow von 15–20 ml/s in das Gefäßsystem eingebracht. Während der Aufnahmeserie sollte der Patient in Exspiration die Luft anhalten.

5.5.2 Translumbale Angiographie der Bauchaorta

Indikationen

Verschluss der Beckenarterien, Verdacht auf Aortenaneurysma, Aortendissektion, Stenose.

Vorbereitung des Patienten

Siehe Kapitel 5.4.1. Der Patient muss nüchtern sein und die Harnblase entleert haben.

Durchführung der Untersuchung

Der Patient befindet sich in **Bauchlage** auf dem Untersuchungstisch. Die **Aorta** wird in Höhe der Brustwirbel 11/12 oder der Lendenwirbel 2–3 mit einer Spezialnadel **direkt punktiert**. Die richtige Lage der Nadel kann durch eine kleine Kontrastmittel-Injektion unter Durchleuchtung kontrolliert werden. Anschließend werden 40–50 ml Kontrastmittel bei einem Flow von 15–20 ml mit der Hochdruckspritze injiziert. Die Aufnahmeserie wird in Atemstillstand des Patienten nach Exspiration vorgenommen.

5.5.3 Angiographie des Aortenbogens und der abgehenden Halsgefäße

Indikationen

Aortendissektion, Aortenaneurysma, Verdacht auf Aortenruptur nach Trauma, Verdacht auf Stenosen oder Verschlüsse im Bereich der Halsgefäße.

Vorbereitung des Patienten

Siehe Kapitel 5.4.1. Der vorher dopplersonographisch erstellte Befund der Halsgefäße ist wichtig, falls eine ergänzende selektive Untersuchung notwendig wird.

Der Patient muss nüchtern sein und sollte vor Beginn der Untersuchung die Blase entleert haben.

Durchführung der Untersuchung

Einführen eines Pigtail-Katheters nach Punktion der Arteria femoralis oder der Arteria axillaris in die Aorta ascendens über den Aortenbogen bis zur Aortenklappe. Die Aortenbogenübersichtsaufnahme wird mit einer Winkeleinstellung des Zentralstrahles von 30–45° linksschräg (LAO = links anterior oblique) und mit 10–20° craniocaudal gekipptem Strahlengang durchgeführt. Es werden 30–50 ml Kontrastmittel mit der Hochdruckspitze bei einem Flow von 20–30 ml/s injiziert.

Die weiterführende Darstellung der Halsgefäße erfordert drei Aufnahmeserien:
1. Serie: 30–45° LAO
    = links anterior oblique
      Kopf nach links gedreht
2. Serie: 30–40° RAO
    = rechts anterior oblique
      Kopf nach rechts gedreht
3. Serie: AP
    = anterior posterior mit 30°
      craniocaudal gekipptem Zentralstrahl

Die Injektion von 30 ml Kontrastmittel bei einem Flow von 15–20 ml/s erfolgt mit der Hochdruckspritze.

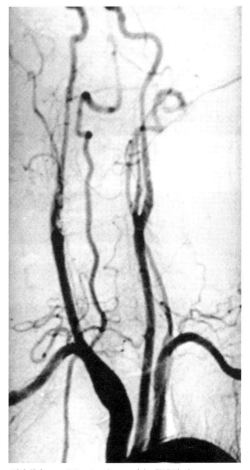

Abbildung 23: Angiographie (DSA) der supraaortalen Äste nach Kontrastmittelinjektion in den Aortenbogen
LAO-Projektion

5.5.4 Angiographie der Becken- und Beinarterien

Indikationen

Verdacht auf arterielle Verschlusskrankheit (aVK), akuter Gefäßverschluss.

Vorbereitung des Patienten

Siehe Kapitel 5.4.1. Zur Verminderung der Darmperistaltik kann ein Spasmolytikum intravenös injiziert werden. Der Patient kommt nüchtern und mit entleerter Harnblase zur Untersuchung.

Durchführung der Untersuchung

Nach **Punktion einer Femoralarterie** wird der **Pigtail-Katheter** in die Bauchaorta bis zur Höhe der 3. und 4. Lendenwirbelkörper geschoben *(Abbildung 24)*. Die Beckenarterien werden in zwei Serien mit jeweils um 25° angehobener Gegenseite aufgenommen. Die Kontrastmittel-Injektion erfolgt mit ei-

5.5 Angiographien

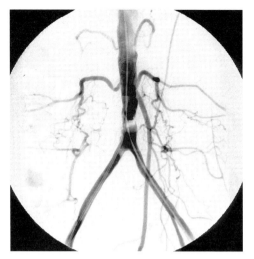

Abbildung 24: Angiographie (DSA) der Bauchaorta mit Verzweigungen in die Iliakalarterien Stenose im distalen Teil der Bauchaorta

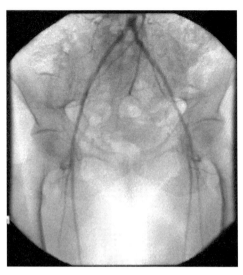

Abbildung 25: Becken-Bein-Angiographie (DSA) Aufzweigung der Iliakal- und Femoralarterien

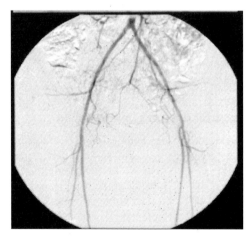

Abbildung 26: Digitale Weiterverarbeitung *von Abbildung 25*

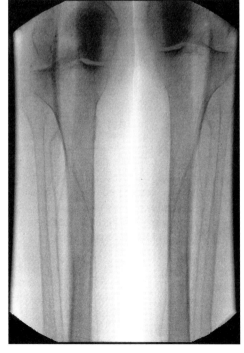

Abbildung 27: Angiographie der Unterschenkel Arteriae popliteae mit Arteriae tibiales und Arteriae fibulares

ner Hochdruckspritze und einem Flow von 7-12 ml/s. Zur Darstellung von Becken- und Oberschenkelgefäßen *(siehe Abbildungen 25 u. 26 auf Seite 79)* werden jeweils 15 ml Kontrastmittel pro Serie injiziert, für die Unterschenkel und Füße werden 20–25 ml Kontrastmittel pro Serie benötigt *(Abbildung 27, Seite 79)*. In **speziellen Fällen** ist die Untersuchung der Gefäße eines Beines erforderlich. Dies wird mit Hilfe eines speziellen Feinnadelpunktions-Sets durchgeführt. Die Punktion erfolgt in die Arteria femoralis, und das Kontrastmittel wird mit oder gegen den Blutstrom manuell injiziert.

5.5.5 Angiographie der Arterien der oberen Extremitäten

Indikationen

Stenosen und Verschlüsse, Gefäßmissbildungen, entzündliche Arterienerkrankungen.

Vorbereitung des Patienten

Siehe Kapitel 5.4.1. Der Patient muss nüchtern sein und die Harnblase sollte entleert sein.

Durchführung der Untersuchung

Nach **Punktion einer Femoralarterie** wird die Katheterspitze über den vom Aortenbogen abgehenden Truncus brachiocephalicus in die rechte Arteria subclavia oder vom Aortenbogen direkt in die linke Arteria subclavia eingebracht. Mit der Hochdruckspritze werden 10–15 ml Kontrastmittel bei einem Flow von 5 ml/s injiziert.
Die **Arterien der Hand und Finger** können mit Hilfe einer Direktpunktion der Arteria brachialis in der Ellenbeuge dargestellt werden. Die Kontrastmittel-Injektion von 5–10 ml erfolgt direkt manuell durch die Punktionskanüle.

5.5.6 Selektive Angiographie der Bauchorgane

Detailübersicht

Hierher gehören die Arteriographie

- der Nierenarterien (Kapitel 5.5.6.1)
- des Truncus coeliacus mit Leber- und Milzarterien (Kapitel 5.5.6.2)

5.5.6.1 Nierenarterien

Indikationen

Nierenarterienstenose bei Hochdruck, Gefäßmissbildungen, Entzündungen, Rupturen nach Trauma, Tumoren.

Vorbereitung des Patienten

Siehe Kapitel 5.4.1. Es sollten Voruntersuchungen wie das Ausscheidungsurogramm, Sonographie und Computertomographie vorliegen. Der **Kreatininwert** ist wichtig.
Am Untersuchungstag muss der Patient nüchtern sein und sollte die Harnblase entleert haben.

Durchführung der Untersuchung

Die **Punktion der Femoralarterie** erfolgt in einer Leistenbeuge. Ein speziell gebogener Katheter wird über die Beckenarterie in die Aorta bis in Höhe des ersten und zweiten Lendenwirbelkörpers vorgeschoben, wo die rechte und/oder die linke Nierenarterie sondiert werden können. Die Injektion des Kontrastmittels, das mit $^1/_3$ NaCl verdünnt wird, erfolgt manuell. Während der Aufnahmeserie sollte der Patient in Exspiration den Atem anhalten. Nach Abschluss der Untersuchung *(Abbildung 28)* wird dem Patienten empfohlen, viel zu trinken, um das Kontrastmittel möglichst schnell auszuscheiden.

5.5 Angiographien

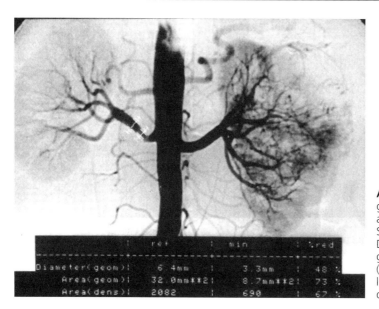

Abbildung 28: Angiographie (DSA) der Nierenarterien – Messung einer Stenose
Die eingeblendete Tabelle gibt die Referenzwerte (Normalwerte), die tatsächlichen Maße und den Grad der Reduktion an

5.5.6.2 Truncus coeliacus mit Leber- und Milzarterien

Auch die Arteria hepatica und Arteria lienalis gehen von der Aorta nach ventral oberhalb der Nierenarterien ab und lassen sich mit speziell gebogenen Kathetern sondieren. Die **obere Mesenterialarterie** (A. mesenterica superior) entspringt aus der Aorta etwa in Höhe der Nierenarterien nach ventral, während die **untere Mesenterialarterie** (A. mesenterica inferior) etwa in Höhe des 3. Lendenwirbelkörpers entspringt und nach ventral verläuft. Diese Gefäße versorgen Dünn- und Dickdarm. Zu ihrer Darstellung wird die Kontrastmittelfüllung der Arterien manuell vorgenommen.

5.5.7 Angiographie der Hirngefäße

Indikationen

Gefäßstenosen und -verschlüsse, Aneurysmen, Angiome, Tumoren.
Bei Verdacht auf subdurale oder epidurale Blutungen nach einem Trauma erfolgt die Diagnostik mit der Computertomographie.

Vorbereitung des Patienten

Siehe Kapitel 5.4.1. Der Patient muss ausführlich über die Indikation sowie **Risiken** und **mögliche Komplikationen** der Angiographie aufgeklärt werden.
Zur Untersuchung muss der Patient nüchtern sein. Eine evtl. vorhandene Zahnprothese muss entfernt werden. Die Blase sollte entleert sein.

Durchführung der Untersuchung

Der Patient liegt in **Rückenlage** auf dem Röntgentisch. Der Schädel muss symmetrisch zentriert und das Kinn auf die Brust angezogen werden. Die **Punktion** erfolgt vorwiegend über die **Femoralarterie** von einer Leistenbeuge aus. Der Untersucher führt einen Spezialkatheter (Sidewinder oder Cobra-Katheter) über die Beckenarterien und die Aorta bis zum Aortenbogen und weiter in die beiden inneren Kopfschlagadern (Arteriae carotis internae) oder die beiden Wirbelschlagadern (Arteriae vertebrales), um mit je einer Serie im anterior posterioren und seitlichen Strahlengang nach Kontrastmittelfüllung die erhobenen Befunde zu do-

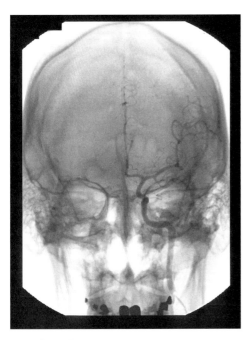

Abbildung 29: Carotisangiographie links a. p.

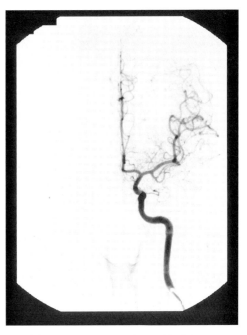

Abbildung 30: Carotisangiographie links a. p. Digitale Subtraktionsnachverarbeitung

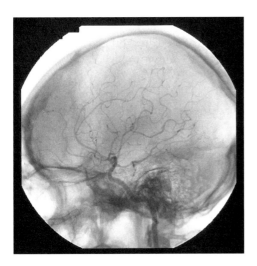

Abbildung 31: Carotisangiographie rechts seitlich

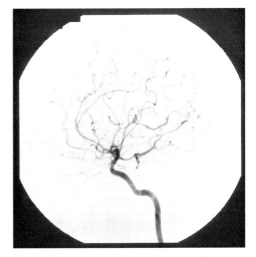

Abbildung 32: Carotisangiographie rechts seitlich – Digitale Subtraktionsnachverarbeitung

5.5 Angiographien

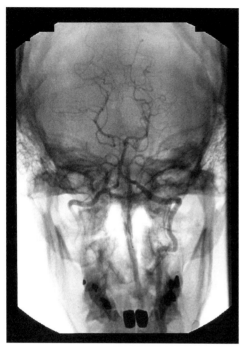

Abbildung 33: Vertebralisangiographie links a. p.

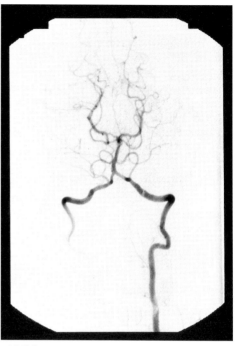

Abbildung 34: Vertebralisangiographie links a. p. Digitale Subtraktionsnachverarbeitung

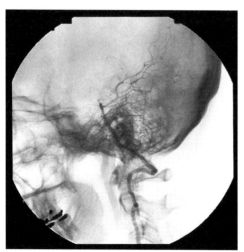

Abbildung 35: Vertebralisangiographie links seitlich

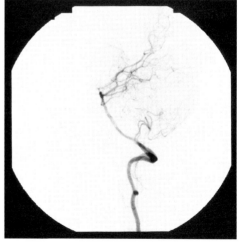

Abbildung 36: Vertebralisangiographie links seitlich – Digitale Subtraktionsnachverarbeitung

kumentieren *(siehe Abbildungen 29–32 auf Seite 82)*.

Die Aufnahmen der Arteria vertebralis werden in 30° craniocaudaler Neigung des Strahlengangs angefertigt. Mit modernen Angiographieaufnahmegeräten sind **simultane biplane Röntgenaufnahmen** möglich, so dass je Gefäß nur eine Kontrastmittelinjektion erforderlich wird.

5.5.8 Pulmonalarteriographie

Indikationen

Lungenembolien, Gefäßstenosen, Gefäßanomalien, Tumoren.

Kontraindikationen

Lungenödem, Herzrhythmusstörungen, Blutgerinnungsstörungen, Leber- und Nierenfunktionsstörungen.

Vorbereitung des Patienten

Siehe Kapitel 5.4.1. Herz-Lungenbefund, EKG, Blutdruck, Gerinnungswerte (Quick, PTT) sowie Kreatinin- und Schilddrüsenwerte (TSH) müssen vorliegen.
Der Patient muss nüchtern sein und die Harnblase kurz vor der Untersuchung entleeren.

Durchführung der Untersuchung

Nach **Punktion der Vena femoralis** oder der Vena cubitalis wird ein **Pigtail-Katheter** mit Seitenlöchern über die untere und obere Hohlvene bis zum rechten Vorhof geschoben. Mit einer Hochdruckspritze werden 30–50 ml Kontrastmittel bei einem Flow von 20 ml/s injiziert und die erhobenen Befunde dokumentiert. Die Röntgenaufnahmeserien werden in Inspiration und bei Atemstillstand des Patienten gemacht.
Zur **selektiven Darstellung der Lungengefäße** wird der Pigtail-Katheter durch den rechten Vorhof in den rechten Ventrikel und bis

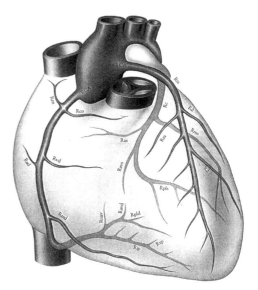

Abbildung 37: Herzmuskel mit Coronararterien (halbschematisch)

zum Truncus pulmonalis vorgeschoben. Mit einer Hochdruckspritze werden bei einem Flow von 20 ml/s 30–40 ml Kontrastmittel injiziert. Auch während dieser Röntgenaufnahmeserie sollte der Patient in Inspiration den Atem anhalten.

5.5.9 Angiographie der linken Herzkammer und der Herzkranzgefäße (Herzkatheter)

Indikationen

Verdacht auf Stenosen und Verschlüsse der Herzkranzgefäße, Erkrankungen des Herzmuskels, Klappenfehler, Herztumoren, Zustand nach Herzinfarkt.

Kontraindikationen

Schwere Herzrhythmusstörungen und Herzinsuffizienz, Nieren- und Leberfunktionsstörungen, schwere Lungenerkrankungen, Kontrastmittelallergie.

5.5 Angiographien

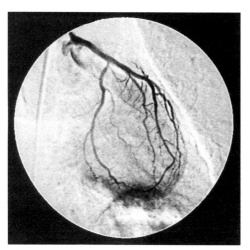

Abbildung 38: Digitale Subtraktionsangiographie (DSA) der linken Coronararterie

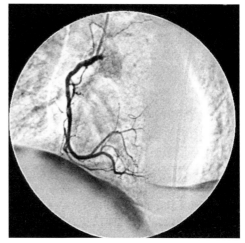

Abbildung 39: Digitale Subtraktionsangiographie (DSA) der rechten Coronararterie

Vorbereitung des Patienten

Siehe Kapitel 5.4.1. Herz-Lungenbefund und EKG, Blutdruckwerte, Gerinnungswerte (Quick, PTT) sowie Kreatinin- und Schilddrüsenwerte (TSH) müssen vorliegen.

Am Untersuchungstag muss der Patient nüchtern sein und entleert kurz vor Beginn des Eingriffs die Harnblase. Vor der Untersuchung erfolgt die orale Gabe eines leichten Sedativums (Valiumtropfen).

Durchführung der Untersuchung

Nach **Punktion einer Femoralarterie** wird der **Pigtail-Katheter** durch die Beckenarterie in die Aorta und weiter über den Aortenbogen durch die Aortenklappe in die linke Herzkammer vorgeschoben. Sollte der Zugang über die Beckenarterie und die Bauchaorta nicht möglich sein, erfolgt die Untersuchung mit der **Sones-Technik,** bei der die Arteria brachialis freigelegt und/oder punktiert wird, um den Sones-Katheter in die linke Herzkammer zu führen. Mit einer Hochdruckspritze werden 30 ml Kontrastmittel bei einem Flow von 10–12 ml/s in die Herzkammer injiziert. Der Patient wird aufgefordert, während der Röntgenaufnahmeserie in Inspiration die Luft anzuhalten. Es sind immer **Röntgenaufnahmeserien in zwei Ebenen** erforderlich, die entweder nacheinander oder – je nach Angiographiegerät – simultan aufgenommen werden können *(siehe Abbildung 37).*

Bei der Fragestellung nach der **Funktion der Aortenklappe** wird der Katheter vorsichtig bis zur Aortenwurzel zurückgezogen und eine weitere Röntgenaufnahmeserie mit Hochdruckinjektion des Kontrastmittels hergestellt. Nach Entfernung des Pigtail-Katheters aus dem Gefäßsystem wird ein **Spezialkatheter für die linke Koronararterie** bis zum Aortenbulbus vorgeschoben, um die linke Koronararterie selektiv zu sondieren. Mit jeweils 1 – 2 ml manuell injiziertem Kontrastmittel wird die linke Koronararterie mit ihren Aufzweigungen in verschiedenen Ebenen röntgenologisch dokumentiert *(Abbildung 38).* Nach Entfernung dieses Katheters aus dem Gefäßsystem wird ein Spezialkatheter für die rechte Koronararterie eingeführt und die Prozedur in gleicher Weise wiederholt *(Abbildung 39).* Während der gesamten Untersuchung ist die **EKG-Überwachung** im Untersuchungsraum und im Überwachungsraum unbedingt erforderlich.

Nach Bypass-Operationen werden alle Bypässe selektiv sondiert und mit Kontrastmittelinjektionen auf ihre Durchgängigkeit überprüft.

5.6 Interventionen an Herzkranzgefäßen und peripheren Arterien

5.6.1 Perkutane transluminale Coronarangioplastie (PTCA) – Ballondilatation

In vielen Fällen können **Stenosen** und auch **Verschlüsse** der Koronarien **mit Hilfe spezieller Ballonkatheter gedehnt,** das Gefäßvolumen vergrößert und damit die Durchgängigkeit verbessert werden.

Vorbereitung des Patienten

Siehe Kapitel 5.4.1. 24 Stunden vor dem **invasiven therapeutischen Eingriff** muss der Patient eingehend über die Art des Vorgehens sowie die **Risiken** einschließlich eines möglicherweise notwendig werdenden chirurgischen Eingriffs informiert werden. Thoraxaufnahmen, EKG, Blutdruckwerte, Gerinnungswerte (Quick, PTT) und Kreatinin- sowie Schilddrüsenwerte (TSH) müssen vorliegen.
Der Patient muss nüchtern sein und die Harnblase entleert haben. Er sollte leicht sediert werden (Valiumtropfen).

Durchführung der Dilatation

Die **Punktion** erfolgt in die **Femoralarterie.** Zum problemlosen **Wechsel verschiedener Ballondilatationskatheter und der Führungsdrähte** wird eine Gefäßschleuse entsprechender Lumenweite verwendet und im Gefäß belassen. Es gibt eine Vielzahl von Kathetern mit unterschiedlichsten Ballongrößen, über deren Auswahl von Fall zu Fall entschieden werden muss. Das langsa-

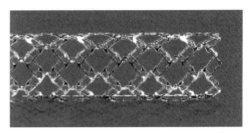

Abbildung 40: Stent (Metallgitter-Implantat)

me Aufblasen des Ballons wird mit Hilfe eines Indeflators durchgeführt, während der Druck über ein Manometer kontrolliert wird. Nach jeder Dehnung, deren Druck und Zeit genau protokolliert werden, kontrolliert der Untersucher das Gefäß, insbesondere die Lumenveränderung der Stenose, durch eine Kontrastmittel-Injektion. Während der Intervention wird fortlaufend physiologische Kochsalzlösung infundiert und je nach Dauer des Eingriffs eine Antikoagulations-Therapie mit Heparin durchgeführt.

5.6.2 Coronare Stentimplantationen

In vielen Fällen werden im Anschluss an eine coronare Ballondilatation **Stents (Metallgitterprothesen)** in das Gefäßlumen eingebracht, im Bereich der dilatierten Stenose plaziert und durch Aufdehnen in die innere Gefäßwand (Intima) hineingedrückt. Mit diesen Prothesen kann das **dilatierte Gefäßinnenlumen stabilisiert** und offen gehalten werden *(Abbildung 40).* Die korrekte Platzierung des Stents und die Situation des Gefäßlumens werden mit einer Kontrastmittelinjektion überprüft.

5.6.3 Perkutane transluminale Angioplastie (PTA)

Indikationen

Stenosen der Becken- und Beinarterien, der Nierenarterien, der inneren Kopfschlagadern (Arteriae carotis internae).

Vorbereitung des Patienten

Siehe Kapitel 5.4.1. Befunde von Voruntersuchungen, Blutdruckwerte, Gerinnungswerte (Quick, PTT) sowie Kreatinin- und Schilddrüsenwerte (TSH) müssen vorliegen. Am Untersuchungstag muss der Patient nüchtern sein. Er wird leicht sediert (Valiumtropfen) und sollte die Harnblase entleert haben.

Durchführung der Untersuchung

Nach **Punktion** einer Femoralarterie wird eine **Gefäßschleuse** eingeführt, um während des Eingriffs das Wechseln verschiedener Führungsdrähte und Ballonkatheter problemlos zu ermöglichen. Unter einer Vielzahl von Führungsdrähten und Ballonkathetern wird **das für Art und Größe der Gefäßstenose geeignete Instrumentarium** ausgewählt. Mit dem Führungsdraht wird die Stenose sondiert und wenn nötig vorsichtig rekanalisiert, da erst dann der Ballonkatheter in das Gefäß eingeführt werden kann. Nach korrekter Positionierung des Ballons im Stenosebereich wird die **Dilatation** unter Verwendung eines Indeflators vorgenommen. Der Druck wird mit einem Manometer kontrolliert. Dehnungsdruck und Zeitdauer der Dilatation werden genau protokolliert. Nach jeder Dilatation wird der Befund des Gefäßes und insbes. der Stenose mit einer Kontrastmittel-Injektion überprüft *(Abbildung 41)*. Während der Intervention muss Heparin zur Antikoagulation injiziert werden. Der **Erfolg einer Stenoseaufdehnung** kann sich sehr schnell einstellen. Es gibt jedoch auch Fälle, die **zahlreiche Dehnungsvorgänge** erfordern und sowohl dem Arzt als auch dem Patienten viel Geduld abverlangen.

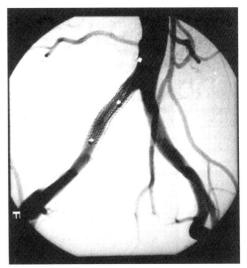

Abbildung 41: Angiographie (DSA) einer Iliakalarterie nach Stentimplantation

5.6.4 Stentimplantationen

Bei vielen Patienten wird auch dem peripheren Gefäßlumen im Bereich einer dilatierten Stenose durch Implantation eines oder mehrerer Stents eine zusätzliche Stabilität gegeben. Mit Hilfe des Ballonkatheters wird der Stent im Bereich der Stenose platziert, aufgedehnt und dabei in die Gefäßinnenwand (Intima) gedrückt. Abschließend wird die korrekte Platzierung des Stents und die Durchgängigkeit des Gefäßlumens mit einer Kontrastmittel-Injektion überprüft.

Der Einsatz von Stents beschränkt sich bisher auf die Beckenarterien und Aorta. Nierenarterien, Kopfarterien und die Arterien der Beine haben ein zu enges Lumen, so dass die Gefahr eines Gefäßverschlusses nach Stentimplantation noch zu groß ist.

5.7 Phlebographien/Venographien

5.7.1 Phlebographie der oberen Extremitäten

Indikationen

Venenstau in Arm und Schulter, Verdacht auf Venenentzündung.

Vorbereitung des Patienten

Siehe Kapitel 5.4.1. Der Patient muss nüchtern sein und sollte die Blase entleert haben.

Durchführung der Untersuchung

Bei **Verdacht** auf Veränderungen im Bereich des Unterarmes oder Ellenbogengelenkes erfolgt die Punktion und Kontrastmittel-Injektion in eine Vene des Handrückens. Die Oberflächenvenen werden gestaut und die tiefen Venen mit 20–30 ml Kontrastmittel gefüllt, so dass Röntgenaufnahmen in mehreren Ebenen gemacht werden können.

Wird ein **Befund** im Schulter- und Oberarmbereich vermutet, so wird die Ellenbogenvene möglichst auf der Kleinfingerseite punktiert. Es empfiehlt sich, auch die Vene auf der Gegenseite zu punktieren und bds. gleichzeitig 25–30 ml Kontrastmittel zu injizieren. Durch Röntgenübersichtsaufnahmen des oberen Thoraxbereiches können Abflussbehinderungen der Vena axillaris, der Vena subclavia oder der oberen Hohlvene identifiziert werden. Der **Seitenvergleich** ist sinnvoll und hilfreich.

5.7.2 Phlebographie der unteren Extremitäten

Indikationen

Krampfadern, Varikosis, Verdacht auf Venenentzündung.

Vorbereitung des Patienten

Siehe Kapitel 5.4.1. Der Patient muss nüchtern sein und sollte die Blase entleert haben.

Durchführung der Untersuchung

Nach Rückenlagerung des Patienten auf dem Untersuchungstisch wird der **Kipptisch** in eine Neigung von etwa **30° zur Horizontalen** gebracht. Der Patient wird aufgefordert, die Knie durchzudrücken und sich mit den Händen an den seitlichen Handgriffen abzustützen. Nach Stauung der Oberflächenvenen oberhalb des Knöchels wird eine Fußrückenvene punktiert. **Während der Injektion** von insgesamt 100 ml Kontrastmittel werden fortlaufend **Röntgenaufnahmen** der Unterschenkelvenen, der Venen im Kniebereich, im Oberschenkel und im Becken angefertigt. Die tiefen Venen des Beines müssen in zwei oder mehreren Ebenen dargestellt und dokumentiert werden. Um eine gute Darstellung der Beckenvene zu erreichen, wird der Patient zum Anspannen der Bauchpresse aufgefordert. Der Übergang in die untere Hohlvene sollte mit erfasst werden.

Nach Abschluss der Untersuchung – dies gilt auch für die Venographie der oberen Extremität – wird physiologische NaCl-Lösung nachinjiziert und der Arm oder das Bein 2–3 Tage lang fest gewickelt. Dem Patienten wird empfohlen, reichlich Flüssigkeit (Tee, stilles Wasser) zu sich zu nehmen, um die **Ausscheidung** des Kontrastmittels über die Nieren schnell zu erreichen.

5.7.3 Phlebographie von Beckenvenen und unterer Hohlvene

Indikationen

Thrombosen der Beckenvenen und der unteren Hohlvene, Kompression der unteren Hohlvene durch Tumor, Tumoreinbruch in die Hohlvene.

Vorbereitung des Patienten

Siehe Kapitel 5.4.1. Der Patient muss nüchtern sein und die Blase entleert haben.

Durchführung der Untersuchung

Nach **Punktion** der Femoralvene dicht unterhalb des Leistenbandes kann die Kontrastmittel-Injektion entweder direkt über die Nadel oder über einen eingebrachten Katheter vorgenommen werden. 30–50 ml Kontrastmittel werden mit einer Hochdruckspritze bei einem Flow von 10 ml/sec injiziert. Während der Aufnahmen sollte der Patient in Exspiration die Luft anhalten.

Nach Abschluss der Untersuchung bekommt der Patient einen kleinen Leistendruckverband und sollte 24 Stunden Bettruhe einhalten. Es wird reichliche Flüssigkeitsaufnahme zum Zweck der schnellen Ausscheidung des Kontrastmittels über die Nieren empfohlen.

5.7.4 Selektive Organphlebographie mit oder ohne Venenblutentnahme

Indikationen

Nierenvenenthrombose, Tumoreinbruch in die Nierenvene.
Selektive Venenblutentnahmen dienen der **Bestimmung von Hormonen**, die auf Organtumoren hinweisen können.

Vorbereitung des Patienten

Siehe Kapitel 5.4.1. Der Patient muss nüchtern und mit entleerter Harnblase zur Untersuchung kommen.

Durchführung der Untersuchung

Nach **Punktion** der Vena femoralis wird ein Spezialkatheter über Becken- und Hohlvene in die Nierenvene eingeführt. Es werden 10–20 ml Kontrastmittel manuell injiziert und gut eingeblendete Röntgenaufnahmen hergestellt. Vor der Kontrastmittel-Injektion kann **Venenblut zur Renin-Bestimmung** entnommen werden.
Das Venenblut **weiterer Organe** wie Nebenschilddrüsen, Schilddrüsen, Nebennieren oder Pankreas wird über einen in die obere oder untere Hohlvene eingeführten Katheter aus den Gefäßen oder den entsprechenden Etagen entnommen.

5.7.5 Perkutane transhepatische Portographie (PTP) und Pfortaderpunktion

Es handelt sich um ein **immer seltener** angewandtes Untersuchungsverfahren. Daher müssen vor Beginn des Eingriffs genaue Absprachen zwischen Ärzten und Mitarbeitern über Bereitstellung des erforderlichen Materials und zur Vorgehensweise getroffen werden.

Indikationen

Blutentnahmen zur Hormonanalyse endokrin aktiver Tumoren, indirekte Messung des Pfortaderdruckes, Embolisation von Ösophagusvarizen.

Kontraindikationen

Blutungsneigung, Aszites, stark durchblutete Lebertumoren (Hämangiome), bekannter Pfortaderthrombus.

Vorbereitung des Patienten

Siehe Kapitel 5.4.1. Der Patient muss nüchtern sein und die Blase entleert haben.

Durchführung der Untersuchung

Der Patient befindet sich in Rückenlage auf dem Röntgentisch. Mit einer Spezialnadel erfolgt die **transhepatische Punktion der Pfortader**, wobei die Lage der Nadel unter Röntgendurchleuchtung kontrolliert werden kann. Nach erfolgreicher Blutaspiration wird vorsichtig Kontrastmittel injiziert, um die Gesamtsituation zu überprüfen. Bei korrekter Lage der Nadel kann über einen Führungsdraht der Katheter eingeführt werden, um Druckmessungen durchzuführen, Blutproben zu entnehmen und nach Kontrastmittelinjektion in die Venen von Milz und Darm Röntgenaufnahmeserien vorzunehmen.

Um bei Entfernung von Nadel und Katheter Nachblutungen zu vermeiden, kann der Punktionstrakt mit Gelschaum oder kleinen Spiralen verschlossen werden. Nach Abschluss des Eingriffs sind 24 Stunden Bettruhe für den Patient notwendig.

Wegen alternativer Möglichkeiten durch Untersuchungen mit der Computertomographie und/oder der Dopplersonographie wird die perkutane transhepatische Portographie (PTP) nur noch sehr selten praktiziert.

5.8 Strahlenwirkung und Strahlenschutz

Zu den vermuteten Risiken der Strahlenwirkung bei diagnostischen Verfahren gibt es auf der ganzen Welt eine Vielzahl von Untersuchungen und Veröffentlichungen. Zuerst muss die **unvermeidbare** natürliche Strahlenexposition jedes Menschen erwähnt werden. Dazu gehören die kosmische und terrestrische Strahlung, der Zerfall natürlicher radioaktiver Stoffe im Körper und die Inhalation von Radon, einem natürlich vorkommenden radioaktiven Edelgas. Zu den nicht unerheblichen zivilisatorischen Risiken gehört die Strahlenwirkung bei Langstreckenflügen (!).

Strahlenwirkung bei radiologischen Untersuchungsverfahren

Für den Patienten ist sein individuelles Strahlenrisiko entscheidend. Unter diesem Aspekt ist darauf zu achten, dass Doppeluntersuchungen vermieden werden. Zu den besonders strahlenempfindlichen Organen gehören die Gonaden, die bei jeder Röntgenuntersuchung geschützt werden müssen! Das rote Knochenmark, die Schilddrüse und die Augenlinse sind ebenfalls besonders strahlenempfindlich. Wegen der sehr hohen Strahlenbelastung bei Durchleuchtungsuntersuchungen wurden diese kontinuierlich reduziert. Belichtungsautomatik, empfindlicheres Filmmaterial, hoch verstärkende Folien und Entwicklungsautomaten haben in der radiologischen Diagnostik zu großer Dosisreduktion geführt. Im Bereich der angiographischen Diagnostik konnte die Strahlendosis durch die digitale Technik erheblich vermindert werden. Die Strahlenbelastung bei Untersuchungen mit der Computertomographie ist erheblich höher als bei Röntgenübersichtsaufnahmen. Schlanke Patienten und Kinder werden stärker belastet als adipöse, da wegen des geringeren Subkutanfettgewebes die Ein- und Austrittsdosen näher beieinander liegen. Schichtdicke, Anzahl der Schnitte und Dosis (mAs) haben Einfluss auf die Strahlenbelastung des Patienten. Die Spiral-CT-Methode sowie die Mehrzeilen-Spiral-CT-Technik bringen eine höhere Strahlenwirkung, da die Aufnahmen mit hoher Dosis (mAs) gefahren werden.

Strahlenschutz

In der Verordnung über den Schutz vor Schäden durch Röntgenstrahlen (Röntgenverordnung) sind u. a. Regeln für Schutzmaßnahmen bei Patienten und Personal aufgezeigt. Gut ausgebildetes Personal, das regelmäßig von einem Strahlenschutzbeauftragten über mögliche Gefahren und anzuwendende Schutzmaßnahmen belehrt werden muss, trägt zum bestmöglichen Strahlenschutz bei. Die regelmäßige Überprüfung und **Wartung von Röntgenanlagen und Entwicklungsautomaten sowie deren Konstanzprüfung** gehören zu den gesetzlich festgelegten Maßnahmen der Qualitätssicherung. Die gesetzlich vorgeschriebene **Dosisüberwachung** des Personals mit Filmdosimetern ermittelt regelmäßig die tatsächliche Strahlenbelastung des einzelnen Mitarbeiters. Wegen der besonderen Strahlensensibilität der Leibesfrucht dürfen schwangere Frauen nicht mit Röntgenstrahlen untersucht und auch nicht im **Kontrollbereich einer Röntgenabteilung** beschäftigt werden. Zusammenfassend ist festzustellen, dass das Strahlenrisiko vom Patienten häufig aus Unwissenheit überschätzt wird. Durch fachkundige Aufklärung und sorgfältige Arbeit kann die Strahlenwirkung bei der Anwendung von Röntgenstrahlen für Patient und Personal so niedrig wie möglich gehalten werden.

Weitere Informationen liefern *die Kapitel 3.2.2, 3.2.3 und 11.*

6 Computertomographie (CT)
Brigitte Bast

6.1 Physikalisch-technische Grundprinzipien

6.1.1 Konventionelle Computertomographie

Bei der Computertomographie handelt es sich um ein **digitales Röntgenschnittbildverfahren**, mit dem 1971 erste Versuche am menschlichen Schädel zur Abbildung des Gehirns gemacht wurden. Die Entwicklung des Verfahrens geht auf A. M. Cormack und G. N. Hounsfield zurück, die unabhängig voneinander forschten und die Entwicklung vorantrieben. Sie erhielten 1979 für ihre Bemühungen den Nobelpreis für Medizin.

Im **Gegensatz zur linearen Röntgen-Tomographie**, die in den 20er Jahren entwickelt und eingeführt wurde, kommt es bei der Computertomographie nicht zu Verwischungseffekten, sondern es werden überlagerungsfreie, scharfe Schnittbilder erzeugt. Das Grundprinzip der Computertomographie besteht darin, dass sich Röntgenröhre und gegenüberliegendes Detektorsystem um das Objekt, nämlich die interessierende Körperregion herum bewegen. Während dieses Vorganges erfolgt eine gewebespezifische Schwächung der Röntgenstrahlung, die von den Detektoren gemessen wird und die dann Daten für ein Intensitätsprofil liefern. Das Bild der durchstrahlten Schicht erscheint anschließend auf einem Monitor.

Diese **1. Generation** der **Einzeldetektor-Rotations-Translations-Scanner** hatte den Nachteil extrem langer Scan-Zeiten. Die Ab-

Tabelle 8: Entwicklung der Computertomographie

Jahr	Ereignis
1929	Radon: Mathematische Grundlagen
1963	Cormack: Bildrekonstruktion
1971	Hounsfield (EMI Laboratories): Technik
1971	Schädelscanner (EMI Mark I)
1974	Ganzkörperscanner (ACTA-Scanner)
1974	3. Scanner-Generation (Artronix)
1977	4. Scanner-Generation (AS&E-Scanner)
1979	Nobelpreis für Hounsfield/Cormack
80er	technische Detailverbesserungen
1983	Dynamic Spatial Reconstructor
1983	Elektronenstrahl-CT (EBT)
1987	Scanner mit kontinuierlich rotierender Röhre
1989	Spiral-CT
1991	Split-Detektor für Spiral-CT
1991	CT-Angiographie
1995	Echtzeitrekonstruktion (CT-Durchleuchtung)
Zukunft	primär multiplanare Bildgebung Multidetektorsysteme

Galanski, M.: Grundlagen der Computertomographie, in: Ganzkörper-Computertomographie Thieme, Stuttgart-New York 1998

6.1 Physikalisch-technische Grundprinzipien

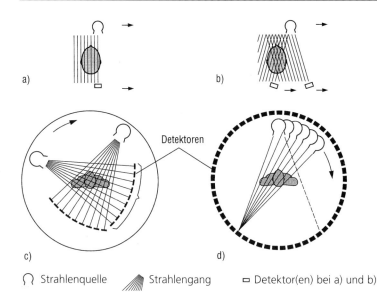

Abbildung 42: Unterschiedliche Abtastprinzipien von Computertomographen (*vgl. Abbildung 64*)
a) Einzeldetektor-Rotations-Translations-Scanner (1. Generation)
b) Mehrdetektor-Rotations-Translations-Scanner (2. Generation)
c) Rotations-Scanner mit beweglichem Detektorsystem (3. Generation)
d) Rotations-Scanner mit einem fest stehenden Detektorring (4. Generation)

tastung erfolgte über 180 Winkelschritte zu je 1°. Daraus resultierte eine Scan-Zeit von mehreren Minuten pro Schicht. Bei der geschilderten Technik handelt es sich um Geräte der 1. Generation. Wegen der extrem langen Scan-Zeiten waren diese Geräte nur für Schädelaufnahmen geeignet, da hierbei so gut wie keine Bewegungsartefakte auftraten.

Bei der **2. Generation**, die als **Mehrdetektor-Rotations-Translations-Scanner** bezeichnet werden, wurde gegenüber dem Röntgenfächerstrahl ein Detektorsystem mit 5–50 Messkammern angeordnet. Dadurch reduzierte sich die Anzahl der meist auf 10° ausgelegten Winkelschritte entsprechend. Die Scan-Zeit pro Schicht konnte auf 6-10 sec. reduziert werden.

Es folgte die Entwicklung der **3. Generation** von **Rotations-Scannern mit beweglichem Detektorsystem**. Das Gerät war so konstruiert, dass der Öffnungswinkel des Fächerstrahls das gesamte Objekt erfasste und durchstrahlte. Hinter dem interessierenden Körperabschnitt liegt das Detektorfeld mit 200–600 Detektoren, die sich gemeinsam mit der Röntgenröhre in gleicher Richtung um den Körper bewegen. Die Scan-Zeit wurde mit Hilfe dieser Technik auf 1-4 sec. pro Schicht reduziert.

Bei der **4. Generation** von CT-Geräten handelt es sich um **Rotations-Scanner mit einem fest stehenden Detektorring** (360°). Der Fächerstrahl der rotierenden Röntgenröhre, der das ganze Objekt erfasst, beschreibt einen Vollkreis, während 500–1000 Detektoren die Messungen für das Intensitätsprofil durchführen. Die Scan-Zeit liegt zwischen 1 und 5 sec. pro Schicht.

> **Merke:** Für die Ganzkörper-Computertomographie sind kurze Scan-Zeiten von besonderer Bedeutung, um Bewegungsartefakte durch Darmperistaltik und Herzpulsation möglichst zu vermeiden.

Das auf dem Betrachtungsmonitor erscheinende **Körperquerschnittsbild ist ein aus Schwächungsprofilen vom Rechner konstruiertes digitales Röntgenbild**, das aus 512 x 512 oder 1024 x 1024 Bildpunkten (Pixeln) besteht. Die Bildqualität wird von Strahlendosis und Schichtdicke beeinflusst. Die Dichte der verschiedenen Organe und Gewebe des Körpers wird in Hounsfield-Ein-

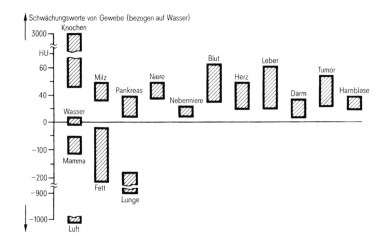

Abbildung 43: Schwächungswertbereiche verschiedener Körpersubstanzen und Gewebe. Man erkennt, dass sich die den einzelnen Substanzen entsprechenden Schwächungswertbereiche häufig überschneiden. Aus dem Schwächungswert lässt sich also nicht eindeutig auf die Substanz schließen. Dies gilt insbesondere auch für die verschiedenen Tumorarten

heiten (HE) gemessen. Sie reicht vom Schwächungswert -1000 = Luft über ± 0 = Wasser bis +1000 = kompakter Knochen. Mit der „Fenstertechnik" können über unterschiedliche Graustufenbereiche die Befunde herausgearbeitet werden *(Abbildung 43, Tabelle 9)*.

6.1.2 Spiral-Computertomographie

Es handelt sich um eine neue Gerätetechnik, bei der in der Abtasteinheit (Gantry) **Röntgenröhre und Detektorfeld** kontinuierlich **in einer Spirale** um den Patienten **rotieren** und der Patiententisch gleichmäßig über die ausgewählte Organstrecke verschoben wird.
Aus den gemessenen Rohdaten werden anschließend die axialen Schnittbilder errechnet. Diese Art der Messung hat viele **Vorteile** für die klinische Anwendung. In sehr kurzer Zeit kann ein **ganzes Organ während einer einzigen Atemstillstandsphase erfasst** und dadurch Bildartefakte reduziert werden. Im Falle einer Kontrastmittel-Unverträglichkeit kann die Kontrastmitteldosis reduziert werden, da mit dem Spiralverfahren die maximale Speicherung des Kontrastmittels im Organismus sicher und besser erfasst werden kann. Die Spirale kann entsprechend der zu untersuchenden Körperregion in geringem Abstand oder gedehnt gefahren werden.

Schichtdicke und **Untersuchungstischvorschub** können der Fragestellung entsprechend gewählt werden *(Abbildung 44)*. Das Verfahren stellt besondere Anforderungen an Röntgenröhre und Rechner, die Röhren-

Tabelle 9: Dichtewerte im Computertomogramm

Gewebe	Wert
Knochen	+200 bis +1000
Verkalkungen	+60 bis +1000
Kortex (normal)	+32 bis +40
Frische Blutung	+60 bis +85
Älteres Blut (< 1 Woche)	+30 bis +60
Fließendes Blut	+31 bis +45
Metastasen (nicht zystisch)	+20 bis +50
Marklager, normal	+27 bis +32
Hirninfarkt, frisch	+22 bis +26
Hirninfarkt, alt	+8 bis +18
Ödem, perifokal	+17 bis +25
Fettgewebe, orbital	-100 bis -70

Bittner, R.C. und R. Roßdeutscher
Leitfaden Radiologie
G. Fischer, Stuttgart – Jena – New York 1996

6.1 Physikalisch-technische Grundprinzipien

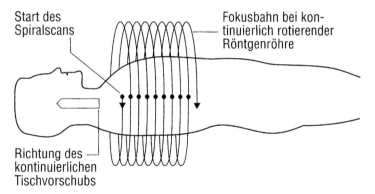

Abbildung 44: Aufnahmeprinzip beim Spiral-CT

leistung und Berechnung der Schnittbilder durch Rohdateninterpolation und die Bildverarbeitung beinhalten.

Ein neues Anwendungsgebiet der Spiral-CT sind **Untersuchungen des Gefäßsystems**. Die konventionelle Computertomographie konnte nur für Untersuchungen der Aorta und großen Venen eingesetzt werden. **Spirale und Tischvorschub (Pitch)** werden je nach Organ und Gefäßlänge gewählt, die Kontrastmittel-Injektion erfolgt intravenös in Form eines Bolus und mit Hilfe eines automatischen Injektors.

Das Messprotokoll wird dem Untersuchungsziel entsprechend angepasst *(Abbildung 45)*.

Es lassen sich einige **Vorteile der CT-Angiographie** gegenüber der digitalen Subtraktionsangiographie und der Magnetresonanz-Angiographie feststellen. Das minimal invasive Verfahren gibt bei kurzer Untersuchungszeit und geringer Kontrastmittel-Dosis Informationen über Gefäße sowie die umgebenden Strukturen, so dass eine topographische Zuordnung des Befundes leichter möglich ist.

Die **Strahlenbelastung** bei der Untersuchung eines Körperbereiches mit der Computertomographie entspricht 4–8 konventionellen Aufnahmen desselben Organs. Der Streustrahlenanteil ist wegen des gebündelten Röntgenstrahls und der Bauweise der Detek-

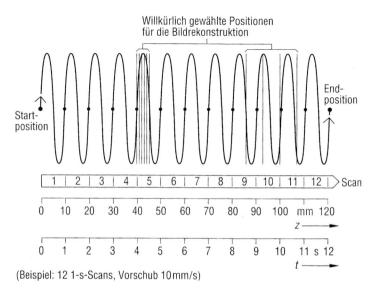

Abbildung 45: Mehrfachscan mit Patiententransport (Spiral-CT)

toren sehr viel geringer als bei konventionellen Röntgenaufnahmen oder einer Durchleuchtung. Für die Gonadenbelastung gilt das quadratische Abstandsgesetz.

Das Computertomographie-Gerät gehört zur Standardausrüstung einer Radiologischen Abteilung im Krankenhaus ebenso wie in einer Radiologischen Praxis. Die **Einsatzmöglichkeiten** sind für alle Körperregionen und Organe unbegrenzt.
Eine **Einschränkung** darf jedoch nicht unerwähnt bleiben. **Metalldichte Fremdkörper und Implantate,** wie dies im Kieferbereich und bei **Gelenkendoprothesen** sowie bei **Metallsplittern** nach Schussverletzungen der Fall sein kann, bewirken starke **unvermeidbare Artefakte.** Es können **Bildverfälschungen** und im Extremfall **völlig unbrauchbare Schnittbilder** resultieren.

6.2 Spezielle Diagnostik

6.2.1 CT von Schädel und Gehirn

Indikationen

Schädelhirntrauma, Entzündungen, Blutungen, Gefäßerkrankungen, Tumoren, Kontrolluntersuchungen nach operativen Eingriffen und Bestrahlung.

Vorbereitung des Patienten

Siehe Kapitel 5.4.1. Der Patient sollte nüchtern sein. Zahnprothesen, Hörgeräte und andere Metallteile, wie Haarklammern, Ohrringe sollten entfernt werden. Falls der Patient ansprechbar ist, wird er über Indikation und Untersuchungsverlauf informiert und wegen evtl. bekannter Allergien befragt.

Durchführung der Untersuchung

Die **bequeme Lagerung des Patienten** auf dem Untersuchungstisch ist für ein gutes Untersuchungsergebnis sehr wichtig. Der Schädel wird in eine vorgeformte Schale gelegt und kann zusätzlich mit Gurtbändern fixiert werden. Die Untersuchung beginnt mit einem **Übersichtsbild (Topogramm,** *Abbildung 46),* in das die Anzahl der Schichten mit Schichtabstand und Schichtdicke elektronisch eingetragen werden. Die **Standarduntersuchung** beginnt mit 5 mm Schichtdicke von der Schädelbasis bis zur Oberkante des Felsenbeines, dann folgen lückenlose Schichten von 8-10 mm Dicke bis zum Scheitel.
In der **Notfalldiagnostik** ist immer Eile geboten, so dass alle Schichten von der Basis bis zum Scheitel mit 10 mm Dicke und 10 mm Vorschub gefahren werden. Nach der Dokumentation der Nativserie im **Knochenfenster** und **Weichteilfenster** (Gehirn) kann zur weiteren Klärung eine Kontrastmittel-Serie angeschlossen werden. Dies geschieht bei etwa 40–60% aller Schädeluntersuchungen mit der Computertomographie. Es werden 50–100 ml nicht-ionisches nierengängiges Kontrastmittel intravenös injiziert und die entsprechende CT-Serie aufgenommen. Die Kontrastmittel-Menge richtet sich nach Größe und Gewicht des Patienten. Neben den Standarduntersuchungen des Schädels gibt es **weitere Einsatzmöglichkeiten** der Computertomographie zur Untersuchung von

- Mittelgesicht und Nasennebenhöhlen
- Orbita
- Innenohr (Felsenbein)
- Hypophyse (Sella turcica).

Je nach **Fragestellung und Zustand des Patienten** werden transversale und/oder koronare Schichten mit 1-4 mm Schichtdicke und 1-4 mm Vorschub aufgenommen. Nachverarbeitung und Dokumentation erfolgen mit entsprechender Fenstereinstellung.

6.2 Spezielle Diagnostik

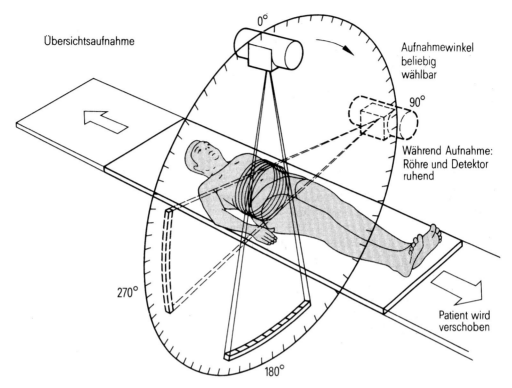

Abbildung 46: Schematische Darstellung einer Übersichtsaufnahme (Topogramm)

6.2.2 CT der Wirbelsäule einschließlich des Rückenmarks (ZNS)

Indikationen

Zustand nach Trauma, Entzündungen, Tumoren, Lähmungserscheinungen im Bereich der oberen und unteren Extremitäten.

Vorbereitung des Patienten

Siehe Kapitel 5.4.1. Der Patient sollte nüchtern sein. Bei geplanter Untersuchung der Halswirbelsäule Metallteile wie Zahnprothesen, Hörgeräte, Ohrringe, Haarklammern und Halsketten, im Bereich von Brustwirbelsäule und Lendenwirbelsäule Kleidung mit Metallteilen entfernen.

Durchführung der Untersuchung

Während der Untersuchung von Teilbereichen der Wirbelsäule (HWS, BWS und LWS) muss der Patient bequem und entspannt auf dem Rücken liegen. Zum Ausgleich der Lendenlordose werden die Knie unterpolstert.

Zur Untersuchung der **Halswirbelsäule** liegen die Arme am Körper, und die Schultern sollten so weit wie möglich nach unten gezogen werden (Schwanenhals). Zu Beginn der Untersuchung wird im seitlichen Strahlengang ein digitales Übersichtsbild (Topogramm) erstellt.

Je nach Fragestellung werden Standard- oder Spezialprogramm angewählt. Das Standardprogramm wird von der Felsenbeinoberkante bis zum Manubrium sterni in 5 mm Schichtdicke lückenlos gefahren. Es folgen Nachverarbeitung und Dokumentation. Bei besonderen Fragestellungen wird eine weitere Serie nach intravenöser Kontrastmittel-Injektion aufgenommen.

Für die computertomographische Untersuchung der **Brust- und Lendenwirbelsäule** sollten die Arme des Patienten über den Kopf gelegt werden. Bei Schwerkranken oder Schwerverletzten muss mit einem Gurtband eine zusätzliche Fixierung der Arme erfolgen. Zu Beginn der Untersuchung wird im seitlichen Strahlengang ein **digitales Übersichtsbild (Topogramm)** erstellt, auf dem die erforderlichen Schichten eingezeichnet werden. Schichtdicke und Vorschub werden entsprechend der Fragestellung gewählt. Im Anschluss an die Nativserie erfolgt die Bildnachverarbeitung und Dokumentation. Bei speziellen Fragestellungen muss eine Serie mit intravenöser Kontrastmittel-Injektion angeschlossen werden. Bildnachverarbeitung und Dokumentation schließen die Untersuchung ab.

Die Computertomographie von **Lendenwirbelsäule, Kreuz- und Steißbein** erfolgt entsprechend in derselben Vorgehensweise. Neurologische Ausfälle und Lähmungserscheinungen an den Extremitäten werden in den meisten Fällen durch einen Bandscheibenvorfall, der auf die Nervenwurzeln drückt, hervorgerufen. Am häufigsten kommt es im Bereich der unteren Lendenwirbelsäule zum **Bandscheibenvorfall.** Im Bereich der mittleren und unteren Halswirbelsäule sowie der unteren Brustwirbelsäule können derartige Veränderungen ebenfalls auftreten. Durch **klinische Voruntersuchungen** wird die **Lokalisation** des vermuteten Bandscheibenvorfalls bestimmt, um die computertomographische Untersuchung gezielt vornehmen zu können.

6.2.3 CT des Thorax (Herz, Lunge, Mediastinum)

Indikationen

Lymphknoten-Staging, Lungentumor, Lungengerüsterkrankungen, Aortenaneurysma, Aortendissektion, Schilddrüsentumor, Cardiomyopathie, Herzwandaneurysmen, Perikardergüsse.

Vorbereitung des Patienten

Siehe Kapitel 5.4.1. Es erfolgt die Aufklärung über Indikation und Untersuchungsablauf sowie die Befragung wegen Allergien und wegen **Klaustrophobie.** Halsketten und Metallteile im Bereich des Oberkörpers sind abzulegen. Der Patient sollte nüchtern sein.

Durchführung der Untersuchung

Bequeme und entspannte Lagerung des Patienten auf dem Rücken. Leichte Kopf- und Knieunterpolsterung. Beide Arme werden bequem über dem Kopf verschränkt und bei Bedarf mit Gurtband fixiert. Zu Beginn der Untersuchung wird ein **digitales Übersichtsbild im anterior- posterioren Strahlengang (Topogramm)** in tiefer Inspiration erstellt. Die Markierung der Schichten im Abstand und Schichtdicke von 10 mm (Hilus 5 mm) wird vorgenommen. Es wird von den Lungenspitzen beginnend bis zum äußersten Zipfel der Zwerchfellwinkel durchgeschichtet. Sodann folgen **Nachverarbeitung in verschiedenen Fensterlagen** (Weichteilfenster, Lungenfenster, Pleurafenster, Knochenfenster) und Bild-Dokumentation.

Bei speziellen Fragestellungen besonders zur besseren Differenzierung von Gefäßen folgt eine intravenöse Kontrastmittelinjektion. Die Serie sollte von caudal nach cranial gefahren werden, um **Artefakte** zu vermeiden, die **durch** eine **starke Kontrastmittel-Konzentration in der oberen Hohlvene** auftreten können.

6.2.4 CT von Abdomen und Becken

Indikationen

Tumordiagnostik und Lymphknoten-Staging, Organblutungen und Blutungen im Peritonealraum, Abszesse.

Vorbereitung des Patienten

Siehe Kapitel 5.4.1. Der Patient wird über Indikation und Verlauf der Untersuchung informiert. Es erfolgt die Befragung wegen Allergien und Klaustrophobie.
Etwa 90 min. vor Beginn der Untersuchung erhält der Patient ca. 750–1000 ml einer CT-geeigneten Kontrastmittel-Mischung zu trinken. Der Hinweis auf langsames, schluckweises Trinken ist wichtig, da sonst die **Kontrastmittelkonzentration im Darm zu dicht** ist und zu Streuartefakten führt.

Durchführung der Untersuchung

Kurz vor der Untersuchung trinkt der Patient nochmals einen Becher verdünntes Kontrastmittel, um Duodenum und oberen Dünndarm zu kontrastieren. Der Patient wird **bequem auf dem Rücken gelagert,** die Knie liegen leicht angezogen und unterpolstert, beide Arme über oder hinter dem Kopf verschränkt. Zuerst wird das **digitale Übersichtsbild in anterior-posteriorem Strahlengang** und in Exspiration angefertigt. Die Schichten werden mit einer Schichtdicke von 8-10 mm und gleichem Schichtabstand lückenlos zwischen Zwerchfellkuppen und Symphysenunterrand markiert und in Atemstillstand nach Exspiration aufgenommen. Anschließend erfolgt die **Nachverarbeitung in verschiedenen Fensterlagen** mit Bild-Dokumentation. Häufig muss eine weitere Serie eines umschriebenen Organbereiches nach Kontrastmittelinjektion und/oder auch nach Umlagerung des Patienten, z. B. auf die Seite oder auf den Bauch, vorgenommen werden. Das Programm der Kontrastmittel-Injektion kann entsprechend der Fragestellung variieren. Die dann folgende Nachverarbeitung und Bild-Dokumentation schließen die Untersuchung ab.

6.2.5 CT des Stützgerüstes (Muskulo-Skelettales System)

Indikationen

Entzündliche und degenerative Läsionen der Gelenke, Zustand nach Trauma, Tumoren im Knochen und den umgebenden Weichteilen.

Vorbereitung des Patienten

Siehe Kapitel 5.4.1. Die Information des Patienten über Indikation und Verlauf der geplanten Untersuchung wird ebenso durchgeführt wie die Befragung wegen Allergien und Klaustrophobie.
Zur Untersuchung sollte der Patient nüchtern sein.

Durchführung der Untersuchung

Die **bequeme und entspannte Rückenlage des Patienten** ist für die meisten Bereiche des Skeletts möglich und anzustreben. Dies trifft zu für Untersuchungen des Schultergürtels, der Hüftgelenke, des Beckens und des Fußskeletts, insbes. von Talus und Calcaneus. Für die Untersuchung von Handgelenk und Handwurzel muss die Lagerung dem Zustand des Patienten entsprechend vorgenommen werden. Die bestmögliche Position wird erreicht durch Streckung des Armes über oder hinter den Kopf, so dass der Arm in Längsrichtung des Untersuchungstisches positioniert ist. Zur **Vermeidung von Bewegungsartefakten** ist eine entsprechende Unterpolsterung und Fixierung wichtig. Schichtdicke, Schichtabstand und Schichtvolumen (Vergrößerung) werden entsprechend der Fragestellung und der Größe der Läsion gewählt. Große Skelettbereiche werden mit 5–10 mm Schichtdicke, kleine Skelettabschnitte mit 3-5 mm Schichtdicke gemessen. Nach einer Nativserie wird die **Nachverarbeitung** und häufig auch die **sekundäre Bildrekonstruktion** einschließlich Bild-Dokumentation vorgenommen. Bei speziellen Fragestellungen wird zur weiteren Klärung eine Schicht-Serie nach Kontrastmittel-Injektion erforderlich. Eine solche Serie wird ebenfalls **in verschiedenen Fensterlagen** (Weichteilfenster, Knochenfenster) **nachverarbeitet und dokumentiert.** Zur Operationsplanung sind zwei- oder dreidimensionale Rekonstruktionen sehr hilfreich.

7 Magnetresonanztomographie (MRT)
Telse Jasper

7.1 Physikalisches Prinzip

Bei der Magnetresonanztomographie (MRT), auch Kernspintomographie, handelt es sich um ein radiologisches Verfahren, das **ohne ionisierende Strahlen** arbeitet. Es erlaubt Bildkontraste, die aus der Kombination mehrerer Parameter errechnet werden, und ermöglicht die Darstellung von zwei- und dreidimensionalen Bildern.
Erstmals konnte Mansfield 1977 ein MRT-Bild eines menschlichen Thorax' anfertigen. Seit Anfang der 1980er Jahre werden Magnetresonanztomographen in der Medizin eingesetzt. Die Darstellung von Gefäßen ist möglich und wird in nächster Zeit die invasive Kontrastmitteluntersuchung mit Röntgenstrahlen ersetzen.
Das physikalische **Prinzip** der MRT ist grundlegend anders, als man es von der Erzeugung der Röntgenstrahlen *(vgl. Kapitel 2.2.3)* her kennt.
Auch die Magnetresonanz spielt sich auf der atomaren Ebene ab: Die **Elementarteilchen** (Elektronen, Protonen und Neutronen) besitzen eine Eigenrotation, die der Rotation eines Spielzeugkreisels oder der Erde um ihre eigene Achse vergleichbar ist. Diese **Eigenrotation** wird **Spin** genannt. Jedes Elementarteilchen mit Spin ist auch **magnetisch**.
Allerdings kompensieren sich die Spins der Protonen und Neutronen eines Atomkerns paarweise. Das heißt, Kerne mit einer geraden Anzahl von Protonen und Neutronen sind magnetisch neutral und für die Kernspintomographie unbrauchbar. Zwei Drittel der in der Natur vorkommenden Isotope besitzen jedoch eine ungerade Anzahl von Protonen und Neutronen und einen daraus resultierenden Spin, der für die MR-Bildgebung genutzt werden kann. Am häufigsten kommt das Element Wasserstoff im menschlichen Körper vor. Der Atomkern des Wasserstoffs enthält nur ein Proton. Nur dieser Atomkern trägt mit seinem Kernspin – in der Summe sind es dann wegen der Häufigkeit viele Protonen – zur MR-Bildgebung bei.
Wenn ein Patient in ein starkes Magnetfeld kommt, richten sich die **Protonen** entlang der Feldlinien aus und werden in eine durch das äußere Magnetfeld **erzwungene Gleichgewichtslage** gebracht. Wirkt nun ein kurzzeitig eingestrahlter **Hochfrequenzimpuls** auf die Wasserstoffprotonen ein und zwingt sie aus ihrer Gleichgewichtslage, werden sie aus der Längsachse z.B. um 90° in die transversale Ebene ausgelenkt (**Quermagnetisierung**). Nach Abschalten dieses Anregungspulses ist das Spinsystem bestrebt, wieder in den **Ausgangszustand** zurückzukehren oder wie man auch sagt, zu relaxieren. Dabei wird ein Teil der Anregungsenergie des HF-Pulses aus dem Gewebe in Form von elektromagnetischer Strahlung wieder abgegeben. Das MR-Gerät fängt diese Strahlung mittels Antennen (den sogenannten Spulen) auf und berechnet daraus dann Bilder.
Der Rückkehrprozess, also der Wiederaufbau der ursprünglichen Längsmagnetisierung wird durch die **Relaxationszeit T_1** beschrieben. Bevor sich die Längsmagnetisierung aber wieder aufbaut, um erneut einem Anregungspuls folgen zu können, zerfällt oder relaxiert deutlich schneller die zunächst

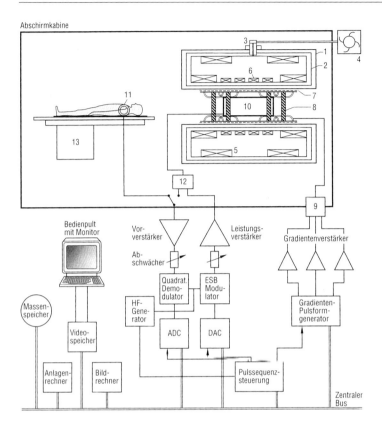

1 Vakkumbehälter
2 Kälteschild
3 Kaltkopf
4 Kompressor
5 supraleitende Schirmspule
6 supraleitende Feldspule
7 Eisenshims
8 Gradientenspulensatz
9 Duchführungsfilter
10 HF-Spule
11 Lokalspule
12 Sende-Empfangs-Weiche
13 Patientenliege

Abbildung 47: Schema einer Magnetresonanzanlage

„gerichtete" Quermagnetisierung in der transversalen Ebene. Dieser Relaxationsprozess wird durch die **Relaxationszeit T_2** beschrieben.

Die Zeitkonstanten T_1 und T_2 sind gewebespezifisch, wobei die T_2-Konstanten wesentlich kürzer sind als die T_1-Konstanten. Die HF-Pulse werden in regelmäßigen Abständen wiederholt und als Repetitionszeit TR bezeichnet. Die Messung des Spinechos nach den HF-Pulsen erfolgt in der Echozeit = TE. Die hohe Sensitivität der MR-Bildgebung liegt darin begründet, dass sich die Relaxationskonstanten T_1 und T_2 von gesundem und pathologischem Gewebe unterscheiden, zu einem geringen Grad auch die Protonendichte.

7.2 Aufbau eines Magnetresonanztomographen

Der Magnetresonanztomograph bzw. das MR-Gerät besteht aus

- Magnet mit Patientenliege

7.2 Aufbau eines Magnetresonanztomographen

- Gradientensystem
- Hochfrequenzsystem
- Computersystem
- Bedien- und Auswertekonsole.

Das zur MR-Bildgebung benötigte homogene Magnetfeld wird durch einen starken Magneten erzeugt. Der **Magnet** ist die wichtigste und zugleich kostspieligste Komponente des MR-Systems. Heute werden vor allem **zwei Typen** von Magneten eingesetzt:

- supraleitende Magnete mit einer Feldstärke von 0,5 bis 2,0 Tesla
- Permanentmagnete, die Feldstärken von 0,01 bis 0,35 Tesla erreichen.

Ein supraleitender Magnet ist ein Elektromagnet. Sein starkes Magnetfeld wird zumeist durch große stromdurchflossene Spulen erzeugt. Der Leiterdraht der Spulen besteht aus einer tiefgekühlten Niob-Titan-Legierung. Als Kühlmittel verwendet man flüssiges Helium.

Permanentmagnete bestehen aus großen Blöcken einer ferromagnetischen Legierung, z. B. in der Form eines Hufeisenmagneten. Sie besitzen ein dauerhaftes Magnetfeld und benötigen daher keine Kühlung. Im Gegensatz zu dem supraleitenden Magneten sind die Betriebskosten eines Permanentmagneten gering.

Bei supraleitenden Magneten entsteht außerhalb der Patientenröhre ein Streufeld, das abgeschirmt werden muss. Heute werden gegensinnig zu den felderzeugenden Spulen weitere supraleitenden Spulen außen am Magneten angebracht, die das Streufeld weitgehend kompensieren.

Die MR-Anlage besitzt drei **Gradientenspulenanordnungen** für alle drei Raumrichtungen (x, y, z). Angetrieben werden sie von speziellen Netzgeräten, den sog. Gradientenverstärkern. Leistungsfähige Gradientenverstärker müssen Ströme bis zu 200 Ampere mit hoher Genauigkeit und Stabilität schalten. Hierbei wirken starke mechanische Kräfte auf die Gradientenspulen (wie bei einem Lautsprecher). Das ist der Grund für das typische Klopfgeräusch während der Messung, das von den Patienten als sehr laut wahrgenommen wird.

Die Protonen werden durch hochfrequente eletromagnetische HF-Pulse angeregt. Das dafür erforderliche HF-System besteht aus

- HF-Sender und Verstärker
- HF-Sende- und Empfangsantennen (Spulen)
- HF-Empfangsverstärker.

Die HF-Antennen werden beim MR-Tomographen typischerweise als Spulen bezeichnet. Hierbei ist es wichtig, dass die „Empfängerspule" körpernah liegt. Deshalb gibt es heute sehr viele verschiedene Spulen wie Ganzkörperspule, Kopfspule, Extremitätenspule, Mamma-Spule, Wirbelsäulenspule, Herzspulen usw. (*Abbildung 48*). Die HF-Pulse liegen im Radiowellenbereich. Deshalb muss eine Abschirmung erfolgen, da z. B. Rundfunk und Fernsehen die Messungen empfindlich stören können, aber auch umgekehrt.

> **Merke:** Der Magnetresonanztomograph besteht aus einem supraleitenden Magneten mit Patientenliege, einem Gradientensystem, einem Hochfrequenzsystem, einem Computersystem sowie Bedien- und Auswertekonsole.

Das **Computersystem** hat zwei Funktionen: Bevor das verstärkte MR-Signal zur Bildberechnung weiterverarbeitet werden kann, muss es digitalisiert werden. Das geschieht durch einen Analog-Digital-Wandler. Danach kommen die Messwerte in den **Bildrechner**, an den spezielle Anforderungen gestellt werden. In den letzten Jahren konnte man die Rekonstruktionszeit eines MR-Bildes von mehreren Sekunden auf unter eine Sekunde verringern.

Der **Steuerrechner** steuert und überwacht das gesamte System von Dateneingabe, Messablauf, Bildberechnung, Bilddarstellung und Nachverarbeitung. Ein leistungsfähiger Steuerrechner erlaubt sowohl den Betrieb durch mehrere Benutzer von mehre-

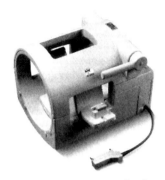
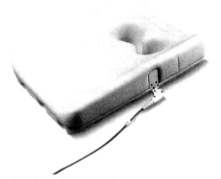

a) Zirkular polarisierte Kopfspule für Sende- und Empfangsbetrieb

b) Bilaterale Brustspule für Empfangsbetrieb

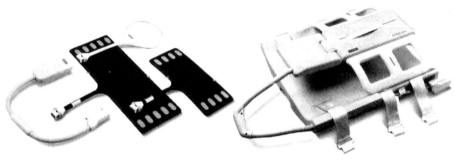

c) Flexibler Spulensatz für orthopädische Fragestellungen (Empfangsbetrieb)

d) Zirkular polarisierte Arrayspule für Körperbildgebung (z. B. im Thorax oder Abdomen)

Abbildung 48: Verschiedene Spulen für die Körperbildgebung - Kopfspule, Brustspule, flexibler Spulensatz und zirkular polarisierte Arrayspule

ren Bedien- und Auswertekonsolen zugleich, als auch den parallelen Ablauf mehrerer Funktionen. Hierzu gehören

- die Patientenverwaltung
- die Organisation und Steuerung des Messsystems
- die Messdatenerfassung und Vorverarbeitung
- die Darstellung von Rohdaten, Bilddaten und Ergebnissen auf dem Bildschirm
- die Bildnachverarbeitung, wie z. B. statistische und geometrische Bildauswertung

- die Dokumentation und Archivierung von Bildern und Grafiken.

Der Steuerrechner bestimmt letztendlich die Schnelligkeit, mit der das System auf Benutzerkommandos und Dateneingaben reagiert.

7.3 Bildgebung

Bei der Bildgebung sind der Bildkontrast und die räumliche Auflösung entscheidend für die differenzierte Aus- und Bewertung von MR-Bildern. Der Bildkontrast hängt von vielen Faktoren ab. Neben den Aufnahmeparametern ist hierfür die chemische Zusammensetzung des Gewebes von großer Bedeutung, die wiederum die Relaxationszeiten T_1 und T_2 der jeweiligen Gewebeanteile bestimmt.

Weitere Faktoren für gute Bildqualität, Gewebekontrast und Beurteilbarkeit von MR-Bildern sind

- die Magnetfeldstärke
- die Wahl geeigneter Pulssequenzen für die jeweiligen Fragestellungen
- die geeignete Wahl von Anregungswinkel, Repetitions- (TR) und Echozeit (TE)
- die richtige Wahl von Messfeldgröße und Bildmatrix für die erforderliche räumliche Auflösung
- Berücksichtigung von Flusseigenschaften und Flussgeschwindigkeit.

Bei der T_1-Gewichtung stellt sich Fett signalintensiv, d.h. hell und Wasser signalarm, d.h. dunkel dar. Unterhautfettgewebe, Fett im Abdomen und Mediastinum erscheinen hell, das Knochenmark je nach Fettanteil hell bis mittelgrau, parenchymatöse Organe wie Leber und Milz erscheinen hell bis mittelgrau, der Darm stellt sich dunkler dar.

Bei zunehmender T_2-Gewichtung lässt sich eine Kontrastumkehr erzielen. Stark wasserhaltige Substanzen werden nun signalintensiv, also hell dargestellt, so der Liquor cerebrospinalis oder flüssigkeitsgefüllte Räume wie Zysten und Ödeme.

Alle mit herkömmlichen MR-Sequenzen hergestellen Bilder sind mehr oder weniger T_1- oder T_2-gewichtet. Ein reiner T_1- oder T_2-Kontrast ist nicht erreichbar.

Das Signal fließender Substanzen, wie z.B. Blut kann in Abhängigkeit der gewählten Pulssequenz entweder mehr oder weniger ausgelöscht oder aber gezielt signalintensiv dargestellt werden, ein Effekt, den man sich bei der MR-Angiographie zu Nutze macht.

Typische **Bildartefakte** sind in der MRT häufiger als bei der CT. Zwar lassen sie sich durch geeignete technische Mittel verrringern, ganz vermeiden lassen sie sich jedoch nicht. Die wichtigsten Artefakte sind

- Bewegungsartefakte verursacht durch Körperbewegungen, Atmung oder Herzschlag
- Fluss- und Pulsationsartefakte
- gerätebedingte Artefakte, z.B. elektronisches Rauschen.

MR-Kontrastmittel führen zu einer lokalen Veränderung der magnetischen Eigenschaften der Wasserstoffprotonen. So gibt es Kontrastmittel, die zu einer Verkürzung der T_1-Relaxationszeit oder zu einer Verlängerung der T_2-Relaxationszeit führen. Bewährt hat sich als Kontrastmittel Gadolinium-DTPA. In der Erprobung sind eisenhaltige Kontrastmittel. Die MR-Kontrastmittel führen im Gegensatz zu den Röntgenkontrastmitteln nicht zu Kontrastmittelzwischenfällen.

> **Merke:** Für die Bildgebung ist neben den Aufnahmeparametern die chemische Zusammensetzung des Gewebes von großer Bedeutung, die wiederum die Relaxationszeiten T_1 und T_2 der jeweiligen Gewebeanteile bestimmt.

7.4 Anwendungsgebiete

Heute wird die Magnetresonanztomographie in allen Körperregionen eingesetzt. Sie hat gegenüber der konventionellen Radiologie und der Computertomographie den großen Vorteil, ohne ionisierende Strahlen zu arbeiten und dementsprechend keine Strahlenbelastung im Patienten zu verursachen.

Die **MR-Untersuchungen** des Zentralnervensystems werden mit Kontrastmittel durchgeführt, ebenso die MR-Mammographie. Bei den Gelenkuntersuchungen werden vor allem Sehnen und Bänder dargestellt. Deshalb muss heute keine Kniegelenkarthroskopie mehr durchgeführt werden.

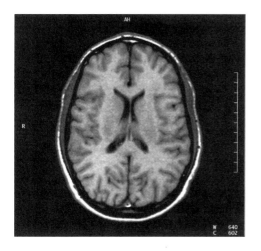

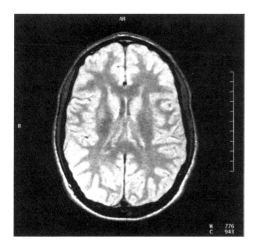

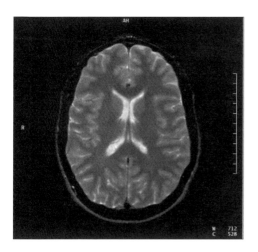

Die MRT wird statt dessen als nicht invasives Verfahren eingesetzt.

Die MR-Angiographie (MRA) hat in den letzten Jahren rasante Entwicklungen durchgemacht. Heute wird die MRA mit Kontrastmittel durchgeführt. Die Messzeiten bewegen sich innerhalb eines Atemstopps. Die Technik ist minimal invasiv, da das Kontrastmittel intravenös injiziert wird. Die Vorbereitungen des Patienten und die Vorbereitungen des Gerätes sind gering, und die Untersuchung kann ambulant durchgeführt werden.

In den letzten Jahren hat sich die MRA auch im Bereich der Kopf-, Hals, Thorax- und Abdomengefäße durchgesetzt. Seit kurzem ist die Darstellung der Becken-Bein-Gefäße möglich geworden durch die Einführung neuer Untersuchungstechniken mit automatischer Tischverschiebung.

Merke: Die Hauptvorteile der MRT liegen im besonders guten Weichteilkontrast, den Möglichkeiten der Gewebecharakterisierung, der Möglichkeit der Blutflussmessung und -darstellung, der Bilderstellung mit signifikantem Kontrast pathologischer Prozesse und der Darstellung anatomischer und physiologischer Zusammenhänge.

Grenzen der Einsatzmöglichkeiten

Aus Gründen der Patientensicherheit dürfen ferromagnetische Gegenstände nicht in die unmittelbare Nähe des Magnetresonanztomographen gebracht werden, da dies äußerst gefährlich sein kann. Durch die starke Anziehungskraft können z.B. Messer, Scheren, Schlüssel oder auch Kugelschreiber zu

Abbildung 49: Sagittale MR-Aufnahmen des Kopfes. *Vgl. Abb. 74*
oben: T_1-Wichtung
mitte: T_2-Wichtung
unten: Protonendichte-Wichtung

Geschossen werden und damit zu Patientenverletzungen führen. Daher ist stets äußerste Vorsicht geboten, und Ärzte und MTAR müssen hier besondere Sorgfalt walten lassen.

Patienten mit Herzschrittmachern dürfen nicht untersucht werden. Das gleiche gilt für Innenohr-Endoprothesen (Cochlea-Implantate). Patienten mit Granatsplittern oder sonstigen ferromagnetischen Fremdkörpern können nicht untersucht werden, denn es könnte sich der Fremdkörper im Magnetfeld bewegen.

Klips nach Gehirnoperationen waren früher ferromagnetisch, heute sind sie ungefährlich. Unterschiedlich gefährlich sind endovaskuläre Materialien wie Stents, Cava-Filter und Spiralen. Im Zweifel muss die Untersuchung aus Sicherheitsgründen unterbleiben. Gefäßklips, Hüftgelenksendoprothesen, Platten und Schrauben gelten als unproblematisch.

Jedoch verursachen alle metallischen Implantate massive Bildartefakte durch Störung des lokalen Magnetfeldes.

7.5 Vorbereitung von Patienten auf MRT-Untersuchungen

Die Patientenvorbereitung stellt einen wichtigen Baustein im Gesamtablauf der MRT-Untersuchung dar. Durch sie können unnötige Ängste vermieden und die Durchführung deutlich beschleunigt werden.

Zunächst sollte der Patient über den allgemeinen Ablauf **informiert** werden. Eine MRT-Untersuchung besteht aus mehreren Teilen, den sogenannten Sequenzen, von denen in der Regel immer mehrere angefertigt werden. Insgesamt beträgt die Untersuchungsdauer zwischen 30 und 60 Minuten. Deshalb ist Pünktlichkeit des Patienten extrem wichtig.

Es handelt sich bei fast allen MRT-Geräten um mehr oder weniger lange Röhren, in die der Patient hineingelegt werden muss. Einige Patienten leiden unter **Platzangst** und sind daher nicht in der Lage, für die Dauer der Untersuchung in dieser engen Röhre zu liegen. Hier sollte in Absprache mit dem Arzt der MRT-Abteilung und ggf. dem betreuenden Stationsarzt vor der Untersuchung eine angstlösende oder schlafanstoßende Medikation erfolgen.

Aufgrund der starken Magnetfelder sind metallische Gegenstände in der Magnetresonanztomographie nicht zugelassen. Diese können sich lösen, wenn sie äußerlich angebracht sind und durch das Gerät geschleudert werden. Metallische Gegenstände im Körper des Patienten können sich evt. unkontrolliert bewegen und hierbei einen nicht vorhersehbaren Schaden anrichten. Deshalb ist die Untersuchung von Patienten mit Granatsplittern z.B. im Gehirn oder in der Nähe von Gefäßen, sowie mit metallischen Innenohrimplantaten untersagt *(siehe auch Grenzen der Einsatzmöglichkeiten, Seite 106)*.

Äußerlich angebrachte metallische Fremdkörper wie Schmuck oder auch Piercingringe müssen vor der Untersuchung – am besten bereits auf der Station – entfernt werden, um Zeitverzögerungen zu vermeiden. Ähnliches gilt auch für Kleidungsstücke mit metallischen Verzierungen, z.B. Lurex, Pailletten und besonders auch Perlmuttknöpfe.

Die Farbe von Tätowierungen enthält häufig auch Metallbeimengungen, die sich während der Untersuchung aufheizen und zu Verbrennungen führen können. Hier ist die vorherige Rücksprache mit dem untersuchenden Arzt in der Abteilung sinnvoll.

Die meisten Lidschattenpräparate enthalten Anteile von Metall, die zu deutlichen Störungen (Artefakte) der Bilder führen und deshalb vorher entfernt werden müssen. Metallische Fremdkörper, die nicht entfernt werden können, führen zu Störungen der aufgenommenen Bilder.

Die Magnetresonanztomographie kann die Gallen- und Pankreasgänge darstellen, ohne dass Kontrastmittel verabreicht oder dem Patienten ein Gastroskop eingeführt werden muss. Für diese Untersuchung muss der Patient unbedingt nüchtern sein. Flüssigkeit im Magen kann zu Überlagerungen führen, so dass der Pankreasgang möglicherweise nicht erkennbar ist. Der Patient darf vor der Untersuchung weder feste noch flüssige Speisen zu sich nehmen, auch seine Medikamente darf er nicht einnehmen.

Besonderheiten bei Säuglingen und Kindern

Wichtig ist bei Kindern die Einschätzung der Kooperativität. Sind die Kinder in der Lage, in der gesamten Zeit der Untersuchung ruhig zu liegen oder müssen sie ggf. vorher medikamentös ruhig gestellt werden?
Kinder unter 6 Jahren sind erfahrungsgemäß nicht in der Lage, ca. 45 Minuten absolut ruhig zu liegen. Eine Sedierung muss in Absprache mit der MRT-Abteilung getroffen werden, da diese Untersuchungen intensiver geplant werden müssen und in der Regel zeitaufwendiger sind. Auch ist es sinnvoll, Kinder um die Mittagszeit – nach Schlafentzug – zu untersuchen.

Es sollte darauf geachtet werden, dass die Kinder Kleidung ohne Metall tragen. Wird erst im Untersuchungsgerät Metall bemerkt, wacht das Kind oftmals durch das Ausziehen des Kleidungsstückes wieder auf und ist nicht mehr zu beruhigen, so dass die Untersuchung an einem anderen Tag wiederholt werden muss.

Die Anwesenheit der Eltern ist in der Regel erforderlich, um Aufklärung über eine Kontrastmittelgabe und die Zustimmung zur Untersuchung zu erhalten, sowie zum Vorlesen während der langen Untersuchung.

8 Sonographie/Ultraschall (US)
Brigitte Bast

8.1 Physikalisch-technische Grundlagen

Schallwellen (Ultraschall) und elektromagnetische Wellen (Röntgenstrahlen) haben vieles gemeinsam, da sie denselben Gesetzmäßigkeiten unterliegen. Bei beiden Wellenarten treten Reflexion, Brechung, Interferenz, Beugung und Absorption auf. Es gibt aber auch große Unterschiede, insbes. im **Bereich der biologischen Wirkung** von Röntgenstrahlen im Vergleich zum Ultraschall. Die biologische Wirkung der Röntgenstrahlen wird in der **Strahlentherapie** zur Bekämpfung bösartiger Neubildungen genutzt. Die in der **medizinischen Diagnostik** benutzten Schallwellen (Ultraschall) sollen – so weit bisher bekannt – keine negativen Einflüsse auf den menschlichen Organismus haben.

Da die Ausbreitungsgeschwindigkeit von Schallwellen relativ niedrig ist, lassen sich die **Laufzeiten** messtechnisch sehr genau bestimmen und die zurückgelegten Strecken nach dem **Zeit-Weg-Prinzip** messen. Schallwellen sind Druckwellen, die von Medien auch im menschlichen Organismus ganz oder teilweise reflektiert werden. Der Reflektionsgrad ist das Verhältnis von auftreffender Schallintensität zum durchlaufenden Schallanteil und wird von den Wellenwiderständen im Medium Organismus bestimmt. Die **Schallgeschwindigkeit** ist abhängig von der Kompressibilität und der Dichte des Mediums und folglich auch von der Temperatur des Materials. Im Fall des menschli-

Tabelle 10: Dichte ρ (kg/m^3) und Schallleitungsgeschwindigkeit c (m/s) verschiedener Medien (Gewebe oder Organe)

Medium	ρ (kg/m^3)	c (m/s)
Luft (0°)	0,0012	331
Knochen	1,85	3600
Wasser (37°)	0,997	1526
Fett	0,94	1468
Muskel	1,05	1590
Leber	1,06	1559
Blut	1,02	1562

Laubenberger, Th. und J. Laubenberger
Technik der medizinischen Radiologie 6. Aufl.
Deutscher Ärzte-Verlag, Köln 1994

chen Körpers können Temperatur und äußerer Druck als konstant vorausgesetzt werden. Die **Schallleitungsgeschwindigkeiten verschiedener Gewebe** des menschlichen Körpers liegen zwischen 330 (Luft) – 3360 (Knochen) m/s, die mittlere Schallgeschwindigkeit im Gewebe wird mit 1540 m/s angegeben.
Ultraschallgeräte werden auf diesen **Mittelwert kalibriert**. Treffen Schallwellen schräg auf eine akustische Grenzfläche, so werden sie gebrochen und reflektiert. In der medizinischen Ultraschalldiagnostik ist der Einfluss der Brechung gering. In Einzelfällen kann es durch den Brechungseffekt zu einer geringen Abweichung in der Beurteilung der genauen **Lokalisation eines Organs** kom-

men, was für die ultraschallgesteuerte Punktion von Bedeutung ist.

Interferenz bedeutet eine Überlagerung von Schwingungen oder Wellen, wodurch es beim Zusammentreffen zweier Wellen durch Phasenverschiebung zur Verstärkung oder Auslöschung kommen kann. Im homogenen Gewebe breiten sich Schallwellen geradlinig aus. Treffen die Schallwellen auf ein Hindernis, werden sie gebeugt und es kann ein Schallschatten entstehen. In der medizinischen Ultraschalldiagnostik bedeutet das, durch Gewebsinhomogenitäten werden Beugungen verursacht. Bei der Durchdringung von Schallwellen durch Materie wird wegen der Dämpfung nur ein Teil der einfallenden Energie weitergeleitet. Durch Absorption nimmt die Schalldruckamplitude exponentiell mit der Dicke des Objektes ab. Die **Absorption** ist von der Beschaffenheit des Organs und von der Frequenz der Schallwellen abhängig. Die Absorption steigt in Weichteilgewebe linear mit der Frequenz der Schallwellen, in Knochenverkalkungen und Konkrementen dagegen steigt sie quadratisch mit der Schallwellenfrequenz an.

Zur **Erzeugung von Ultraschallwellen** wird ein polarer Kristall durch Anlegen einer elektrischen Wechselspannung in Schwingungen versetzt, die sich als Schallwellen ausbreiten. Die **reflektierten Echos** kehren zu dem Piezoelement zurück und bewirken eine mechanische Verformung und Ladungsverschiebung der Piezokristalle. An der Oberfläche der Kristalle entsteht eine abtastbare elektrische Spannung, was man als **piezoelektrischen Effekt** bezeichnet. Die durch eine Vielzahl von Einzelelementen erzeugten Spannungssignale eines Schallkopfes werden elektronisch weiterverarbeitet und zu einem Schall-Schnittbild auf dem Monitor zusammengesetzt.

Ein **Ultraschallgerät** zur medizinischen Diagnostik besteht aus dem Pulsgenerator (**Sender**), der kurze elektrische Pulse der eingestellten Sendefrequenz erzeugt und diese an den Schallkopf weiterleitet. Der **Schallkopf** setzt sich zusammen aus mehreren Piezoelementen, in denen elektrische Schwingungen in akustische Wellen umgewandelt werden. Sobald der Sendeimpuls in das Medium abgegeben wurde, schaltet das System auf Empfang. Dieselben Piezoelemente nehmen die Schallechos auf und wandeln sie in elektrische Signale um.

Neben den Piezoelementen gehören zu einem Schallkopf im vorderen Teil akustische Linsen, die der Czernischen Fokussierung des Schallbündels quer zum Schallkopf dienen. Der Schallkopf besitzt eine zusätzliche Antireflexschicht, mit der eine reflexarme Schallübertragung zwischen Schallkopf und Gewebe erreicht wird. Zusätzlich wird zwischen Schallkopf und Hautoberfläche ein Kontaktgel aufgebracht, um eine Reflexion durch Luft an der Grenzfläche zu verhindern. Eine rückseitige Dämpfungsschicht ermöglicht die Erzeugung eines scharf begrenzten und zeitlich kurzen Pulses. Dadurch werden gedämpfte Schwingungen erreicht. Die Dämpfungsschicht besteht aus Epoxidharz mit Wolfram oder Aluminiumteilchen.

Mit dem **Empfänger** am Ultraschallgerät werden die elektrischen Signale logarithmisch verstärkt. Mit einem zweiten Verstärker erfolgt der **Tiefenausgleich**. Die Tiefe wird aus der Zeitdifferenz zwischen Senden und Echoempfang bestimmt. Im sog. Scan-Converter werden Informationen der geometrischen Verhältnisse von Sendeimpuls und Echo gewonnen, und über die Bildkoordinaten werden die Bildpunkte festgelegt. Die Koordinaten entsprechen den Speicheradressen im Bildspeicher.

Nach der Digitalisierung werden die Bildinformationen im **Bildspeicher** abgelegt. Über einen Videogenerator werden Bildspeicherinformationen analogisiert und in ein Videosignal umgewandelt, das dann auf dem **Monitor** als Ultraschallbild erscheint. Zur **Beurteilung** von Ultraschallbildern ist die Kenntnis des geometrischen Auflösungsvermögens (Ortsauflösung) eines Systems notwendig. Die Ortsauflösung entspricht dem kleinsten messtechnisch erfassbaren Abstand zweier reflektierender Grenzflächen. Das axiale Auflösungsvermögen ist die Möglichkeit,

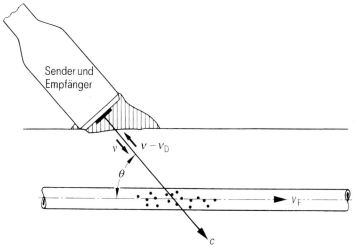

Abbildung 50: Ultraschall-Doppler-Effekt zur Messung von Strömungsgeschwindigkeiten
v_D = Doppler-Frequenzverschiebung
θ = Winkel zwischen Einstrahlrichtung und Bewegungsrichtung des Streuers (z. B. des Blutes)
v_F = Geschwindigkeit des Streuers
c = Schallgeschwindigkeit

zwei Grenzflächen in Richtung des Schallbündels zu erfassen.

8.2 Messverfahren

Die Ultraschalluntersuchungen von Organen des menschlichen Körpers werden mit verschiedenen **Techniken** oder Modalitäten durchgeführt.
Die einfachste Technik wird als **A-Mode-Verfahren** (amplitudenmodellierte Darstellung) bezeichnet. Die A-Bilder (A = Amplitude) bestehen aus einer Ultraschallinie, deren Echoamplitude als Funktion der Laufzeit wiedergegeben wird. Das Verfahren findet überwiegend Anwendung im augenärztlichen und Hals-Nasen-Ohren Bereich.
Im **B-Mode-Verfahren** (Brightness-Modulation, Graustufendarstellung) wird ein zweidimensionales Schnittbild erzeugt, das durch eine Kathodenstrahlröhre mit etwa 120 Bildzeilen wie ein Fernsehbild aufgebaut wird und Informationen über Helligkeitsunterschiede liefert. Dieses Verfahren wird am häufigsten für diagnostische Fragestellungen aller Organe benutzt. Für Untersuchungen mit dem B-Mode-Verfahren stehen Schallkopfkonstruktionen unterschiedlicher Größe zur Verfügung. Der Einsatz richtet sich nach der Organgröße und der diagnostischen Fragestellung.
Das **M-Mode-Verfahren** wird zur Registrierung und Aufzeichnung von Bewegungsabläufen, z. B. an Herzklappen und Herzwänden (Echokardiographie), eingesetzt. Eine Bildzeile aus dem B-Mode-Bild wird in schneller Folge aneinandergereiht und dadurch die Bewegung über ein Ortszeitdiagramm aufgezeichnet. Dieser Vorgang wird auch als Time-Motion-Verfahren = TM-Verfahren bezeichnet.

Doppler-Sonographie

Zur **Messung der Blutströmungsgeschwindigkeit** in den Arterien des Halses, des Gehirns, der Extremitäten und im Abdomen wird der **Dopplereffekt** genutzt. Dieser Effekt wurde 1843 von dem Österreicher Christian Doppler beobachtet und mitgeteilt. Zur Messung muss der Schallkopf mit der Achse des Blutgefäßes bzw. der Ausbreitungsrichtung des Blutstromes einen Winkel zwischen 0° und 60° bilden *(Abbildung 50)*. Mit Hilfe dieser Untersuchungsmethode wird eine **Frequenzverschiebung** berechnet. Es handelt sich um die Differenz zwischen der Sendefrequenz und der von fließendem

Blut reflektierten Frequenz, was die Berechnung der Flussgeschwindigkeit und durch den zumeist rhythmischen Wechsel mit dem Pulsschlag die Aufzeichnung von Geschwindigkeits-Zeit-Kurven ermöglicht.

Duplex-Sonographie

Dieses Verfahren setzt sich aus einer **Kombination zwischen der B-Mode-Untersuchung und dem Dopplerverfahren** zusammen. Mit der Duplex-Sonographie-Methode können Gefässwandveränderungen, Stenosegrade und Blutströmungsgeschwindigkeiten bestimmt und berechnet werden. Die **Hauptanwendungsgebiete** liegen ebenso wie bei der Doppler-Sonographie im Bereich der peripheren Gefäße der Extremitäten, der Arterien des Halses und Kopfes sowie der Bauchgefäße.

8.3 Spezielle Untersuchungen

Mit Ultraschallmethoden können **alle Organe** und Regionen des menschlichen Körpers **mit Ausnahme des Skeletts** untersucht werden. Die Qualität der sonographisch gewonnenen Bilder und Doppler-Spektren sowie deren Interpretation ist besonders vom Kenntnisstand und der Erfahrung des Untersuchers abhängig.

8.3.1 Sonographie des Schädels

Im letzten Jahrzehnt wurde die Schädel-Sonographie zur Routineuntersuchung entwickelt. **Bei Frühgeborenen und Neugeborenen** können mit der Sonographie intrakranielle Blutungen und Missbildungen festgestellt werden. Die Untersuchung des Gehirns erfolgt routinemäßig mit Coronar- und Sagittalschnitten.
Im Erwachsenenalter erfolgen Gefäßuntersuchungen mit der Doppler-Sonographie, um Gefäßspasmen und Stenosen festzustellen. Sowohl intraoperativ als auch postoperativ kann mit der Duplex-Sonographie die Hämodynamik überwacht werden. Nach Tumorresektion kann sonographisch kontrolliert werden, ob tieferliegende Tumoranteile total entfernt wurden. Auch zur genauen Lokalisation und Abgrenzung von Abszessen und Cysten im Gehirn kann die Sonographie erfolgreich eingesetzt werden.

8.3.2 Sonographie der Halsgefäße

Für Untersuchungen im Bereich der Arterien des Halses, die das Gehirn versorgen, ist die farbkodierte Duplex-Sonographie besonders gut geeignet. Mit dieser Methode kann das **Gefäßlumen** bestimmt werden. **Stenosen** und **Verschlüsse** der Halsgefäße lassen sich genau analysieren. Des weiteren können Aneurysmen und gefäßreiche Tumoren lokalisiert werden. Zusätzlich lässt sich die **Strömungsgeschwindigkeit** in den Halsgefäßen bestimmen. Zur Untersuchungstechnik ist zu erwähnen, dass sich die Carotiden in Längs- und Querschnittsrichtung darstellen lassen, während die Vertebralarterien nur in Längsrichtung gut zu erfassen sind.

8.3.3 Sonographie der weiblichen Brust

In **Ergänzung zur Röntgenuntersuchung** der weiblichen Brust (Mammographie) wird die Ultraschalluntersuchung eingesetzt.
Zur Durchführung der Untersuchung liegt die Patientin entspannt auf dem Untersuchungstisch. Wegen der guten Zugänglichkeit des Organs kann der Drüsenkörper von allen Seiten problemlos sonographiert werden.
Die Sonographie dient der **Differenzierung von soliden und cystischen Tumoren,** wobei gutartige Neubildungen sonographisch besser darzustellen sind als mit der Mammographie. Im strahlendichten Gewebe können

maligne Tumoren sonographisch nachgewiesen werden. Die sonographische Lokalisation und Kontrolle von Cysten und Tumoren zum Zweck einer Punktion ist ebenfalls von Bedeutung.

8.3.4 Ultraschalldiagnostik der Organe des Bauch- und Beckenbereichs

Die Sonographie des Oberbauchs wird **am nüchternen Patienten** durchgeführt. Weitere vorbereitende Maßnahmen sind nicht notwendig. Folgende Organe können diagnostisch sonographiert werden:

- Leber, Gallenwege und Gallenblase
- Bauchspeicheldrüse, Milz
- Nieren, Nebennieren
- Lymphknoten
- Aorta, Vena portae
- Harnblase, Prostata, Hoden
- Uterus, Ovarien.

Die sonographische Untersuchung dieser Organe wird nach einem jeweils vorgegebenen Schema durchgeführt, das in der Fachliteratur zu finden ist. Transversalschnitte und Longitudinalschnitte gehören routinemäßig an den Anfang der Untersuchung. Die weitere Schnittführung ergibt sich aus Größe und Lage des zu untersuchenden Organes. Die intrathorakalen und intraabdominellen Gefäße werden mit der Doppler-Sonographie und/oder der Duplex-Sonographie untersucht.

8.3.5 Sonographie von Schilddrüse und Epithelkörperchen

Auch bei diesen sonographischen Untersuchungen ist **keine besondere Vorbereitung** des Patienten notwendig. Der sonographischen Untersuchung sollte jedoch eine Abtastung des Organs zur orientierenden Bestimmung von Größe, Konsistenz, Verschieblichkeit und möglicher Druckschmerzhaftigkeit vorausgehen. Die Untersuchung wird in bequemer Rückenlage des Patienten und nach einem vorgegebenen Schema durchgeführt. Auch eine **Größenbestimmung** des Organs ist mit der Sonographie möglich.

8.3.6 Sonographie von Lunge, Herz und Pleura

Die **luftgefüllte Lunge** sowie die sie umgebenden knöchernen und knorpeligen Strukturen von Wirbeln, Rippen und Sternum sind für die Sonographie **schwer zugänglich**. Dies ändert sich jedoch bei entzündlichen Veränderungen des Lungengewebes sowie **Flüssigkeitsansammlungen** (Pleuraerguss) im Thoraxbereich. Auch Flüssigkeitsansammlungen am Herzmuskel (Perikarderguss) können sonographisch erkannt werden.

Für Untersuchungen im Herz-Lungen-Bereich werden **spezielle Schallköpfe** verwendet, um zwischen den Rippen hindurchzuschallen. So ist es trotz einer kleinen Zahl von Schallfenstern möglich, das Herz hinsichtlich Anatomie und Funktion vollständig zu untersuchen. Bei bestimmten Fragestellungen und bei ungünstigen Schallbedingungen kann statt von der äußeren Thoraxwand auch mit speziellen Schallköpfen durch die Speiseröhre untersucht werden.

8.3.7 Sonographie der Gelenke und Weichteile

Die **Indikationen** einer die Röntgendiagnostik ergänzenden **Arthrosonographie** sind Entzündungen und degenerative Gelenkerkrankungen, Flüssigkeitsansammlungen in Gelenken nach Trauma, Band- und Sehnenverletzungen. In seltenen Fällen ist auch eine Differenzierung von soliden und zystischen Gelenktumoren möglich.

Die Schnittführung bei Gelenkuntersuchungen wurde standardisiert. Das **Schultergelenk** ist der sonographischen Untersuchung sehr gut zugänglich und kann von ventral und dorsal in Frontal-, Transversal- und Longitudinalschnittführung untersucht werden. Auch die das Gelenk umgebende Muskulatur sowie Verkalkungen in der Rotatorenmanschette sind nachweisbar.

Das **Ellenbogengelenk** wird von dorsal und ventral in Längsrichtung sonographisch untersucht. Entzündungen und Flüssigkeitsansammlungen können diagnostiziert werden.

Für die Sonographie des **Handgelenkes** sind besondere Schallköpfe erforderlich, die ggf. mit einer Wasservorlaufstrecke versehen werden müssen. Die wichtigste Indikation für eine Sonographie des Handgelenks ist der Verdacht auf eine Sehnenscheidenentzündung. Eine genaue Lokalisierung von Flüssigkeit im Gelenk ist möglich. Sehnenverletzungen oder Abrisse können auch diagnostiziert werden. Die **Differenzierung von zystischen Strukturen** (Ganglion) **und soliden Gebilden** (Xanthom) gelingt ebenfalls mit der Sonographie.

Die Sonographie des **Hüftgelenks** ist zur **Screening-Methode in der Pädiatrie** entwickelt worden. So kann im Säuglingsalter eine mögliche Hüftdysplasie festgestellt und der Therapie zugeführt werden. Beim Erwachsenen erfolgt die Untersuchung in Rückenlage. Durch entsprechende Schnittführungen in Neutralstellung sowie Innen- und Außenrotation des Oberschenkels können neben Entzündungen auch Flüssigkeitsansammlungen erfasst werden. Zur sonographischen Untersuchung des Hüftgelenks gehört ferner die Begutachtung der umgebenden Muskulatur, in der sich Verkalkungen nach einem Trauma oder längerer Ruhigstellung und auch ein Senkungsabszess befinden können.

Das **Kniegelenk** ist der sonographischen Untersuchungstechnik **sehr gut zugänglich**. Die Standardschnittführungen sind in Neutralstellung des Gelenkes Längs- und Querschnitt. Am häufigsten wird eine Flüssigkeitsansammlung im Gelenk nachgewiesen. Die Diagnostik von Meniskus- und Bandverletzungen ist mit der Sonographie nicht einfach. Freie Gelenkkörper können nur ab einer Mindestgröße von 5 mm sicher identifiziert werden. Problemlos gelingt die sonographische Darstellung von Baker-Cysten, obwohl Form, Größe und Struktur sehr unterschiedlich sein können.

Die Sonographie der **Fußgelenke** wird nach standardisierten ventralen und dorsalen Längs- und Querschnitten durchgeführt. Nachweisbar sind Entzündungen sowie Verletzungen der Achillessehne.

8.3.8 Sonographie der Weichteile (Muskeln und Sehnen)

Im Bereich der **Muskeln** können Risse, Hämatome und Abszesse sonographisch erfasst werden. Raumforderungen können im Hinblick auf cystische oder solide Beschaffenheit differenziert werden. Der Nachweis von nicht röntgendichten Fremdkörpern gelingt sonographisch sehr gut.

Die sonographische Untersuchung von **Sehnen** sollte sowohl im Längs- als auch im Querschnitt erfolgen. Vollständige oder teilweise vorhandene Sehnenverletzungen stellen sich als Unterbrechung der Sehnenstruktur dar. Der Befund einer Sehnenscheidenentzündung ist sonographisch erfassbar.

8.4 Einfluss des Ultraschalls auf den menschlichen Organismus

Obwohl bisher keine negativen Wirkungen oder Nebenwirkungen der Ultraschalldiagnostik auf das Körpergewebe bekannt geworden sind, werden z. Zt. die Cavitation und eine lokale Temperaturerhöhung diskutiert.

Unter **Cavitationen** versteht man das Entstehen und Anwachsen von Gasblasen in einer Flüssigkeit. Dies geschieht während der Dekompressionsphase eines Ultraschalldruckpulses, wobei durch den Unterdruck Gasblasen im Gewebe entstehen und wachsen. Die Dauer der Einwirkung des Ultraschalls ist hierbei von Bedeutung.

Bei Verwendung von Ultraschall-Kontrastmitteln, die aus kleinen Gasbläschen bestehen, kann nach Einwirkung des Ultraschallpulses eine kritische Größe erreicht werden, und es erfolgt der Kollaps der Bläschen. Durch die bei diesem Vorgang frei werdende Energie kommt es zur **lokalen Temperaturerhöhung.** Es muss noch eingehend untersucht werden, ob es bei den geschilderten Vorgängen möglicherweise zu biologischen Schädigungen kommt.

Zu einer andersartigen Temperaturerhöhung kommt es **durch Absorption der Ultraschallenergie im Körper.** Ein nur kleiner Teil des Ultraschallpulses verlässt den Körper in Form des Echos. Da Messungen der Druck- und Intensitätsverhältnisse im Organismus selbst nicht möglich sind, war man auf Modelluntersuchungen im Wasserbad angewiesen. Danach lassen sich nur Schätzungen über die Vorgänge im menschlichen Körper ableiten.

Es wird angenommen, dass die Ultraschalldiagnostik unter den bekannten Bedingungen nicht schädlich ist, obgleich gewisse Unsicherheiten bestehen. Die Forderung bleibt, dass eine **sorgfältige Indikationsstellung** weiterhin notwendig ist.

Auf die 1996 veröffentlichten Empfehlungen der **European Federation of the Societies of Ultrasound in Medicine and Biology** (EFSUMB) sei abschließend hingewiesen.

9 Nuklearmedizin

Anke Ohmstede – 9.1 bis 9.4; Ulrike Schulte – 9.5; Bodo Schnapka – 9.6

9.1 Grundlagen

Nuklearmedizin ist die Anwendung von radioaktiven Stoffen zu diagnostischen und therapeutischen Zwecken am Menschen.
Bei der **in-vivo-Diagnostik** werden offene radioaktive Substanzen am Menschen angewendet. Mit Hilfe radioaktiv markierter Pharmazeutika werden Funktionsabläufe, wie z. B. die Nierenfunktion, untersucht. Die bekannteste nuklearmedizinische Untersuchung dürfte die Schilddrüsenszintigraphie sein. Bei der **in-vitro-Diagnostik** werden körpereigene Substanzen wie Serum und Urin mit Hilfe radioaktiver Reagenzien untersucht. Bei der **Therapie** mit Radionukliden wird die radioaktive Substanz direkt in das Zielorgan eingeschleust. Das radioaktive Jod 131 wird z. B. bei der Behandlung von Schilddrüsentumoren eingesetzt.
Nuklearmedizinische Labortestverfahren wie der RIA (Radioimmunoassay) und der IRMA (Immunoradiometrischen Assay) ermöglichen den quantitativen Nachweis von Substanzen sehr geringer Konzentration. Eingesetzt wird diese Methode zur Bestimmung von Schilddrüsenhormonen, Sexualhormonen, Tumormarkern und zum Medikamentennachweis.
Grundlage eines RIAs ist die Radioisotopenverdünnungsanalyse und die immunologische Antigen-Antikörper-Reaktion. Das Verfahren beruht auf der **Konkurrenzreaktion** von radioaktiv markiertem und nicht markiertem Antigen um die Bindungsstellen am Antikörper.

Antikörper (AK) werden im Körper gegen Krankheitserreger gebildet. Der Körper bildet diese AK im allgemeinen gegen körperfremde Substanzen, die Antigene (AG, das können Viren, Bakterien, Proteingifte sein). Z.B. führen kindliche Infektionskrankheiten wie Röteln, Masern, Windpocken etc. nach einer Erkrankung zu einer weitgehenden Immunisierung. Die passive Immunisierung ist die Impfung. Die gebildeten AK verhindern bei einer Zweitinfektion durch die AK-AG-Reaktion eine erneute Erkrankung.
Anitkorper gehören zur Gruppe der Serumproteine (Y-Globoline bzw. Immunglobuline). Die immunologische Reaktion beruht auf der Passform von AK und AG wie „Schlüssel und Schloss".
Antigene sind Substanzen, die die AK-Bildung stimulieren. Ihre antigene Eigenschaft hängt von der speziellen Struktur und der Molekülgröße ab. Mit Hilfe einer chemischen Reaktion werden diese kleinen Moleküle an ein Protein gekoppelt. Aufgrund ihres dann größeren Molekulargewichtes haben diese Eiweißverbindungen Antigeneigenschaften.
Steroide, Schilddrüsenhormone und verschiedene Pharmaka haben primär keine Antigeneigenschaften.
Die Radioimmunoassays wurden in den letzten Jahren zunehmend durch Enzymimmunoassays (EIA) ersetzt. Als Markierungssubstanz wird hier ein Enzym an Stelle eines Radioisotops verwendet.

> **Merke:** Bei der in-vivo-Diagnostik werden offene radioaktive Substanzen am Menschen angewendet. Bei der in-vitro-Diagnostik kommen radioaktive Reagenzien zum Einsatz, um in körpereigenen Substanzen wie Serum und Urin die Konzentration von Hormonen, Tumormarkern, Medikamenten etc. zu bestimmen.

9.2 Radionuklide

Ein Radionuklid bzw. Radiopharmakon muss mehrere Anforderungen erfüllen, damit es für diagnostische Zwecke am Menschen angewendet werden kann. Für die Patienten und das Personal steht eine möglichst niedrige Strahlenexposition im Vordergrund. Das Radionuklid hat nicht nur physikalische **Eigenschaften** wie die Strahlenart und die physikalische Halbwertszeit, sondern auch chemische bzw. biochemische Eigenschaften. Diese Eigenschaften müssen für die Markierung mit stoffwechselähnlichen Substanzen beachtet werden. Die kostengünstige Herstellung, Wirtschaftlichkeit und leichte Verfügbarkeit der Radiopharmaka sind weitere Kriterien für die Anwendung.

Bei der Anwendung offener Radionuklide am Menschen entstehen für Patient und Personal **Strahlenexpositionen**, die sich aus verschiedenen Faktoren zusammensetzen:

- **physikalische Halbwertszeit** (HWZ): Die Strahlenbelastung ist abhängig von der physikalischen HWZ. HWZ_{phys} ist die Zeit, nach der die Hälfte einer radioaktiven Substanz zerfallen ist. Die HWZ_{phys} ist für jedes Radionuklid charakteristisch und eine konstante Größe.
- **biologische Halbwertszeit:** HWZ_{biol} ist die Zeit, nach der die Hälfte eines vom Körper aufgenommenen Stoffes wieder ausgeschieden wird.
- **Effektive Halbwertszeit:** HWZ_{eff} ergibt sich aus der physikalischen und biologischen HWZ.

$$HWZ_{eff} = \frac{HWZ_{biol} \times HWZ_{phys}}{HWZ_{biol} + HWZ_{phys}}$$

Die Umwandlung eines radioaktiven Elements in ein stabiles Element geschieht unter Aussendung von Strahlung. Je nach Zerfallsart entsteht Alpha-, Beta- und/oder Gammastrahlung. Die **Strahlenart** spielt ebenfalls eine wichtige Rolle *(siehe Kapitel 2.2)*. Für die Anwendung am Menschen sind aus Strahlenschutzgründen reine Gammastrahler wünschenswert. Alpha- und Betastrahler sind Teilchenstrahler und haben eine höhere biologische Wirksamkeit im Gewebe bzw. Organismus. Gammastrahler sind elektromagnetische Wellen und verursachen im Gewebe weniger Ionisationen.

Die **Energie einer Strahlung** ist ein Maß für die Durchdringung im Gewebe. Die Einheit ist das Kilo-Elektronenvolt, üblicherweise in KeV angegeben. Für die nuklearmedizinische Messtechnik müssen die Radionuklide eine Strahlenenergie mit einer ausreichenden Reichweite und einer guten Nachweisempfindlichkeit für die Messgeräte besitzen. Zugleich muss die Strahlenexposition für Patient und Personal beachtet werden.

Die **biochemischen Eigenschaften** sind wichtig für die Markierung mit organaffinen Substanzen. Radionuklide haben neben ihren physikalischen Eigenschaften wie Zerfallsart und Halbwertszeit auch chemische Eigenschaften. Die **chemischen Eigenschaften** bestimmen die Markierbarkeit mit nichtradioaktiven Substanzen und damit die selektive Anreicherung im Zielorgan.

> **Merke:** Die Strahlenexposition für den Patienten setzt sich zusammen aus HWZ_{phys}, HWZ_{biol} → HWZ_{eff}, Strahlenart, -energie u. biochemischen Eigenschaften des Radionuklids.

Auch auf die kostengünstige und ausreichende **Herstellung** kommt es an. Radionuklide für die medizinische Anwendung können auf verschiedenen Wegen hergestellt werden:

- Im **Kernreaktor**: Durch die Kernspaltung im Kernreaktor entstehen Neutronen, die für die Herstellung von künstlichen Radionukliden verwendet werden. In einem weiteren chemischen Verfahren werden die Radionuklide so aufbereitet, dass sie am Menschen angewendet werden können.
- Im **Zyklotron**: Eine weitere Produktionsmöglichkeit von künstlichen Radionukliden ist das Zyklotron, ein Teilchenbeschleuniger. Z. B. werden Protonen beschleunigt, um eine Kernreaktion auszulösen, also ein neues Element herzustellen, welches dann radioaktiv ist.
- Im **Radionuklidgenerator**: Der Zerfall radioaktiver Nuklide ist weder durch chemische noch durch physikalische Prozesse zu beeinflussen. Das bedeutet, dass für kurzlebige Nuklide schon während des Transportes vom Herstellungsort bis zur nuklearmedizinischen Abteilung hohe Aktivitätsverluste entstehen. Aus wirtschaftlichen Gründen kann nicht jedes Institut ein eigenes Zyklotron zur Herstellung von Radionukliden betreiben. Hier bieten sich Radionuklidgeneratoren an. Mit Hilfe eines Generators können Radionuklide vor Ort direkt gewonnen werden.

Das **Prinzip eines Radionuklidgenerators** basiert auf einer langlebigen Muttersubstanz (z. B. Molybdän), die in eine kurzlebige Tochtersubstanz (z. B. Technetium) zerfällt. Diese Tochtersubstanz wird für die nuklearmedizinischen Untersuchungen täglich vor Ort gewonnen.

Das Tochternuklid ^{99m}Tc ist das am häufigsten verwendete Radionuklid in der Nuklearmedizin. Es entsteht durch den Zerfall von ^{99}Mo, der radioaktiven Muttersubstanz. ^{99m}Tc zerfällt mit einer HWZ_{phys} von 6 Stunden zu ^{99}Tc. ^{99}Tc zerfällt mit einer HWZ_{phys} von $2{,}12 \cdot 10^5$ Jahren unter Beta$^-$-Zerfall in das stabile ^{99}Ru. ^{99m}Tc ist ein reiner Gammastrahler, was aus Gründen der Strahlenexposition und der Messtechnik wünschenswert ist.

$^{99}Mo \rightarrow {}^{99m}Tc \rightarrow {}^{99}Tc \rightarrow {}^{99}Ru$
HWZ 66,7 h HWZ 6 h HWZ $2{,}12 \cdot 10^5$a stabil

9.2.1 Radiopharmakologie

Für jede nuklearmedizinische Untersuchung müssen neben den physikalischen Eigenschaften eines Radionuklids auch die chemischen, biochemischen und pharmakologischen Eigenschaften beachtet werden.

In der nuklearmedizinischen Routinediagnostik werden nur wenige Radionuklide eingesetzt. Einige Radionuklide eignen sich ohne weitere Markierung mit einem Pharmakon für die Untersuchung. Für die meisten Untersuchungen muss das Radionuklid mit einem Pharmakon gekoppelt werden, damit eine selektive Anreicherung im Zielorgan erfolgen kann.

Mit Hilfe von Markierungsbestecken (Kits) werden die Radiopharmaka im Heißen Labor eines nuklearmedizinischen Instituts hergestellt. Die chemischen und biochemischen Eigenschaften des ^{99m}Tc *(s.o.)* ermöglichen eine **Markierung** mit vielen organaffinen Substanzen. Die nicht aktiven Kits werden von der Industrie gebrauchsfertig angeliefert. Sie sind steril und pyrogenfrei und nach Markierung mit ^{99m}Tc für die Applikation am Menschen fertig. Neben Technetium werden auch andere Radionuklide eingesetzt:

- **Jodisotope**: Für die **Schilddrüsendiagnostik** ist Jod besonders gut geeignet. Jod wird in der Schilddrüse zu den Schilddrüsenhormonen Trijodthyronin (T3) und Thyroxin (T4) synthetisiert. Radioaktives und nichtradioaktives Jod werden von der Schilddrüse nicht differenziert, die Jodisotope werden hinsichtlich der Hormonsynthese gleich behandelt. ^{123}J ist ein Zyklotronprodukt und wird ohne weitere Markierung in die Schilddrüse eingeschleust. Auf Grund seiner **günstigen strahlenphysikalischen Eigenschaften** (HWZ_{phys} 13 h und Gammaenergie von 159 KeV) ist es besser geeignet als ^{131}J mit

einer HWZ$_{phys}$ 8 d und Gammaenergie von 364 KeV. Das ^{131}J wird in der **Strahlentherapie** von Schilddrüsenkarzinomen eingesetzt.
- ^{201}**Thallium** wird für die **Myokardszintigraphie** verwendet. ^{201}Thallium verhält sich ähnlich wie Kalium und wird in die Herzmuskelzelle eingebaut. Wegen der pharmakokinetischen Eigenschaften des Thalliums ist eine Aussage bezüglich Ischämie oder Infarkt möglich.

> **Merke:** Für die meisten nuklearmedizinischen Untersuchungen wird ^{99m}Tc verwendet. Wegen der biochemischen Eigenschaften ist es mit vielen organaffinen Substanzen markierbar.

9.2.2 Radiopharmakokinetik

Unter Radiopharmakokinetik versteht man das örtliche und zeitliche Anreicherungsverhalten eines Radiopharmakons im Organismus.
Die Art der **Aufnahme** des Radiopharmakons in das zu untersuchende Organ ist abhängig von der Kinetik. Meist erfolgt die Applikation über intravenöse Injektion. Andere Möglichkeiten sind Inhalation, Liquorraumpunktion, subkutane Injektion und orale Aufnahme. Die **Verteilung** des Radiopharmakons im Organismus geschieht auf unterschiedlichen Wegen und ist u.a. abhängig von der Verweildauer im Blutkreislauf und der Bindung an körpereigene Transportsysteme. Die **Elimination** des Radiopharmakons meint den Stoffwechsel und die Ausscheidung des Radiopharmakons. Die Ausscheidung findet über die Nieren, Leber, die Lungen, die Speicheldrüsen oder den Gastrointestinaltrakt statt.

9.3 Messsysteme

Im Unterschied zur Röntgendiagnostik ist in der Nuklearmedizin **der Patient die Strahlenquelle**. Das erfordert eine grundsätzlich andere Messtechnik als in der Radiologie.
Die meisten nuklearmedizinischen Untersuchungen werden mit der **Gammakamera** durchgeführt. Der große Vorteil der Gammakamera ist die universelle Anwendung für viele nuklearmedizinische in-vivo-Untersuchungen. Es lässt sich sowohl die räumliche als auch die zeitliche **Verteilung** des Radiopharmakons im Organismus in Form eines Szintigramms darstellen.
Für **Strahlenschutzmessungen** des Personals werden **Dosimeter** verwendet, die auf dem Prinizp einer Ionisationskammer beruhen (siehe Kapitel 2.4).
Die Gammakamera ist ein Szintillationszähler. Als Szintillation bezeichnet man Lichtblitze, die energiereiche Strahlen durch Anregung lumineszierender Substanzen hervorrufen. Mit der Gammakamera wird die vom Patienten emittierte Strahlung in Licht umgewandelt.
Folgende Bauteile sind für die **Arbeitsweise der Gammakamera** wesentlich:

- Der **Kollimator** ist einem Objektiv in der Photographie vergleichbar. Bestehend aus einer Bleiplatte mit regelmäßig angeordneten Löchern (ähnlich einem Sieb) wird die aus dem Patienten austretende Strahlung durch die Löcher gerichtet. Es werden nur Quanten gemessen, die eine bestimmte Flugrichtung haben. Die Kollimatoren haben Abbildungseigenschaften, mit denen die Bildqualität beeinflusst wird.
- Der **Kristall** besteht aus Natrium-Jodid, der lumineszierenden Substanz. Die aus dem Patienten emittierte Gammastrahlung erzeugt Fluoreszenzlicht in dem Kristall.
- Da die im Kristall entstandene Lichtmenge relativ klein ist, muss sie von einem **Photomultiplier** (PM) verstärkt werden.

Das Licht fällt auf die Kathode des PM und löst dort proportional zur Zahl der einfallenden Lichtquanten Elektronen aus. Durch eine am PM angelegte Hochspannung zwischen 1000 und 1200 Volt werden die Elektronen vervielfältigt. Die entstandene Elektronenlawine trifft auf die Anode und erzeugt einen Spannungsimpuls, der proportional zum Quant ist.
- Die nachgeschaltete **Elektronik** verarbeitet die entstandenen Impulse. Überwiegend sind Gammakameras mit einer EDV gekoppelt. Das analoge Signal wird digitalisiert, und über eine Ortsanalyse werden die gemessenen Impulse dem zu untersuchenden Organ zugeordnet und auf einer Festplatte abgespeichert. Die gespeicherten Bilddaten können weiter bearbeitet werden. Funktionsuntersuchungen wie der Schilddrüsen-Uptake lassen sich mit speziellen Rechner-Programmen auswerten.

Merke: Für die nuklearmedizinischen Untersuchungen wird hauptsächlich die Gammakamera eingesetzt. Die Kamera wandelt Strahlung in Licht um. Dieser als Szintillation bezeichnete Vorgang spiegelt die Radioaktivitätsverteilung im Organismus wider.

eines dreidimensionalen Organs ist. Beurteilt werden Größe, Form und Lage des Organs und die Verteilung des Radiopharmakons (RP) sowie dessen homogene oder inhomogene Verteilung. **Inhomogene Anreicherungen** werden unterschieden in heiße bzw. kalte Areale und weisen auf einen **pathologischen Prozess** hin.

Neben der Lokalisation ist auch die **Funktion** eines Organs beurteilbar. Mit der Funktionsszintigraphie kann das zeitliche Verhalten eines Radiopharmakons in einem Organ dargestellt werden. Über einen definierten Zeitraum wird eine Sequenz von Szintigrammen in einer bestimmten Zeiteinheit aufgenommen.

Mit speziellen EDV-Programmen lässt sich die Anflutung (Perfusion), Anreicherung (Sekretion) und Ausscheidung (Exkretion) in Form von Zeitaktivitätskurven quantifizieren.

Merke: Bei der Lokalisationsuntersuchung sind Größe, Form und Lage eines Organs beurteilbar sowie homogene, kalte oder heiße Radioaktivitätsverteilungen. Bei der Funktionsuntersuchung wird das zeitliche Verhalten eines Radiopharmakons und die prozentuale Aufnahme im Zielorgan beurteilt.

9.4 Nuklearmedizinische Untersuchungen

Nuklearmedizinische Untersuchungen dienen der Lokalisations- und Funktionsdiagnostik.
Es werden Radiopharmaka verabreicht, die sich für eine gewisse Zeit in dem zu untersuchenden Organ oder Gewebe selektiv anreichern und so dessen **Lokalisation** erkennbar machen. Mit Hilfe der Gammakamera wird die Aktivitätsverteilung in verschiedenen Sichten zum Organ gemessen. Verschiedene Sichten sind wichtig, da das Szintigramm eine zweidimensionale Wiedergabe

9.4.1 Allgemeine Vorbereitung des Patienten

Vorab wird der Patient informiert über Art und Dauer der Untersuchung. **Informationen** für den Patienten wie Beschreibung des Untersuchungsablaufs und Strahlenbelastung können über die nuklearmedizinische Abteilung angefordert werden. Die Untersuchungsvorbereitung wie Nüchternheit, Absetzen von Medikamenten, Schilddrüsenblockade etc. ist abhängig von der Untersuchung. Abzuklären ist, ob der Patient über einen längeren Zeitraum liegen kann, da die meisten Untersuchungen im Liegen durchgeführt werden.

Der **Untersuchungsantrag** sollte eine genaue Indikation enthalten sowie für die Untersuchung wichtige Informationen über den Patienten (z. B. „Patient spricht kein Deutsch", „physikalische Ergometrie ist nicht möglich, weil Patient beinamputiert ist", „Nephrektomie" etc.).

Eine Reihe von nuklearmedizinischen Untersuchungen kann nicht gleichzeitig durchgeführt werden. Es kommt zu einer erhöhten Untergrundaktivität, und die Beurteilung einzelner anatomischer Strukturen ist nicht möglich. Vorausgegangene Röntgenkontrastmitteluntersuchungen können die Schilddrüse für mehrere Wochen blockieren, ebenso Irenat®. Bei der Untersuchungsplanung sollte die Schilddrüsenszintigraphie daher an erster Stelle stehen.

Untersuchungen an **Kleinkindern** sollten möglichst auf den **Tagesrhythmus** abgestimmt sein. Beispielsweise kann eine Nierensequenzszintigraphie während einer Schlafphase nach einer Mahlzeit durchgeführt werden. Eine Sedierung ist dann meistens nicht erforderlich.

9.4.2 Schilddrüsenszintigraphie

Indikationen

- **In-vivo-Dignostik:** Die Szintigraphie der Schilddrüse erlaubt eine Aussage über Größe und Lage des Organs sowie eine Beurteilung des Funktionszustandes (Eu-, Hypo- und Hyperthyreose). Eine Sonographie wird meistens vor der Szintigraphie durchgeführt zur Lokalisation von heißen und kalten Anreicherungen und zur Volumenbestimmung.
- **In-vitro-Diagnostik:** Die Konzentration von fT3, fT4, T3, T4, TSH, TRH und den Schilddrüsenantikörpern TAK, MAK und TRAK im Blut sind wichtige Parameter zur Beurteilung der Stoffwechsellage. Ebenso lassen sich Proteine (TBG) und Tumormarker (TG, Calcitonin, CEA) bestimmen.

Vorbereitung des Patienten

Der Schilddrüsenszintigraphie sollten folgende Untersuchungen vorausgehen:

- Anamnese
- körperliche Untersuchung, Tastbefund
- Laboruntersuchung
- Sonographie.

Vor der Szintigraphie sollte beachtet werden, dass folgende äußere Einflüsse auf die Aktivitätsaufnahme einwirken:

- Röntgenkontrastmittel bis zu 6 Wochen
- schilddrüsenwirksame Pharmaka wie Thyroxin, Trijodthyronin, Jodid, Perchlorat mehrere Wochen
- jodhaltige Pharmaka wie Antiastmathika, organische Jodide, Dermatotherapeutica mehrere Wochen.

Für die Szintigraphie mit ^{99m}Tc muss der Patient nicht nüchtern sein. Eine Ausnahme besteht bei der Szintigraphie mit Radio-Jod bei oraler Gabe.

Durchführung der Untersuchung

Die ^{99m}Tc-Untersuchung mit der Erfassung der prozentualen Aktivitätsaufnahme in der Schilddrüse dauert mit Vorbereitung und Szintigraphie ca. 20–40 Minuten. 5–10 Minuten nach i.v. Injektion von 40–55 MBq ^{99m}Tc O$_4$ erfolgt die Szintigraphie. Nach einer Aufnahmezeit von 5–10 Minuten ist die Untersuchung abgeschlossen.

Nach der Szintigraphie ist kein besonderes Verhalten zu beachten.

9.4.3 Lungenszintigraphie

Indikation

Die Perfusions- und Ventilationsszintigraphie der Lungen kann mit ^{99m}Tc markierten Verbindungen durchgeführt werden. Die häufigste Indikation ist der Ausschluss bzw. Nachweis einer Lungenembolie.

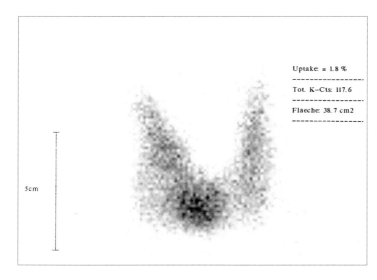

Abbildung 51: Schilddrüsenszintigramm mit ^{99m}Tc-Uptake-Messung, Euthyreose, Heißer Knoten

Für die **Perfusionsszintigraphie** werden dem Patienten markierte Humanserum-Albumin-Partikel i.v. verabreicht. Das Prinzip dieser Untersuchung ist die Kapillarblockade. Nach intravenöser Injektion wird etwa jede 10 000. Kapillare verschlossen. Ist nun eine Lungenarterie eingeengt bzw. verschlossen, erreichen nur wenige bzw. keine Partikel (Durchmesser von 15–40 μm) das nachfolgende Stromgebiet. Es resultiert das szintigraphische Bild eines Perfusionsausfalls.

Ergänzend zur Lungenperfusionsszintigraphie wird gegebenenfalls eine **Ventilationsszintigraphie** durchgeführt. Die Ventilationsszintigraphie ermöglicht die Beurteilung der Belüftung der Lungen. Verwendet werden radioaktive Edelgase (^{133}Xe und ^{81m}Kr), Aerosole (^{99m}Tc DTPA und ^{99m}Tc Nanokolloide) oder Partikel (^{99m}Tc Technegas, markierte Kohlenstoffpartikel). Für die Ventilationsszintigraphie muss die radioaktive Substanz inhaliert werden.

Vorbereitung des Patienten

Neben der Anamnese ist eine besondere Vorbereitung für die Perfusionsuntersuchung nicht notwendig. Für die Ventilationsszintigraphie sollte der Patient in der Lage sein, über mehrere Minuten – mit Nasenklemme – zu inhalieren.

Durchführung der Untersuchung

- **Lungenperfusionsszintigraphie:** Unmittelbar nach der Injektion *(s.o.)* kann mit der Szintigraphie begonnen werden. Es werden statische Bilder in sechs bzw. acht Sichten angefertigt. Die Untersuchung dauert ca. 20 Minuten.
- **Lungenventilationsszintigraphie:** Mit Hilfe eines Inhalationsbestecks bzw. über eine Atemmaske für die radioaktiven Edelgase atmet der Patient zwischen zwei und fünf Minuten die Substanz ein. Voraussetzung ist die aktive Mitarbeit des Patienten. Während der Inhalation trägt der Patient eine Nasenklemme, um eine Kontamination der Raumluft während des Ausatmens zu vermeiden.
  Direkt nach der Inhalation werden Szintigramme in mehreren Sichten angefertigt. Die Untersuchung dauert ca. 30–40 Minuten.
- Perfusions- und Ventilationsszintigraphie werden häufig in **Kombination** durchgeführt. Nach der Szintigraphie ist kein besonderes Verhalten zu beachten.

9.4 Nuklearmedizinische Untersuchungen

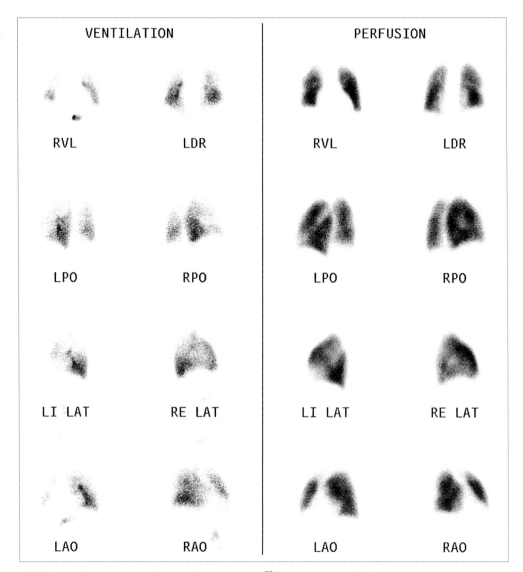

Abbildung 52: Lungenventilationsszintigramm mit ^{99m}Tc DTPA, Normalbefund
Perfusionsszintigramm mit ^{99m}Tc MAA, Embolie im rechten Mittelfeld

9.4.4 Knochenszintigraphie

Indikationen

Im Gegensatz zur Röntgendiagnostik, die eine Aussage über morphologische Veränderungen erlaubt, gibt die Szintigraphie den **regionalen Knochenstoffwechsel** wieder.

Indikationen für die Skelettszintigraphie sind Metastasenlokalisation, entzündliche Erkrankungen, Knochentumoren, Frakturen, rheumatische Knochenerkrankungen, orthopädische Fragestellungen.
Für die Szintigraphie werden ^{99m}Tc markierte Phosphanate verwendet. Das Radiopharmazeutikum reichert sich in Abhängig-

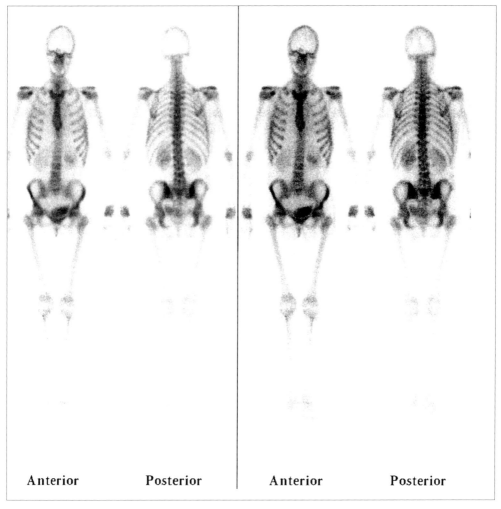

Abbildung 53: Skelettszintigramm mit ^{99m}Tc MDP – Normalbefund

keit von der Perfusion und der Intensität des regionalen Knochenstoffwechsels im Skelett an. Bei einer Skelettszintigraphie werden auch Nieren und Harnblase abgebildet, da ca. 50% des verabreichten Radiopharmakons über die Nieren ausgeschieden werden. Die Knochenszintigraphie ist zwar eine der häufigsten nuklearmedizinischen Untersuchungen, hat aber hinsichtlich der genannten Indikationen eine geringe Spezifität. Der Vorteil der Methode ist eine hohe Sensitivität wegen der Anreicherung über den Knochenstoffwechsel.

Vorbereitung des Patienten

Neben der Anamnese ist zu beachten: Vor der Untersuchung muss der Patient die Blase entleeren, damit eine Beurteilung des Beckens möglich ist.

Durchführung der Untersuchung

Bei einer **Drei-Phasen-Szintigraphie** wird mit der Injektion die Perfusionsphase aufgezeichnet. 5–10 min. p.i. wird die Weichteil-

9.4 Nuklearmedizinische Untersuchungen

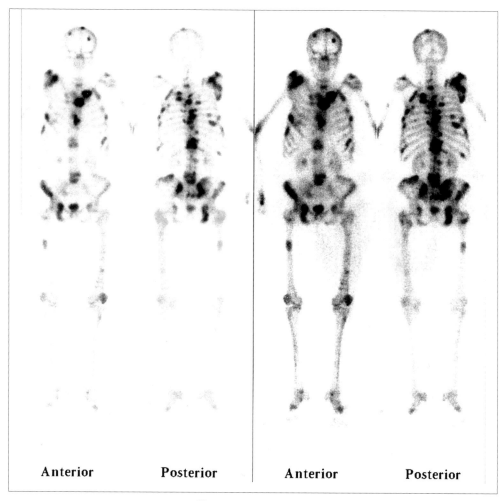

Abbildung 54: Skelettszintigramm mit ^{99m}Tc MDP – Mammakarzinom mit multiplen ossären Anreicherungen

phase aufgenommen und 2-4 Std. p.i. das Skelettszintigramm erstellt.

Während der **Anreicherungsphase** des Radiopharmakons von ca. 2 Std. sollte der Patient viel trinken. Die nicht im Skelett angereicherte Aktivität wird so schneller über die Nieren ausgeschieden. Bei Dialysepatienten sollte die Injektion des Radiopharmakons vor der Dialyse und die Szintigraphie nach der Dialyse durchgeführt werden. Die Szintigraphie dauert ca. 20–30 Minuten, bei zusätzlichen Aufnahmen (Einzelaufnahmen, SPECT) verlängert sich die Untersuchungszeit um 30–60 Minuten. Nach der Untersuchung sollte der Patient weiterhin viel trinken. Durch häufiges Wasserlassen reduziert sich die Strahlenexposition der Blase.

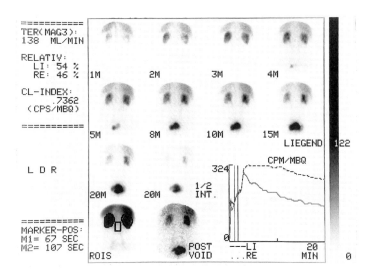

Abbildung 55: Nierenszintigramm mit ^{99m}Tc MAG 3 – verzögerte Ausscheidung der rechten Niere

9.4.5 Nierenszintigraphie

Indikationen

Für die Nierenszintigraphie werden radioaktiv markierte harnpflichtige Substanzen eingesetzt. Je nach Fragestellung kommen unterschiedliche Radiopharmaka zum Einsatz. Mit der Nierenfunktionszintigraphie kann eine Aussage über die Anflutung, Sekretion und Exkretion gemacht werden. Bei der seitengetrennten Funktionsbestimmung wird entweder die glomeruläre Filtrationsrate (GFR) oder die tubuläre Sekretion (TER) bstimmt, je nach dem, welches Radiopharmakon eingesetzt wird. Für die Nierenfunktionsszintigraphie wird überwiegend ^{99m}Tc MAG3 verwendet. ^{99m}Tc MAG3 wird von den Nieren zu 98% tubulär sezerniert und 2% glomerulär filtriert.
Indikationen für die Nierenfunktionsszintigraphie sind die Beurteilung der Abflussverhältnisse, Stenosen, dystope oder aplastische Nieren, Nierenarterienstenose, seitengetrennte Funktionsbestimmung.

Vorbereitung des Patienten

Neben der Anamnese erfolgt die Bestimmung von Größe und Körpergewicht des Patienten. Die Hydrierung nimmt man ca. 30 Minuten vor Beginn der Untersuchung mit 10 ml Flüssigkeit/Kg Körpergewicht vor. Falls für die Untersuchung ein Radio-Jod-Pharmakon verwendet wird, sollte die Schilddrüse 30 Minuten vor der Untersuchung mit 1 Tropfen/Kg Körpergewicht Irenat® blockiert werden.
Unmittelbar vor der Untersuchung muss der Patient die Harnblase entleeren.

Durchführung der Untersuchung

Mit der intravenösen Injektion des Radiopharmakons wird die Bildaufnahme gestartet. Während der nächsten 20–30 Minuten werden kontinuierlich Szintigramme erstellt. Nach der Szintigraphie erfolgt die Blutentnahme für die Clearancebestimmung. Wenn es um die Abklärung einer Abflussbehinderung (Obstruktion) geht, wird nach intravenöser Injektion von Furosemid eine weitere Bildaufnahme von ca. 20 Minuten gestartet.
Die Gesamtuntersuchungszeit beträgt 30–60 Minuten. Nach der Untersuchung sollte der

Patient viel trinken, um die Strahlenexposition der Blase zu reduzieren.

9.4.6 Myokardszintigraphie

Indikation

Ausschluss bzw. Nachweis einer KHK (Infarkt, Ischämie). Es können zwei verschiedene Radionuklide eingesetzt werden.
^{201}Thallium verhält sich ähnlich wie Kalium und wird energieabhängig durch aktive Transportsysteme (Na$^+$-K$^+$-AT-Pase) in die Herzmuskelzelle eingebaut. Der Anreicherung des ^{201}Tl ist abhängig von der myokardialen Durchblutung und der Herzmuskelmasse. Unter **Belastungsbedingungen** wird in minderperfundierte Gebiete ^{201}Tl zeitlich verzögert eingebaut (Redistribution). D.h., die Belastungsszintigraphie zeigt einen Speicherdefekt, der sich in der Ruheszintigraphie nicht mehr darstellt.
^{99m}Tc-Isonitril wird ähnlich wie ^{201}Tl durchblutungsabhängig in die Herzmuskelzelle eingebaut, es findet jedoch keine Redistribution statt. Bei einem Speicherdefekt ist eine weitere Injektion zum Ausschluss Ischämie/Infarkt notwendig.

Vorbereitung des Patienten

Zusätzlich zur Anamnese sind die Kontraindikationen für eine Belastungsergometrie abzuklären. Das aktuelle Belastungs-EKG, maximal mögliche Belastungshöhe und Abbruchkriterien sollten zur Untersuchung vorliegen. 1 Tag vor der Untersuchung sollten Nitrate und Calciumantagonisten, Betablocker 2 bis 3 Tage, vorher abgesetzt werden. Falls eine physikalische Belastung nicht möglich ist, kann sie auch pharmakologisch durchgeführt werden.
Der Patient soll für die Untersuchung nüchtern sein.

Durchführung der Untersuchung

Die Untersuchungsprotokolle für ^{201}Tl und ^{99m}Tc-Isonitril sind nicht identisch.

Myokardszintigraphie mit ^{201}Tl
Unter Belastung wird dem Patienten ^{201}Tl intravenös verabreicht. Unmittelbar nach Belastungsende muss die Szintigraphie erfolgen. Die Szintigraphie dauert ca. 20–30 Minuten. 3–4 Stunden p.i. erfolgt die Ruheszintigraphie. Während der Ruhephase sollte der Patient Belastungen vermeiden und weiterhin nüchtern bleiben.
Abhängig vom Untersuchungsergebnis ist eine Reinjektion erforderlich. Reinjektion nach der Ruheuntersuchung, 30–60 Minuten p.i. Szintigraphie, evtl. Injektion an einem anderen Tag.

Myokardszintigraphie mit ^{99m}Tc-Isonitril (Eintagesprotokoll)
Unter Belastung wird dem Patienten ^{99m}Tc-Isonitril intravenös verabreicht. 30 Minuten nach der Belastung sollte der Patient eine fetthaltige Mahlzeit zu sich nehmen. ^{99m}Tc-Isonitril wird hepatobiliär ausgeschieden, eine fetthaltige Nahrung fördert die Gallenblasenkontraktion. 1 Stunde p.i. erfolgt die Szintigraphie (20–30 Minuten).
4 Stunden nach der Belastung erfolgt eine weitere Injektion des ^{99m}Tc-Isonitril für die Ruheszintigraphie. Von der Injektion bis zur Szintigraphie ist der gleiche Ablauf wie nach der Belastungsinjektion.

Myokardszintigraphie mit ^{99m}Tc-Isonitril (Zweitagesprotokoll)
Die Belastungs- und Ruheszintigraphie werden an zwei verschiedenen Tagen durchgeführt.

Die Gesamtuntersuchungszeit richtet sich nach dem gewählten Protokoll. Eine besondere Nachsorge des Patienten nach der Untersuchung ist nicht zu beachten.

9.5 Positronen-Emissions-Tomographie (PET)

9.5.1 Physikalische Grundlagen

Die Positronen-Emissions-Tomographie (PET) ist ein Verfahren, mit dem **Stoffwechselfunktionen** des menschlichen Körpers bildlich dargestellt werden können. Die PET erlaubt eine Differenzierung zwischen krankem und gesunden Gewebe und findet **Anwendung** in der Onkologie zur Tumor- und Metastasensuche, in der Neurologie bei Erkrankungen des Gehirns und in der Kardiologie zur Identifizierung von vitalem Myocard.

Die am häufigsten zur Markierung verwendeten Positronenstrahler sind Kohlenstoff-11 (^{11}C), Stickstoff-13 (^{13}N), Sauerstoff-15 (^{15}O) und Fluor-18 (^{18}F). Die drei ersten Isotope kommen am häufigsten in organischen Verbindungen vor und eignen sich daher besonders zur Markierung von Biomolekülen und Pharmaka, ohne deren physikalisches und chemisches Verhalten im lebenden Organismus zu verändern.

^{18}F-markierte Verbindungen finden auf Grund ihrer günstigen Eigenschaften den zur Zeit größten Anteil im klinischen Einsatz. Durch die Halbwertszeit von 110 Minuten können längere Stoffwechselprozesse verfolgt und mehrere Patientenuntersuchungen aus einem Produktionsansatz durchgeführt werden.

Für onkologische, neurologische und kardiologische Untersuchungen findet die Verbindung F-18-FDG (Fluordeoxyglukose) zur Darstellung des Glukosestoffwechsels die häufigste Verwendung.

Die Aufnahme in die Zelle erfolgt über denselben Transportmechanismus wie die der Glukose.

Produktion der Radionuklide

Die **Produktion der Radionuklide** findet in einem Zyklotron statt. Hier werden Protonen in einem Vakuum durch zwei Magneten beschleunigt und treffen dann auf ein Target. Das Target (kleine Kammer) ist für die Herstellung von F-18 unter hohem Druck mit Neongas gefüllt. Nach der Bestrahlung werden die erzeugten radioaktiven Atomkerne über eine Rohrleitung ins Chemielabor geleitet und dort an Glukose (FDG) gebunden.

Der PET-Scanner

Der Positronen-Emissions-Tomograph ähnelt vom Erscheinungsbild einem Computertomographen. In dem Tomographen sind mehrere Ringe mit kleinen Detektoren angeordnet, um die aus dem Patienten kommende Strahlung zu registrieren.

Durch die Anzahl der Ringe ergibt sich die Breite des Aufnahmefeldes (16,2 cm). Der Patient wird in Einzelschritten von durchschnittlich 10 Minuten Dauer durch den Ring gefahren. Die Anzahl der Schritte ist von der Art der Untersuchung und der Größe des Patienten abhängig.

Die aufgefangenen Signale werden digitalisiert und durch eine aufwendige Weiterverarbeitung in Bilder umgesetzt.

9.5.2 Untersuchungen

Detailübersicht

Dieser Abschnitt stellt folgende Verfahren dar:
- Hirn-PET (9.5.2.1)
- Herz-PET (9.5.2.2)
- Teil- oder Ganzkörper-PET (9.5.2.3)

9.5.2.1 Hirn-PET

Indikationen

Eine Hirn-PET wird bei folgenden neurologischen Fragestellungen durchgeführt: Hirntumoren wie maligne Gliome, Differenzierung zwischen Lymphom und Toxoplasmose. Basalganglienerkrankungen wie M. Parkinson, Multisystemdegenerationen, Früherkennung von Chorea Huntington, Frühdiagnostik der primären Demenzen wie z.B. Alzheimer.

Vorbereitung des Patienten

- Mindestens 6 Std. vor der Untersuchung nüchtern
- Getränke wie Tee, Kaffee, Wasser ungesüßt sind erlaubt
- keine Fruchtsäfte!

Ablauf der Untersuchung

- Ausführliches Aufklärungsgespräch durch den Arzt
- Injektion von 222-259 MBq F-18-FDG
- 30 min. Wartezeit
- Bequeme Lagerung auf dem Untersuchungstisch, Fixierung des Kopfes
- 30 min. Aufnahmezeit.

Gesamtdauer der Untersuchung

- Ca. 1,5 Std.

9.5.2.2 Herz-PET

Indikationen

Vor einer Herz-PET zum Nachweis von vitalem Myocard wird eine Szintigraphie mit ^{99m}Tc-MIBI zur Beurteilung der Perfusion durchgeführt.
Areale, die sich in der Szintigraphie minderdurchblutet oder gar nicht darstellen, werden mit der Herz-PET auf noch lebendes Herzmuskelgewebe überprüft. Hierdurch ergibt sich für den Kardiologen ein wichtiger Hinweis auf das weitere diagnostische Vorgehen wie Transplantation, Bypass-Operation oder Ballondilatation.

Vorbereitung des Patienten

Auch hier erfolgt eine eingehende Aufklärung durch den Arzt.

Der Patient soll nüchtern sein, darf seine Medikamente einnehmen. Diabetiker nehmen ihre regulären Mahlzeiten zu sich und spritzen sich ihre verordnete Menge Insulin. Durch eine Infusion bestehend aus 500 ml 10%iger Glukose, 11 i.E. Insulin (Diabetiker 13 i.E.) und 10 ml Kaliumchlorid wird der Fettstoffwechsel des Herzens auf Glukosestoffwechsel umgestellt. Das Herzmuskelgewebe wird »zuckerhungrig« gemacht.
Die Infusionsgeschwindigkeit errechnet sich nach der Formel

$$\text{kg Körpergewicht} \times 1.3 = \text{ml/h.}$$

- 45 min. Laufzeit der Infusion,
- Blutzuckerkontrolle (Sollwert: <120 mg/dl)
- Injektion von 370 MBq F-18-FDG
- 30 min. Wartezeit.

Ablauf der Untersuchung

- Bequeme Lagerung des Patienten auf dem Untersuchungstisch
- Durchführung eines einminütigen Orientierungsscans, um die korrekte Lage des Herzens im Untersuchungsfeld zu garantieren
- 30 min. Aufnahmezeit.

Gesamtdauer der Untersuchung

- Ca. 2,5 Std.
- In Verbindung mit der ^{99m}Tc-MIBI-Szintigraphie ca. 4-5 Std.

9.5.2.3 Teil- oder Ganzkörper PET

Eine Teil- oder Ganzkörper-PET wird hauptsächlich bei folgenden onkologischen Fragestellungen durchgeführt:

- Differenzierte Schilddrüsenkarzinome
- Kolorektale Karzinome
- Kopf-Hals Tumoren (Suche nach unbekanntem Primärtumor)
- Malignes Melanom
- Nicht kleinzelliges Bronchialkarzinom
- Pankreas-Karzinom
- Prostata-Karzinom

- Maligne Lymphome
- Mamma-Karzinom
- Ovarial-Karzinom.

Vorbereitung des Patienten

Nüchternheit ab 19 Uhr des Vorabends, ungesüßte Getränke sind erlaubt, keine Fruchtsäfte!
Der Patient sollte sich vor der Untersuchung nicht körperlich anstrengen (z.B. Fahrrad fahren), da sich die markierte Glukose dann vorwiegend in den beanspruchten Muskelregionen ablagern würde.

Ablauf der Untersuchung

- Eingehende Aufklärung zur Untersuchung durch den Arzt
- Injektion von 370 MBq F-18-FDG und 20 mg Lasix zur Anregung der Ausscheidung von nicht eingebauter Fluordeoxyglukose aus dem die Organe umlagernden Gewebe
- 1 Std. Wartezeit
- Untersuchung des Körpers in Einzelschritten (bed-positions) von je 16,2 cm.

Gesamtdauer der Untersuchung

- Ca. 3–4 Std.

Die Strahlenbelastung einer Ganzkörper-PET entspricht in etwa der einer Computertomographie.
Da die PET-Untersuchungen sowohl in der Durchführung als auch in der Auswertung sehr zeitaufwendig sind, sollte der Patient rechtzeitig über den Ablauf informiert werden. Hierzu bieten sich Informationsbögen an, die dem Patienten schon auf der Station ausgehändigt oder bei ambulanter Untersuchung nach Hause geschickt werden können.

9.6 Therapie mit offenen Radionukliden

9.6.1 Therapieformen

Im Gegensatz zur bekannten Arzneimitteltherapie ist das **Ziel** der Therapie mit offenen Radionukliden die Anreicherung der Substanz möglichst nur im erkrankten Gewebe, so dass hier eine hohe Dosis von ionisierenden Strahlen verabfolgt werden kann und das umgebende gesunde Gewebe weitestgehend geschützt wird. Es wird vorwiegend die β^--Strahlung mit einer Reichweite von wenigen Millimetern genutzt.
Die Auswahl des Radiopharmakons erfolgt nach

- Strahlenart und -energie
- physikalischer bzw. effektiver Halbwertszeit
- Gewebeverträglichkeit
- Stoffwechsel der Substanz.

Entsprechend der Applikation unterscheiden wir

- die metabolische Therapie (Radiojodtherapie)
- die Radiophosphortherapie (^{32}P-Therapie)
- die endokavitäre Therapie (Applikation des Radionuklids in eine Körperhöhle)
- die interstitielle Therapie (Applikation direkt in den Krankheitsherd – z. B. ^{192}Iridium-Spickdrähte)

Radiojodtherapie

Durch die ausschließliche Speicherung von Jod in der Schilddrüse kann radioaktives Jod (^{131}J) über den Blutkreislauf in Schilddrüsentumoren und ihren Metastasen organspezifisch angereichert werden und dort eine hohe Strahlenwirkung unter Schonung der umgebenden Gewebestrukuren freisetzen. Damit können funktionsfähiges Schilddrü-

sengewebe (bei Hyperthyreose) und Schilddrüsentumorgewebe nebst Metastasen vernichtet werden.
Indikationen für eine Radiojodbehandlung sind:

- **Hyperthyreose** (Überfunktion bei Patienten über 40 Jahre)
- **toxische Schilddrüsenadenome** (falls eine Operation nicht möglich ist oder abgelehnt wird)
- **euthyreote diffuse Struma** (falls eine Operation nicht durchgeführt werden kann)
- **radiojodspeichernde Schilddrüsenkarzinomreste und ihre Metastasen** nach durchgeführter Operation.

Die Radiojodbehandlung bei **Hyperthyreose** wird mit einer Dosis von ca. 60 – 80 Gy, entsprechend einer Radioaktivitätsdosis von 110 – 600 MBq ^{131}J, durchgeführt. In 80 – 90% der behandelten Fälle lässt sich eine Verkleinerung innerhalb von zwei bis drei Monaten erzielen. Währenddessen muss die thyreostatische Therapie fortgesetzt werden.
Das **autonome Adenom** ist für die Radiojodbehandlung sehr gut geeignet, weil die Strahlenwirkung sich ausschließlich auf das erkrankte Gewebe konzentriert. Die applizierte Dosis liegt in der Regel mit 200 – 400 Gy etwa dreimal so hoch wie bei der Hyperthyreose. Die volle Strahlenwirkung tritt nach drei bis sechs Monaten ein.
Eine Radiojodtherapie wird bei einer **euthyreoten Struma** nur im Falle einer Inoperabilität durchgeführt oder falls eine Rezidivstruma vorliegt. Die Dosis ist etwa doppelt so hoch wie bei der Hyperthyreose, nämlich 120 – 150 Gy.
Beim **Schilddrüsenkarzinom** (follikulärer und papillärer Typ) wird drei bis sechs Wochen nach der Thyreoidektomie eine erste Radiojodtherapie mit einer hohen Dosis von 2,5 – 3,7 GBq durchgeführt. Die hohe Dosis ist wegen der geringen Fähigkeit der Karzinomzellen, Radiojod zu speichern, erforderlich. Eine zweite Radiojodtherapie erfolgt nach drei bis vier Monaten mit 3,7 GBq. Sind nach der zweiten Therapie immer noch Restgewebe oder Metastasen vorhanden, schließen sich weitere Therapien an.

Merke: Nebenwirkungen der Radiojodbehandlung sind die Strahlenthyreoiditis oder prätracheale Entzündungen. Beide lassen sich durch eine Eiskrawatte oder durch zusätzliche Cortison- bzw. Phenylbutazongaben verringern bzw. vermeiden.

Radiophosphortherapie

Phosphor 32 (^{32}P) wird bevorzugt in stoffwechselaktivem und proliferationsfähigem Gewebe angereichert und daher bei hyperplastischen oder entarteten Geweben eingesetzt. Eine derartige Indikation stellt die **Polyzythämia vera**, eine Systemhyperplasie des blutbildenden Marks mit einer Vermehrung von Erythro-, Leuko- und Thrombozyten, dar. Durch ^{32}P kann die Proliferation des Gewebes reduziert werden. Die Dosis liegt bei 80 – 400 MBq.
Ein Erfolg ist bei 60–90% der Patienten nach zwei bis drei Monaten zu verzeichnen. Spätkomplikationen können in Form einer Leukämie (dosisabhängig) oder in der Ausbildung einer Osteomyelofibrose (Knochenmarksverhärtung mit Vermehrung der Bindegewebsanteile) auftreten, was jedoch auch bei einer Zytostatikatherapie zu erwarten ist.
Gute Palliativerfolge lassen sich auch bei Metastasen der Mamma und der Prostata mit ^{32}P erreichen. Auf diese Weise kann vorübergehend eine Schmerzlinderung erreicht werden, allerdings ist die Knochenmarksbelastung durch ^{32}P sehr hoch, so dass eher ^{89}Sr bevorzugt wird.

Endokavitäre Therapie

Hier werden Radionuklide in Körperhöhlen (Abdomen, Thorax, Gelenke) eingebracht, wobei im Vergleich zur Teletherapie *(siehe Kapitel 10.2)* wegen des steilen Abfalls der Strahlendosis und dem direkten Kontakt mit den tumorbefallenen Organen in dieser Therapiemethode ein Vorteil erkennbar ist. Indikationen sind

- Pleuritis karzinomatosa
- Aszites karzinomatosa
- tumorbedingte Perikardergüsse
- chronische Gelenkerkrankungen.

Das Radionuklid (^{198}Au, ^{32}P, ^{90}Y) wird steril in die entsprechende Körperhöhle gebracht und führt im Falle der malignen Ergüsse zu einer Fibrosierung des Mesothels und der Kapillaren bzw. wirkt direkt an den kleinen Tumorablagerungen. Therapieerfolge sind bei ca. 25% der Patienten zu erwarten.

Durch eine Applikation in die Gelenke sollen rezidivierende Gelenkergüsse verhindert werden, wobei diese Therapieform in der Regel erst nach erfolgloser konservativer Therapie eingesetzt wird. Der Erfolg ist meistens erst nach drei bis sechs Monaten zu erwarten. Ca. 80% der Patienten erfahren eine Befundbesserung.

Interstitielle Therapie

Auf diese Therapieform wird im Rahmen der Brachytherapie und bei einzelnen Tumorformen *in Kapitel 10.4.4 und 10.4.5* näher eingegangen.

9.6.2 Strahlenbelastung für das Personal

Beim Umgang mit Patienten, die offene Radionuklide entweder oral, intravenös oder interstitiell verabreicht bekamen, muss das Pflegepersonal besondere Verhaltensregeln kennen.

Die Radiojodtherapie erfolgt entweder intravenös oder oral. Das radioaktive Jod wird über die Galle in den Darm und damit über den Stuhl, über die Nieren in den Urin und über den Körperschweiß ausgeschieden.

> **Merke:** Die **Exkremente** sind somit als **kontaminiert** zu betrachten. Gleiches gilt im Falle von Erbrechen. Auch **Blut**, welches nach der Punktion aus der Vene in Tupfer oder Pflaster zurückläuft, ist als kontaminiert anzusehen.

Es ist deshalb durch die Strahlenschutzverordnung eine stationäre Unterbringung des Patienten auf einer gesonderten Station vorgeschrieben. Diese Station muss durch bauliche Strahlenschutzmaßnahmen sicherstellen, dass der Grenzwert der Gesamtdosis beim Personal nicht überschritten wird. Die entsprechenden höchstzulässigen Aufenthaltszeiten entsprechend der applizierten Dosis beim Patienten in einem Meter Abstand sind allen Zutrittsberechtigten z. B. in Form eines Aushanges an der Patientenzimmertür bekannt zu geben *(Abbildung 56)*.

> **Merke:** Die Ausscheidungen gelten als radioaktiv (s.o.) und dürfen nicht direkt ins Abwasser gelangen. Gleiches gilt für das Wasch- bzw. Duschwasser bzw. Wasser aus einer vorhandenen Waschmaschine.

Alle **Abwässer** werden in Tanks gesammelt und nach dem Abklingen der Radioaktivität in die Entwässerung geleitet.

Der Patient wird wegen der Kontaminationsgefahr vor der Entlassung bezüglich der Restdosis gemessen. Während seines Krankenhausaufenthaltes darf der Patient die Station nicht verlassen und auch **keine Besucher** empfangen.

> **Merke:** Auf die entsprechende **Entsorgung** der Kleidung bzw. Bettwäsche und Handtücher ist zu achten. Diese werden in getrennten Wäschesäcken gesammelt und nach Abklingen der Radioaktivität der Wäscherei zugeführt.

9.6 Therapie mit offenen Radionukliden

Patientenname:			Zimmer Nr.:	
Geburtsdatum:				
			I	II
	Applizierte Aktivität in MBq:			
	Isotop:		Jod 131	
	Applikationsdatum:			
	Uhrzeit:			
	Unterschrift Arzt:			

Täglich zulässige Personalaufenthaltsdauer in den Radiojod-Patientenzimmern

Applizierte Aktivität [MBq]	Zulässige tägliche Aufenthaltsdauer in Minuten
Bis 1000	45
1001 bis 2000	22
2001 bis 3000	15
3001 bis 5000	10
5001 bis 7500	07
Ab 7501	05

Entlassungstag: _____

Tanknummer: _____

Unterschrift Strahlenschutzbeauftragter:

Abschätzung nach Kaul* für einen durchschnittlichen Abstand von 50 cm zum Patienten am Applikationstag
*Kaul, A.: Strahlenschutz bei nuklearmedizinischer Therapie. Der Nuklearmediziner 4, 328, 1979

Abbildung 56: Anweisung für maximale Aufenthaltsdauer beim Patienten in 1 Meter Abstand

Neben dem baulichen Strahlenschutz muss eine derartige Station auch über einen geeigneten **Kühlraum** verfügen, in den im Falle des Versterbens der kontaminierte Leichnam verbracht werden kann, bis die Radioaktivität abgeklungen ist und er zur Sektion oder Bestattung freigegeben wird.

> **Merke:** Materialien (Spritzen, Tupfer, Pflaster usw.) müssen sachgemäß gelagert und so lange aufbewahrt werden, bis sie abgeklungen sind.

In gleicher Weise ist bei der Radiogold-Therapie zu verfahren. Bei reinen Betastrahlern wie beispielsweise Radiophosphor kann die Therapie auf einer „normalen Station" durchgeführt werden.

10 Strahlentherapie

Bodo Schnapka

Neben der Chirurgie und der Chemotherapie stellt die Strahlentherapie eine der drei Säulen der **Tumorbehandlung** dar. Sie wird entweder als **adjuvante zusätzliche Therapie** nach erfolgter chirurgischer Behandlung oder Chemotherapie oder als **palliative Behandlung** zur Linderung von Symptomen (Schmerzen oder Frakturgefahr bei Knochenmetastasen) durchgeführt.

10.1 Strahlenarten, Bestrahlungsgeräte und Strahlenquellen

Strahlung ist ein Energietransport, der jedoch nicht kontinuierlich, sondern sprunghaft in Form von Energiepaketen erfolgt. Wir sprechen daher von Photonen- oder Quantenstrahlung. Sie ist eine der beiden ionisierenden Strahlenarten, die in der Strahlentherapie Anwendung finden. Die andere ist die **Korpuskularstrahlung**. Bei der Korpuskularstrahlung werden Elektronen (direkt ionisierende Teilchen), seltener Neutronen (indirekt ionisierende Teilchen) eingesetzt.

Hauptsächlich verwendet man aber die Photonenstrahlung. Die **Photonenstrahlung** kommt entweder in Form natürlicher Radionuklide – wie z. B. die Kobalt-Strahlung – oder künstlich erzeugt in den so genannten Hochvolt-Beschleunigern zum Einsatz.

Der Energiebereich der Strahlentherapie bewegt sich zwischen 8 KeV und 45 MeV

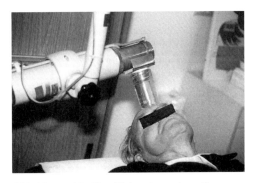

Abbildung 57. Oberflächentherapiegerät (Dermopan) – Bestrahlung eines Basalioms

(Megaelektronenvolt); **weiche Strahlung** umfasst den Bereich bis 100 KeV, **harte Strahlung** von 100 – 1000 KeV und **ultraharte Strahlung** über 1 MeV.

Die in der Strahlentherapie angewendeten Geräte sind heute:

- Röntgentherapie-Geräte
- Hochvolttherapie-Geräte
- Neutronengeneratoren
- Afterloading-Geräte
- Hyperthermie-Geräte.

Röntgentherapie-Geräte *(Abbildung 57)* – auch Geräte für die konventionelle Therapie genannt – lassen keine befriedigende Dosisverteilung im Gewebe insbesondere von tiefer gelegenen Prozessen zu und finden daher nur noch im niedrigen KeV-Bereich (10 – 50 KeV) bei oberflächlichen Prozessen (Hauttumoren, Metastasen) eine Anwendung; im höheren KeV-Bereich (100 – 400 KeV) werden sie noch für die Bestrahlung von degenerativen Skeletterkrankungen eingesetzt.

10.1 Strahlenarten, Bestrahlungsgeräte und Strahlenquellen

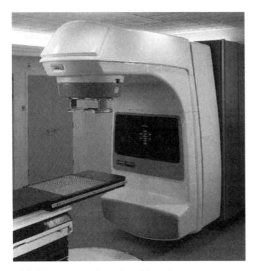

Abbildung 58: Linearbeschleuniger

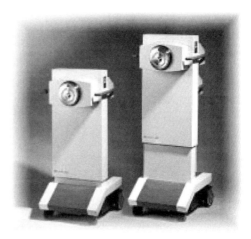

Abbildung 59: Afterloading-Geräte

Hochvolttherapie-Geräte, zu denen neben den noch vereinzelt vorhandenen Radio-Cobalt-Geräten und den Betatron-Anlagen in zunehmendem Maße die Linearbeschleuniger gehören, nehmen die wichtigste Position in der Behandlung der Tumorerkrankungen ein. Durch ihre hohe Energie sind sie in der Lage, auch tiefer gelegene Tumorprozesse zu erreichen, ohne an der Haut zuviel ihrer Eintrittsenergie zu verlieren und damit entsprechende Hautschäden hervorzurufen, was in den 50-er und 60-er Jahren bei den Orthovoltbestrahlungen leider häufiger vorkam.

Betatron-Anlagen und Linearbeschleuniger unterscheiden sich durch die Art ihrer Strahlenerzeugung. Bei beiden werden Elektronen beschleunigt: Beim Betatron geschieht dies in einem Kreisrohr auf einer Kreisbahn, beim Linearbeschleuniger hingegen durch ein elektrisches Feld zwischen einer Reihe von Ringkondensatoren. Diese Elektronen werden als primäre Elektronenstrahlung eingesetzt, oder sie prallen auf ein sog. Target (Metallplatte aus Wolfram) und erzeugen Röntgenbremsstrahlung, wie sie aus der Röntgendiagnostik bekannt ist.

Neutronengeneratoren unterscheiden sich von der Hochvolttherapie. Hier werden schwere Wasserstoff-Kerne mit Energien von 150 bis 500 KeV auf ein Target von überschwerem Wasserstoff (Tritium) geschossen, und es entstehen Neutronen mit der Energie 14-15 MeV. Leider konnten die Neutronenbeschleuniger die aufgrund ihrer besonders guten strahlenbiologischen Eigenschaften in sie gesetzten Erwartungen nicht erfüllen und haben in Deutschland keine wesentliche Verbreitung gefunden.

Afterloading-Geräte haben in den letzten Jahren die herkömmliche Radiumtherapie ersetzt, die bei einer **intrakavitären, interstitiellen** oder einer **Kontakttherapie** eine sehr hohe Strahlenbelastung für den applizierenden Arzt und das Assistenzpersonal an Händen, Gesicht und eventuell auch am Ganzkörper mit sich brachten. Hier werden nicht strahlende Applikatoren in die Region, die bestrahlt werden soll (z. B. Ösophagus, Trachea, Bronchus, Vagina, Uterus etc.) gebracht, in der gewünschten Bestrahlungsposition ausgerichtet bzw. die Lage mittels Röntgenaufnahmen kontrolliert, und anschließend fährt ein Gammastrahler, meist ^{192}Iridium, ferngesteuert in diesen Applikator hinein, verharrt an bestimmten vorberechneten Positionen für eine gewisse Zeit und gibt dabei seine Gammastrahlung an das umgebende Gewebe ab.

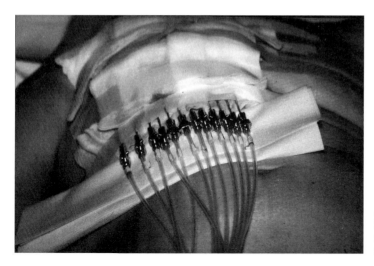

Abbildung 60: Afterloading-Therapie mit Spicknadeln bei Mammakarzinom-Rezidiv

Vorteil dieser Methode ist der steile Dosisabfall zur Umgebung, weshalb in der Nähe liegende kritische Organe weitestgehend geschont werden können. Die Liegedauer hängt von der gewünschten Dosis und der Aktivität der Strahlenquelle ab. Die Steuerung der Quelle erfolgt in einem gesonderten Raum, so dass die Strahlenbelastung für das Personal fast völlig vernachlässigt werden kann.

Anwendung findet diese Methode als

- intrakavitäre Therapie bei Tumoren des Korpus uteri, der Zervix uteri und der Scheide
- beim Mamma-Karzinom zur lokalen Aufsättigung *(s. Abbildung 60)*
- im HNO-Bereich zur Therapie von Lymphknoten-Metastasen oder als lokale Aufsättigung bei Mundhöhlen-, Zungen- und Lippenkarzinomen
- bei Hirntumoren
- bei intraabdominellen Tumoren
- als intraluminale Therapie bei Ösophagus-, Bronchus- und Gallengangstumoren
- nach Angioplastie, Stent-Implantation etc. im Gefäßbereich.

Die **Hyperthermie** kann durch Überwärmung Tumorzellen vollständig zerstören. Eine Temperaturerhöhung der Tumorzellen auf 41,5 – 42°C sensibilisiert sie gegen Strahlung und Chemotherapie, bei Temperaturen von 42,5 – 43°C werden die Tumorzellen zerstört. Es wird eine Ganzkörperhyperthermie von einer lokoregionären und einer interstitiellen Hyperthermie unterschieden. Bei der **Ganzkörperhyperthermie** wird der ganze Patient mittels Heißluft, Heißwasser oder Mikrowelle überwärmt. Diese Therapie spielt heute nur eine untergeordnete Rolle. Bei der **lokoregionären Hyperthermie** erfolgt eine Überwärmung durch Mikrowellen, Kurzwellen oder Ultraschall. Sie findet Verwendung z. B. im Halsbereich als Oberflächen- oder Halbtiefentherapie. Bei der **interstitiellen Hyperthermie** werden Kunststoffschläuche oder -nadeln, Mikrowellenantennen oder erwärmte Metall-Seeds direkt in oder um den Tumor implantiert. Auf diese Weise erreicht man eine zuverlässige Überwärmung umschriebener Bezirke.

Die wichtigsten Dosisbegriffe finden sich *in Kapitel 2.3.*

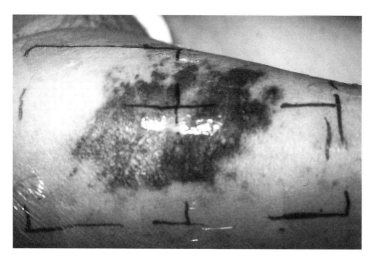

Abbildung 61: Einzelstehfeld von ventral (vgl. Abbildung 65)

10.2 Bestrahlungstechniken

Bestrahlungen werden entweder als Fernbestrahlungen (Teletherapie) oder als Nahbestrahlungen (sog. Brachytherapie) durchgeführt.

Bei den **Fernbestrahlungen** werden sog. Stehfeld- oder Bewegungsbestrahlungen unterschieden, wobei die Zahl der Stehfelder in der Regel zwischen ein und vier, selten sechs Bestrahlungsfeldern schwankt. Die Mehrfeldtechnik hat den Vorzug bekommen, weil sie in der Regel hautschonender arbeitet.

Die **Einzelfeldbestrahlung** ist die einfachste Bestrahlungsform, wobei das Feld auf die Körperoberfläche aufgezeichnet wird und die Bestrahlung mit einem Fokus-Hautabstand von meistens 100 cm als Photonen- oder Elektronenbestrahlung stattfindet. Bei Bestrahlungen im Wirbelsäulenbereich wird der Patient dazu auf den Bauch gebettet, ansonsten wird die stabile und für den Patienten weniger anstrengende Form der Rückenlage gewählt. Nur selten erfolgt die Radiatio in Seitenlage.

Bei der **Mehrfeldertechnik** erfolgt die Bestrahlung meist über opponierende ventrodorsale Felder oder als sogenannte Photo-

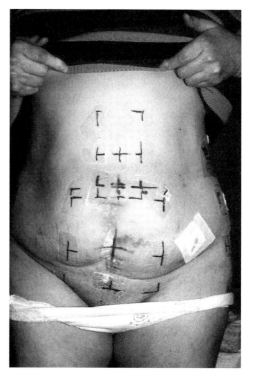

Abbildung 62: Mehrfelderbestrahlung mit so genannter Verwischungstechnik
Sie wird angewandt, wenn zwei Felder aneinander grenzen und eine Dosisüberschneidung verhindert werden soll (vgl. Abbildung 65)

nenboxbestrahlung über zwei zusätzliche seitliche Gegenfelder. Ziel ist eine homogene Dosisverteilung im Zielvolumen und eine Vermeidung bzw. Reduzierung der Strahlenbelastung der Haut und/oder weiterer im Strahlungsbereich liegender empfindlicher Organe. Zur Gewährung einer genauen Reproduzierbarkeit der Bestrahlungsfelder wird das sogenannte Isozentrum (= Kreuzungspunkt der Drehachse des Bestrahlungsgerätes und der Zentralstrahlen bei senkrechtem und waagerechtem Strahlerkopfstand) markiert, meist in Form von roten Kreuzen an den seitlichen Rumpfregionen.

Bei **Bewegungsbestrahlungen (Pendelbestrahlungen)** bewegt sich die Bestrahlungsröhre kreisförmig um den Patienten, wodurch eine kreisförmige oder ovale Isodosenanordnung um das Zielvolumen entsteht. Auf diese Weise kann die Strahlenbelastung von strahlensensiblen Organstrukturen vermindert oder vermieden werden. Eine Spezialform der Bewegungsbestrahlung stellt die stereotaktische Konvergenzbestrahlung zur Therapie von tumorösen Schädelmanifestationen dar *(siehe auch Kapitel 8.9.3).*

10.3 Vorbereitung der Strahlentherapie

10.3.1 Indikationen

Hauptanwendungsgebiete für die Strahlentherapie sind bösartige Tumoren. Hierbei steht die adjuvante und kurative Therapie an erster Stelle. Die palliative Bestrahlung bei infausten Prozessen wird durchgeführt, um dem Patienten Schmerzerleichterung zu verschaffen. Aber auch bei gutartigen Veränderungen kann Strahlentherapie notwendig und erfolgreich sein.

> Man unterscheidet die
> - kurative Therapie
> - palliative Therapie

Kurative Therapie

Im allgemeinen wird die Bestrahlung im Anschluss an einen operativen Vorgang durchgeführt. In Fällen, in denen jedoch Strahlentherapie und Operation die gleichen Heilungschancen haben oder wenn ein verstümmelndes Vorgehen vermieden werden kann, wird der **alleinigen Bestrahlung** der Vorzug gegeben. Dies ist in erster Linie bei Hauttumoren, Larynxkarzinomen, Prostatakarzinomen, Analkarzinomen u.a. der Fall.

Besteht das Therapieziel in einer Verkleinerung des Tumors, um eine Operation zu ermöglichen, oder sollen beispielsweise intraoperative tumoröse Mikrometastasierungen vermieden werden (beispielsweise beim Rektumkarzinom), dann erfolgt vor der Operation eine **präoperative Bestrahlung**. Die Dosis beträgt in der Regel nur einen Teil der gesamten Tumorvernichtungsdosis, so dass im Anschluss an die Operation mit einer Latenzzeit von ca. vier Wochen die Bestrahlung fortgesetzt werden könnte.

Die **postoperative Bestrahlung** wird durchgeführt, um Lokalrezidive, regionale oder systemische Metastasierungen zu verhindern. Sie werden meist zwei bis vier Wochen nach dem operativen Eingriff begonnen, wenn die Wundheilung abgeschlossen ist.

Palliative Therapie

Schmerzen zu lindern oder zu beseitigen, um die Lebensqualität des Patienten und seine Pflege zu verbessern sowie die Menge von Schmerzmitteln zu reduzieren, ist **Zweck** der palliativen Therapie. Darüber hinaus kann die palliative Bestrahlung in einigen Fällen das Tumorwachstum bremsen, die Gefahr von Frakturen bei osteolytischen Knochenmetastasen verringern und auch bei Hirn- und Wirbelsäulenmetastasen oder -tumoren

10.3 Vorbereitung der Strahlentherapie

neurologische Ausfälle verhindern bzw. ihre Entstehung hinauszögern.

10.3.2 Voruntersuchungen

Wie in allen Disziplinen der Medizin erforderlich, beginnt die Voruntersuchung des Patienten mit der **Anamnese** (Krankheitsgeschichte), in der auf den Krankheitsverlauf mit all seinen Besonderheiten ebenso eingegangen werden muss wie auf das soziale Umfeld (Lebensgewohnheiten – z. B. Rauchen, Alkohol, die Berufstätigkeit) und auf familiär gehäufte Erkrankungen (besonders Tumorerkrankungen – z. B. Brustkrebs, Dickdarmkrebs).
Es folgt eine vollständige **körperliche Untersuchung**, bei der auf Veränderungen der Haut, Lymphknoten, Schleimhäute sowie auf den Ernährungszustand und das Allgemeinbefinden geachtet wird.
Entsprechend der Verdachtsdiagnose wird eine auf bestimmte Tumorarten abgestimmte **Labordiagnostik** durchgeführt, die sowohl Aussagen über den Tumor als auch über seine mögliche Metastasierung geben soll (z. B. Leberwerte bei Verdacht auf Lebermetastasen, Elektrolyte bei Verdacht auf Knochenmetastasen).
Darüber hinaus kann die Anforderung spezieller Labordaten – sogenannte **Tumormarker** – im jeweiligen Einzelfall erforderlich sein: z. B. CEA bei Tumoren des Magen-Darm-Traktes, des Pankreas, der Mamma und der Lunge, Beta-HCG bei Hodentumoren, AFP [α-Fetoprotein] bei Leberzelltumoren, PSA beim Prostatakarzinom.
Anschließend wird die **bildgebende Diagnostik** – bezogen auf den Primärtumorsitz und seine möglichen Metastasierungswege – durchgeführt. Sie ersetzt in keinem Falle die histologische Sicherung, gibt jedoch Auskunft über Sitz und Ausdehnung des Tumors bzw. Hinweise auf seine Metastasen.

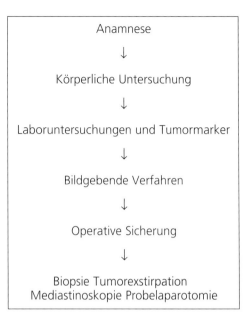

Abbildung 63: Untersuchung bei Tumorverdacht vor Einleiten einer Strahlentherapie

Wie aus *Tabelle 11* erkennbar ist, nimmt die Computertomographie (CT) einen zentralen Platz in der Diagnostik von Tumoren, aber auch für die Planung der Bestrahlungstherapie ein. Die Magnetresonanztomographie (Kernspintomographie oder MRT) unterstützt die Diagnostik mittels CT oder erweitert sie sogar, so dass sie aus der modernen Diagnostik und Therapie nicht mehr wegzudenken ist. Daneben sind die konventionellen Röntgenuntersuchungen (Röntgen-Thorax, Infusionsurogramm etc.) im Einsatz. In einigen speziellen Fällen muss auch die Gefäßdarstellung in Form einer Angiographie in die Diagnostik und Therapieplanung mit einbezogen werden.

10.3.3 Stadieneinteilungen

Eine Schematisierung von Tumoren nach histologischem und klinischem Erscheinungsbild ist unerlässlich: Nur wenn ein Tumor in seinen Eigenschaften vergleichend

Tabelle 11: Empfohlene bildgebende Verfahren bei ausgewählten Tumorregionen

Organ	CT	MRT	Sono-graphie	Röntgen-Thorax	Knochen-szinti-gramm	Sonstige Untersu-chungsver-verfahren
Hirn	X	X				Spect
HNO	X	X	X	X	X	
Mamma	gelegentlich	gelegentlich	X	X	X	Mammogra-phie
Magen-Darm-Trakt	X		X	X	X	Kontrastdar-stellungen
Niere u. ab-leitende Harnwege	X		X	X	X	Infusions-urogramm
Weibliches Genitale	X	gelegentlich	X	X	X	

eingeordnet werden kann, ist eine spezifische Therapie möglich. Die am weitesten verbreitete Einteilung ist die **TNM-Klassifikation** der UICC (Union Internationale Contre le Cancer).

- T bedeutet Größe und Ausdehnung des Tumors
- N gibt eine Aussage über das Ausmaß einer Lymphknotenbeteiligung
- M beschreibt, ob Fernmetastasen vorhanden sind.

Zur weiteren Differenzierung werden den Buchstaben Zahlen zugeordnet, die Auskunft über Größe des Tumors, Befall der verschiedenen Lymphknotenstationen und Vorkommen von Metastasen geben (z. B. $T_2 N_1 M_1$). Ein vorangestelltes „p" besagt, dass die Stadieneinteilung postoperativ auf Grund eines feingeweblichen Untersuchungsbefundes vorgenommen wurde.

Die sogenannte **R-Klassifikation** gibt darüber Auskunft, ob die operative Entfernung des Tumors im Gesunden erfolgt oder ein makroskopischer oder mikroskopischer Resttumor noch vorhanden ist.

Ein wesentliches Differenzierungskriterium ist das sog. **Tumorgrading**, welches die Ähnlichkeit des Tumorgewebes mit dem Ursprunggewebe beschreibt und bezüglich der therapeutischen Vorgehensweise von sehr großer Bedeutung ist (G1 zeigt große Ähnlichkeit mit dem Ursprungsgewebe – gut differenziert; G4 ist dem Ursprungsgewebe sehr unähnlich – schlecht differenziert).

Die **Einteilung der malignen Lymphome** folgt nicht der TNM-Klassifikation, sondern folgt der Einteilung **nach Ann Arbor**. Es findet sich eine Stadieneinteilung von I bis IV, wobei dem Zwerchfell als imaginärer „Grenze" eine zentrale Bedeutung zukommt:

Stadium I und II sind Lymphknotenmanifestationen oberhalb oder unterhalb des Zwerchfells, während das Stadium III einen Befall der Lymphknoten beiderseits des Zwerchfells und im Stadium IV eine Generalisierung mit Befall von extralymphatischen Organen beschreibt.

Daneben existiert noch eine Unterteilung in **A- und B-Kategorien**, wobei Kategorie A ein Fehlen von Allgemeinsymptomen definiert, bei Kategorie B Fieber, Nachtschweiß und eine Gewichtsabnahme von > 10 % innerhalb von sechs Monaten zu finden ist.

Der Behandlungserfolg wird als **Remission** gemessen. Man unterscheidet eine komplette Remission (vollständiges Verschwin-

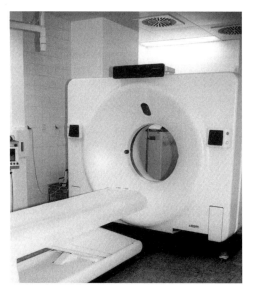

Abbildung 64: Computertomograph

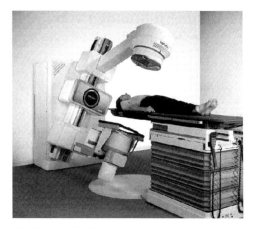

Abbildung 65: Simulator zur Festlegung von Therapiefeldern (vgl. Abbildungen 61 und 62)

den des Tumors etc.), eine partielle Remission (Tumorrückbildung um > 50%), eine minimale Remission (Tumorrückbildung von 25–50%) und ein sog. Steady state (Tumorrückbildung von weniger als 25%) sowie die Progression (unverändertes Tumorwachstum).

Ein Behandlungsergebnis nach Strahlentherapie kann frühestens nach vier bis sechs Wochen erwartet werden, in einigen Fällen (z. B. Meningeome, arterio-venöse Gefäßmissbildungen) beträgt die Zeitspanne Monate bis Jahre.

10.3.4 Bestrahlungsplanung

Die Bestrahlungsplanung beinhaltet alle für die Bestrahlung notwendigen Vorbereitungen. Sie umfasst

- alle für die Sicherung der Tumordiagnose und Tumorausbreitung notwendigen Unterlagen (Voruntersuchungen, Op-Berichte, pathohistologische Untersuchungen, Laborwerte, Röntgendokumentationen)
- die Erstellung eines Behandlungsplanes unter Berücksichtigung von Tumorart und -ausbreitung und Metastasen mit Festlegung der Bestrahlungsart, des Bestrahlungszeitraums, der Zielvolumenbestimmung, ggf. Einflechtung einer Chemo- oder Hyperthermietherapie, Ernährungsstrategien und der Aufklärung des Patienten
- die Festlegung von Bestrahlungsfeldern mit Hilfe der Computertomographie, des Ultraschalls oder eines Therapiesimulators
- die Erstellung von Planungsgrundlagen in Form von Patientenquerschnitten mit dem Computertomographen, Kernspintomographen oder dem Ultraschall
- die Anfertigung eines Bestrahlungsplanes aufgrund der erstellten Voruntersuchungen mit einem computergestützten Bestrahlungsplanungssystem
- die Verifizierung der Bestrahlungsfelder bzw. des Bestrahlungsvolumens (Überprüfung der Bestrahlungsfelder während der Bestrahlung durch elektronische Bildaufnahme oder mittels spezieller Röntgenfilme) mit gegebenenfalls vorgenommener Korrektur der Bestrahlungsparameter während der ersten Bestrahlung.

10.4 Durchführungen von Bestrahlungen

Die Bestrahlungen werden in der Regel vier- bis fünfmal pro Woche vorgenommen. Es ist in jedem Fall darauf zu achten, dass zwei aufeinander folgende Bestrahlungssitzungen stattfinden: Der Tumor könnte sich, wenn mehr als 24 Std. zwischen zwei Bestrahlungen liegen, „erholen". Die Dosierung der einzelnen Bestrahlungen wird aufgrund der Bestrahlungsplanung festgelegt.

Die tägliche Bestrahlung wird in folgender Weise durchgeführt:

- Der ausreichend aufgeklärte Patient wird für die einzelnen Bestrahlungsindikationen in einer Standardposition gelagert; er befindet sich dabei in der Regel in Rücken- oder Bauchlage
- Zunächst werden alle Geräteparameter in Nullposition gebracht
- Lagerungshilfen werden am Tisch oder auf dem Tisch angebracht, und der Patient wird anschließend in gleicher Weise wie auf dem Simulatortisch gelagert
- Die exakte Ausrichtung erfolgt mittels einer Laserpositionierung (Längs-, Seiten- und Höhenlaser)
- Anschließend finden die Feldeinstellung und -überprüfung sowie die Kontrolle des Fokus-Haut-Abstandes statt
- In der weiteren Folge werden die Bestrahlungsparameter, d.h. Drehung des Feldes, Kippung des Bestrahlungsgerätes, Drehung des Tisches, Einfahren von Bestrahlungsblöcken, Elektronentuben, Keilfiltern und/oder Multileafkollimatoren vorgenommen
- Bei der Ersteinstellung wird eine so genannte Verifikationsaufnahme (s.o.) erstellt
- Anschließend wird die Bestrahlung durchgeführt und am Ende der Bestrahlung ein Bestrahlungsprotokoll erstellt. Auf diesem sind neben den Angaben der Bestrahlungsparameter die Addition der täglichen applizierten Herddosen sowie der Maximaldosen und der Fraktionierungen aufgeführt.

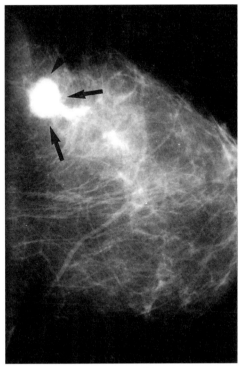

Abbildung 66: Mammographie mit Tumordarstellung (Pfeil)

Im Folgenden sollen anhand von Organbeispielen die häufigsten Tumoren mit ihren Bestrahlungsindikationen behandelt werden.

10.4.1 Mamma-Tumoren

Das Mamma-Karzinom ist der häufigste Tumor der Frau und hat eine Neuerkrankungsrate von 75/100 000 Frauen pro Jahr. Endgültige Klarheit über die **Ursachen** gibt es noch nicht. Vermutet werden folgende Ursachen:

- Ernährung (fettreiche Ernährung, Selen-Mangel)

- Medikamente (Östrogenzufuhr – Antibabypille, aber auch frühe Menarche und späte Menopause)
- genetische Faktoren (familiäre Belastung, z. B. Mutter/Schwester)
- soziale Faktoren (Familienstand, Berufstätigkeit, Alter bei der 1. Geburt).

Klinisch äußert sich dieser Tumor meist durch

- tastbare Knoten in der Brust, Spannungsgefühl, Schmerzen
- Hautveränderungen (Einziehung der Haut, Orangenhaut, Entzündungszeichen)
- Veränderungen der Mamille (Sekretion, Einziehung)
- Lymphknotenschwellung oder Symptome durch Fernmetastasen (Leber, Lunge, Gehirn).

Die **Diagnostik** erfolgt durch

- Inspektion, Palpation
- Mammographie, evtl. Ultraschall oder Xeroradiographie, gelegentlich MRT
- Probebiopsie.

Die **Tumorausbreitung** geschieht in Abhängigkeit vom Tumorsitz:

- bei Sitz in den äußeren Quadranten der Mamma zu den axillären Lymphabflussgebieten
- bei Sitz in den medialen Quadranten und der Mamillenregion in die retrosternalen Lymphabflusswege
- hämatogen metastasiert dieses Karzinom in die Knochen, Lunge und Leber, gelegentlich auch ins Gehirn.

Entsprechend ist eine Staginguntersuchung zur Bestimmung des lokalen, regionären und generalisierten Tumorbefalls in Form von Thoraxröntgen, Ultraschall des Abdomens und eines Skelettszintigramms erforderlich.

Therapeutisch wird jedes Mamma-Karzinom **chirurgisch** angegangen, mit Ausnahme des inflammatorischen (*Abbildung 69 auf Seite 144*), des großflächig exulzerierenden Karzinoms oder bei Vorliegen einer Inoperabilität. Angestrebt wird in jedem Fall die **Brusterhaltung** (durch Quadrantenresektion, Tumorektomie, Segmentresektion). Entscheidend für das Brust erhaltende Vorgehen ist die Größe des Tumors.

Im anderen Falle wird eine Ablatio (totale Entfernung) der Brust durchgeführt. Daneben sollte unbedingt eine Axillendissektion (Entfernung von Weichteilgewebe und Lymphknoten) erfolgen, wobei als Richtlinie eine Entfernung von 8-10 Lymphknoten gilt. Die **postoperativen histologischen Untersuchungen** konzentrieren sich zum einen auf die vollständige Entfernung des **Primärtumors** und zum anderen auf den **Lymphknotenbefall**. Wichtig in diesem Zusammenhang ist eine **Hormonrezeptorbestimmung**, da diese sowohl das weitere therapeutische Vorgehen als auch die Prognose der Patientin bestimmen.

Nach brusterhaltendem Vorgehen sollte die Restbrust immer einer Bestrahlung unterzogen werden, da durch das operative Verfahren nicht in jedem Falle eine 100%ige Tumorentfernung garantiert werden kann. Nach Ablatio sollte eine Bestrahlung bei Muskel- und Faszienbeteiligung oder Hautbeteiligung erfolgen, in jedem Falle jedoch in den höheren Tumorstadien.

Die Radiatio der Lymphabflusswege ist zum einen abhängig vom Sitz des Tumors (zentral, medial oder lateral) und vom Befall der entsprechenden Lymphknotenpartien bzw. einem Kapseldurchbruch in der Lymphknoten-Region. Ebenfalls wichtig ist das Alter bzw. der Hormonstatus der Patientin dahingehend, ob beispielsweise eine Chemotherapie oder eine Antiöstrogentherapie als ausreichend zu erachten ist.

Die Technik der Brust- und Brustwandbestrahlung ist eine zangenförmige Radiatio in Form von Photonengegenfeldern oder von einem oder mehreren Elektronenaufsatzfeldern meist bis zu einer Gesamtherddosis von 45 – 50 Gy.

Die axillären Lymphabflusswege werden über Photonensteh- oder Photonengegenfelder bis 50 Gy bestrahlt. Im Falle einer Beteiligung der infra- und supraklavikulären

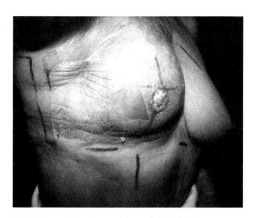

Abbildung 67: Bestrahlungsfelder bei Brusterhaltung nach 45 Gy

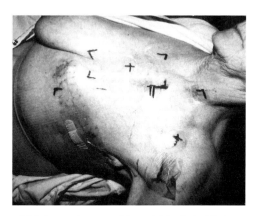

Abbildung 68: Bestrahlungsfelder bei Ablatio mammae mit mehreren Elektronenaufsatzfeldern sowie Bestrahlung der retrosternalen und supra-/infraklavikulären sowie axillären Lymphabflusswege

Lymphknoten können die Felder nach medial erweitert werden. Bei einer Entfernung von weniger als acht Lymphknoten oder einem Lymphknotenkapseldurchbruch empfiehlt sich die Bestrahlung der Achsel.
Falls der Tumorsitz medial oder in der Mamille ist, oder falls sich im CT-Thorax vergrößerte Lymphknoten hinter dem Brustbein oder im Mediastinum nachweisen lassen, ist eine Bestrahlung der Brustbeinregion indiziert. Diese wird über ein Elektronenaufsatzfeld oder ein Photonenfeld, gelegentlich auch über ein Pendelfeld bis zu einer Gesamtherddosis von 50 Gy durchgeführt.
Eine kombinierte Therapie, beginnend mit der Chemotherapie, gefolgt von der Radiotherapie oder einer chirurgischen Vorgehensweise, ist beim inflammatorischen Mamma-Ca indiziert.
Nebenwirkungen der Strahlentherapie, die für die Pflege der Patienten bekannt sein müssen, bestehen in einer Rötung der Haut, teilweise bis zur Epitheliolyse gehend. Schwere Hautschäden, sog. Radioderme oder Teleangiektasien, sollten bei der Behandlung mit Hochvoltgeräten eher zu den Ausnahmen gehören.

Merke: Die Hautveränderungen können meist durch die trockene **Hautpflege** mit Puder auf ein Minimum begrenzt werden. Sollten stärkere Hauterscheinungen auftreten, entscheidet der Radiotherapeut über den Einsatz von Heilsalben (Bepanthen®) oder Cortison-haltigen Salben (Ultralan®). Bei exulzerierenden Mamma-Karzinomen ist eine Pflege mit antibiotischer Gaze (Sofratüll®) zur Wundabdeckung erforderlich.

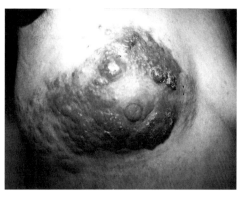

Abbildung 69: Inflammatorisches Mammakarzinom

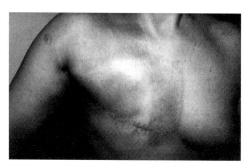

Abbildung 70: Nebenwirkungen der Strahlentherapie mit Erythem und Hyperpigmentierung nach 50 Gy

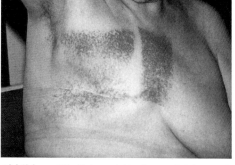

Abbildung 71: Teleangiektasien ca. 2 Jahre nach Bestrahlung

10.4.2 Lungentumoren

Die häufigsten Tumoren in den westlichen Industrieländern sind die Bronchial-Karzinome – mit weiterhin steigender Tendenz. Derzeit sind Männer noch häufiger betroffen als Frauen, jedoch steigt die Neuerkrankungsrate bei Frauen aufgrund von Rauchgewohnheiten deutlich an. **Ursächlich** sind in erster Linie Schadstoffe wie das Rauchen, aber auch Stäube (z. B. Asbest) für die Entstehung verantwortlich.

Die **Frühsymptome** sind in der Regel uncharakteristisch. Meist folgen einer Periode lang anhaltenden Hustens (Raucherhusten) die **Spätsymptome** wie Bluthusten, Atemnot, Gewichtsabnahme, Thoraxwandschmerzen; nicht selten treten Symptome, verursacht durch Metastasen (Knochenmetastasen, Lebermetastasen) zuerst auf, und bei der Suche nach dem Primärtumor wird das Bronchial-Ca entdeckt.

Die **Diagnose** erfolgt durch die Anamnese, körperliche Untersuchung und Laboruntersuchungen, gefolgt vom Thoraxröntgen, Computertomographie, Bronchoskopie ggf. mit Probeexzision oder Bürstenzytologie sowie Sonographie, Skelettszintigraphie und Schädel-CT zur Metastasensuche bzw. zum -ausschluss.

Histologisch unterscheidet man

- Plattenepithelkarzinome (35–50%)
- kleinzellig-anaplastische Karzinome (15–25%)
- Adenokarzinome (20–30%)
- großzellige Karzinome (10–15%).

Aufgrund von Therapieentscheidungen teilt man die Lungenkarzinome in zwei Gruppen ein:

- nicht kleinzellige Karzinome
- kleinzellige Karzinome

Nicht kleinzellige Karzinome

Wesentliche Kennzeichen dieser Gruppe sind eine späte Metastasierung und ein eher lokales Tumorgeschehen. Therapeutisch sind diese Karzinome eher chirurgisch oder durch Bestrahlungen als durch Zytostatika anzugehen. Die Therapie sollte, wenn es möglich ist, zunächst in einem radikalen chirurgischen Eingriff bestehen, wobei entweder eine Tumorentfernung, eine Entfernung des Lungenlappens oder eine Pneumektomie durchgeführt werden.

Die **Strahlentherapie** als primäre Therapie wählt man in erster Linie bei inoperablen Patienten, bei Operationsverweigerern oder postoperativ als adjuvante Therapie.

Die Bestrahlungsfelder umfassen die primäre Tumorregion sowie die Lymphabflusswege, was mittels einer a.p.-p.a. Bestrahlung oder

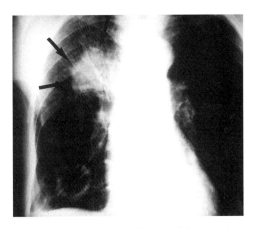

Abbildung 72: Röntgen Thorax bei Bronchialkarzinom rechtes Oberfeld (Pfeile)

einer Kreuzfeldtechnik erreicht werden kann. Bei der a.p.-p.a. Technik ist jedoch zu bedenken, dass meist eine Belastung des Rückenmarks mit der Gefahr einer Querschnittslähmung auftreten kann, so dass rechtzeitig von einer Gegenfeldtechnik auf eine Kreuzfeldtechnik umgestellt werden sollte. Durch laufende Kontrolluntersuchungen (CT oder Thoraxaufnahmen) können der Bestrahlungserfolg abgeschätzt und die Bestrahlungsfelder verkleinert werden, um gesunde Gewebsanteile zu schonen.

Falls der Tumor in unmittelbarer Umgebung des Bronchus wächst, kann entweder an Stelle der Teletherapie oder zusätzlich zur Teletherapie eine Brachytherapie im Afterloading-Verfahren erfolgen. Kombinierte Radiochemotherapien werden zur Erhöhung des lokalen Strahleneffekts oder zur Steigerung der Remissionsqualität und der Überlebenszeiten eingesetzt.

Kleinzellige Karzinome

Bei dieser Tumorgruppe hat sich der Tumor bereits frühzeitig ausgebreitet, so dass wegen der Generalisation eine Chemotherapie zu bevorzugen ist. Hier wird unterschieden in

- örtlich begrenzte Erkrankung (limited disease); der Tumor wächst nur in einer Thoraxhälfte, es liegt ein Befall nur gleichseitiger Lymphknoten oder kleiner gleichseitiger Pleuraerguss vor
- ausgedehnte Erkrankung (Extended disease I); ein Befall auch der kontralateralen Lymphknoten ist gegeben, ferner eine Pleuritis carcinomatosa, eine obere Einflussstauung, ein Tumoreinbruch in große Gefäße
- ausgedehnte Erkrankung (Extended disease II); zusätzlich sind Lungenmetastasen kontralateral bzw. Knochen-, Leber- und Hirnmetastasen vorhanden.

Therapeutisch ist das Mittel der Wahl eine Chemotherapie, der eine Strahlentherapie bei gutem Remissionverlauf folgen kann. Eine alleinige Strahlentherapie wird nur unter palliativen Gesichtspunkten durchgeführt. Die in vielen Lehrbüchern beschriebene prophylaktische Ganzhirnbestrahlung zur Verhinderung einer Metastasierung sichert nicht wesentlich das Überleben, so dass häufig davon Abstand genommen wird und eine Radiatio nur bei positivem Nachweis von Tumorzellen im Liquor erfolgt.

Merke: Die für die **Pflege** des Patienten notwendigen Maßnahmen bestehen in erster Linie in der entsprechenden Hautpflege, die im Bereich der markierten Felder in Form einer Puderbehandlung geschehen muss. Wichtig ist darauf hinzuweisen, dass die dorsalen Bestrahlungsfelder nicht markiert werden, weil der Patient während der Bestrahlung meist auf dem Rücken liegt. Sie müssen gedanklich vom vorderen Feld übertragen werden, oder bei Kreuzfeldern muss dem Pflegepersonal durch eine Unterweisung des Strahlentherapeuten der Feldverlauf bekannt gegeben werden.

Merke: Durch die Irritation von Trachea und Ösophagus kann es beim Patienten zu Atem- und Schluckstörungen kom-

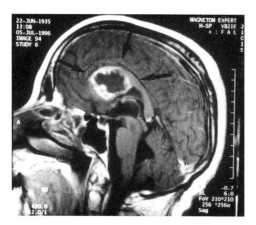

Abbildung 73: Schmetterlingsgliom beidseitig frontal im MRT (sagittale Darstellung)

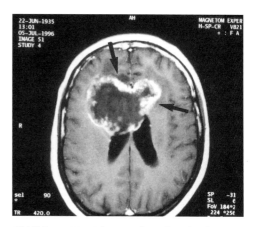

Abbildung 74: Schmetterlingsgliom beidseitig frontal im MRT (axiale Darstellung)

men, die im ersten Falle mit Schleim lösenden und Husten stillenden Medikamenten und im zweiten Falle mit Antazida-ähnlichen Medikamenten zu behandeln sind.

Merke: Wesentliches Augenmerk ist auch auf eine ausreichende Schmerzmedikation zu richten, da oftmals bei Beteiligung der Pleura für den Patienten unerträgliche Schmerzzustände resultieren. Hier ist rechtzeitig von peripheren Analgetika auf zentral wirksame Schmerzmittel (Typ Morphin®, MST®) überzuleiten.

Bei der Gefahr einer Fistelbildung (Ösophagotracheale Fistel) muss gegebenenfalls ein Stent implantiert werden. Beachtet werden muss ferner auch die Tatsache, dass Teile des Herzens im Bestrahlungsfeld liegen und es aufgrund von Strahlennebenwirkungen an den Koronararterien und dem Reizleitungssystem zu Herzrhythmusstörungen, Angina pectoris oder gar zum Herzinfarkt kommen kann. Herzschrittmacher stellen im Allgemeinen heute keine Kontraindikation zur Strahlentherapie dar.

10.4.3 Hirntumoren

Diese Tumorform ist der dritthäufigste Tumor im Erwachsenenalter und die zweithäufigste Tumorart im Kindesalter. Die **Diagnose** wird in der Regel durch Computertomographie oder Kernspintomographie gestellt.

Durch **Symptome** wie Kopfschmerzen, Erbrechen, aber auch neurologische Ausfälle oder lokalisierte oder generalisierte Krampfanfälle (je nach Lokalisation des Tumors) wird der Verdacht auf einen Hirntumor geäußert.

Histologisch werden Gliome (Astrozytome, Oligodendrogliome, Glioblastome), Hypophysentumoren, Meningeome oder Neurinome unterschieden. Einen sehr großen Anteil stellen die Hirnmetastasen mit ca. 40% dar. Die histologische Einteilung erfolgt auf Grund des Ursprunggewebes und wird nach der WHO-Einteilung in vier Malignitätsgrade G I-IV eingeteilt.

Hirntumoren breiten sich infiltrativ aus; selten kommt es zu Abtropfmetastasen in den Spinalkanal. Fernmetastasen im Körper sind nur möglich, wenn eine Shuntverbindung vom Hirnventrikel zum Herzvorhof (atrioventrikulärer Shunt) vorliegt.

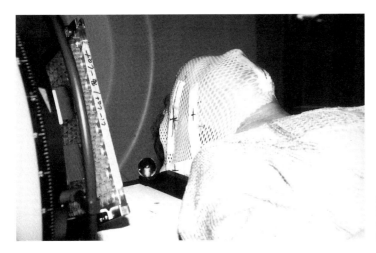

Abbildung 75: Bestrahlungsmaske bei Gehirnbestrahlungen über seitliche Photonengegenfelder

Therapeutisch werden Hirntumoren, wenn es möglich ist, in erster Linie chirurgisch angegangen, um möglichst viel Tumormasse zu entfernen. Selten gelingt eine vollständige Resektion, da ansonsten teilweise funktionelle Einbußen die Folge wären. Daher spielt als adjuvante Therapie die Strahlentherapie eine sehr wichtige Rolle, insbesondere, wenn man berücksichtigt, dass selten eine vollständige Tumorentfernung möglich ist.

Je nach Sitz des Primärtumors wird die Feldanordnung bei der **Bestrahlung** gewählt. Dies kann über seitliche (li.-re. lat) oder a.p. – p.a. Bestrahlungsfelder geschehen. Aber auch Bewegungsbestrahlungen oder Kreuzfelder sowie Felder in drei Bestrahlungsebenen sind möglich. Die Größe des Bestrahlungsfeldes ist von der Tumorgröße und der Histologie abhängig.

Damit eine ausreichende Fixierung der Patienten während der Bestrahlung gewährleistet ist, wird diese in der Regel als so genannte Maskenbestrahlung durchgeführt.

Hierzu wird aus einem thermoflexiblen Kunststoff eine Maske geformt und auf dieser die Bestrahlungsfelder markiert. Der Vorteil dieser Bestrahlungsart ist darin zu sehen, dass auf der Haut des Patienten keine Feldmarkierungen erkennbar sind; weiterhin ist die Beweglichkeit des Kopfes während der Bestrahlung eingeschränkt, so dass das Risiko von Fehlbestrahlungen in kritischen Bereichen, die selbstverständlich, soweit es der Tumor gestattet, ausgeblendet werden sollen, deutlich herabgesetzt ist.

Die Gesamtdosis wird tumorabhängig bei sog. Low-grade Gliomen (GI II) mit 50–54 Gy und bei High-grade Tumoren (GI-II) mit 55–60Gy angegeben. Diese Dosis wird konventionell fraktioniert, d.h. einmal täglich mit einer Einzeldosis von 1,8 – 2 Gy.

Chemotherapeutische Behandlungsmuster sind in der Erprobung und werden bisher nur in einzelnen Studien zusammen mit der Bestrahlung eingesetzt.

Nebenwirkungen der Bestrahlungen bestehen in erster Linie in einem lokalen Haarausfall und einer trockenen Epitheliolyse, gelegentlich in einer Rötung der Ohrmuschel und einer Gehörgangsentzündung entsprechend der gewählten Feldgröße.

> **Merke:** Die Haut im Bestrahlungsbereich muss trocken behandelt werden, wird also mehrfach pro Tag einer Puderbehandlung (z. B. Azulon-Kamillen-Puder®) unterzogen. Daneben kann tumor- oder bestrahlungsbedingt ein Hirnödem auftreten, welches Zeichen eines Hirndruckes verursacht. Hier ist eine Cortisontherapie (Fortecortin®) zu wählen. Trotzdem können ebenfalls ein Hirn-

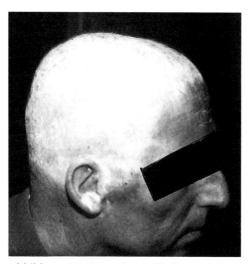

Abbildung 76: Zustand nach Hirnbestrahlung mit 50 Gy und Puderbehandlung – trockene Epitheliolyse der Haut und kompletter Haarausfall

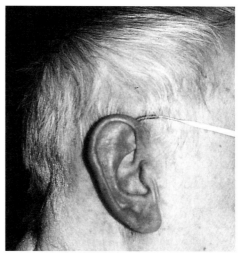

Abbildung 77: Zustand nach Hirnbestrahlung mit 50 Gy – Hautrötung und Gehörgangsentzündung

ödem oder eine Hirnnekrose auftreten, wobei das Risiko des Auftretens mit zunehmender Dosis steigt.

Die **Prognose** hängt von der Tumorhistologie und dem Grading ab. Bei Gliomen beträgt die mittlere Überlebenszeit bei

- WHO Grad I 5 – 10 Jahre
- WHO Grad II 2 – 5 Jahre
- WHO Grad III 12 – 18 Monate
- WHO Grad IV 6 – 8 Monate.

Bei gutartigen Tumoren wie z. B. Meningeomen oder Hypophysenadenomen sind nach weitgehend kompletter Resektion und anschließender Bestrahlung langjährige Verläufe und teilweise auch Dauerheilungen beschrieben worden.

In den letzten Jahren hat sich eine weitere Bestrahlungsmethode an vielen Bestrahlungszentren der Bundesrepublik etabliert: die **Radiochirurgie**. Man versteht hierunter die klein-volumige äußerst präzise Bestrahlungsform von Hirnprozessen bei gleichzeitig weitgehender Schonung von kritischen Strukturen in der Umgebung des Tumors.

Dies gelingt jedoch nur dann, wenn eine nahezu absolute Fixierung des Kopfes gewährleistet ist. Zu diesem Zweck werden entweder Spezialbestrahlungsmasken angefertigt oder ein sog. Stereotaxiering angelegt.

Mit Hilfe eines ausgefeilten Berechungssystems ist man nun in der Lage, nahezu millimetergenau eine Bestrahlung durchzuführen und kritische Strukturen wie z. B. die Sehnervenkreuzung, die Augen oder den Hirnstamm teilweise oder vollständig zu schonen. Anwendung findet diese Methode bei der Bestrahlung von arteriovenösen Missbildungen, Hirnmetastasen, Neurinomen, kleinen Meningeomen, als Boosttherapie nach Ganz- oder Teilhirnbestrahlung bei bösartigen Hirngeschwülsten, Hypophysentumoren und niedrigmalignen Hirntumoren. Voraussetzung für die erfolgreiche Durchführung dieser Methode ist in jedem Fall eine Computertomographie, teilweise auch eine Kernspintomographie (z. B. bei kleinen Hirnmetastasen oder Neurinomen) sowie eine Angiographie (bei arteriovenösen Missbildungen).

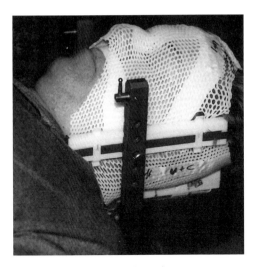

Abbildung 78: Stereotaxiemaske zur Bestrahlung

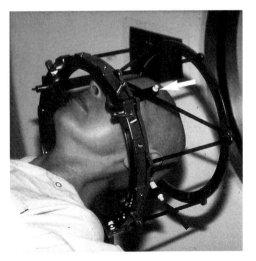

Abbildung 79: Stereotaxiering zur einmaligen Radiochirurgie
Die Schrauben (siehe Pfeil) werden in der Schädelkalotte unter Lokalanästhesie fixiert

Die Bestrahlung wird nach erfolgter Planung in Form einer Pendelbestrahlung mit mehreren Pendelbögen meist mit einer Isozentrumeinstellung, gelegentlich auch zwei bis drei Einstellungen durchgeführt und dauert ca. 15–60 min bei einmaligen Bestrahlungen mittels Stereotaxiering bzw. 10–20 min bei mehrfach durchgeführten Maskenbestrahlungen. Die Verwendung von Bestrahlungsmasken reduziert in jedem Falle die Einzeldosis, so dass eine Fraktionierung je nach Tumorart zwischen 5–25 Fraktionen durchgeführt wird.

> **Merke:** Ein weiterer Vorteil der Radiochirurgie ist, dass neben der Schonung von kritischen Organstrukturen kein Haarausfall auftritt und das ansonsten übliche Waschverbot der Haare und des Kopfes nicht erteilt zu werden braucht!

10.4.4 HNO-Tumoren

Im oberen Atemwegsbereich (Nase, Nasopharynx, Larynx, Hypopharynx und Trachea) und in den oberen Anteilen des Schluckweges (Mund, Rachen, Ösophagus) treten Tumoren des HNO-Bereiches auf und sind je nach Vorkommen bezüglich Entstehung und Prognose unterschiedlich einzustufen.

> Im Folgenden werden die Tumoren von
> - Nase und Nasopharynx
> - Oro- und Hypopharynx
> - Mundhöhle und Lippen
> - Larynx
> - Speicheldrüsen
> - Nasennebenhöhlen
>
> einzeln abgehandelt. Besonderer Wert wird anschließend auf pflegerische Maßnahmen gelegt.

Nase und Nasopharynx

Es sind vorwiegend Männer betroffen, wobei die **Ätiologie** im Einzelfall nicht geklärt werden kann. Bekannt sind begünstigende Faktoren durch Virusinfektionen (Epstein-Barr-Virus).

Symptomatisch sind die wesentlichen Erscheinungen einer Halslymphknotenschwellung, plötzliche einseitige Schwerhörigkeit, später Hirnnervenausfälle, Kopfschmerzen, Blutungen, nasale Sprache.

Die **Diagnostik** erfolgt in erster Linie durch HNO-ärztliche Untersuchungen, ergänzt durch CT oder MRT, Ultraschall der Lymphabflusswege und des Abdomen (Metastasen der Leber) sowie Röntgen des Thorax und ggf. Bestimmung des Virustiters.

Therapeutisch wird neben dem chirurgischen Vorgehen (wenn möglich Entfernung des Primärtumors und der Lymphknoten-Metastasen) eine **Strahlentherapie** eingesetzt. Sie soll in jedem Falle die Tumorregion und bei Lymphknotenbefall die Lymphabflusswege therapieren.

Der Patient wird dazu in Rückenlage positioniert und der Kopf mittels einer Kopf-Hals-Maske fixiert. Dies bietet neben der Stabilisierung der Bestrahlung zusätzlich den Vorteil, dass die Bestrahlungsfelder nicht auf der Haut markiert werden müssen, also nicht verwischt werden können, und psychologisch den Vorteil, dass der Patient wegen fehlender sichtbarer Markierungen nicht fortwährend auf sein Leiden angesprochen wird.

In der Regel werden seitlich opponierende Photonenfelder gewählt, in Einzelfällen auch ventro-laterale Photonenkreuzfelder oder a.p. Felder. Die Einzeldosis beträgt meist 1,8 – 2,0 Gy. In einigen Fällen ist eine sog. hyperfraktionierte Bestrahlung indiziert, wobei hier zweimal täglich eine Bestrahlung mit geringeren Einzeldosen erfolgt. Die Gesamtherddosis wird mit 60 – 75 Gy angegeben.

Oro- und Hypopharynx

Dieses Gebiet umfasst die Region von Gaumenbögen, Tonsillen, Zungengrund, Rachenhinterwand, Epiglottis und die daneben liegenden Sinus piriformes. Auch hier sind Männer wiederum wesentlich häufiger betroffen als Frauen. Diese Tumorart stellt zudem die häufigste HNO-Tumorart dar.

Ursächlich sind in erster Linie Alkohol und Nikotin für die Entstehung verantwortlich. Die **Symptome** sind: Schluckbeschwerden, rauer Hals, starker Mundgeruch, Heiserkeit sowie Schmerzen beim Öffnen des Mundes bis hin zur Kieferklemme.

Therapeutisch steht hier die kombinierte chirurgisch-strahlentherapeutische Behandlung im Vordergrund. In Einzelfällen ist auch eine kombinierte Radiochemotherapie indiziert, wenn eine lokale Inoperabilität vorliegt. Die Bestrahlungsform ist der der Nasopharynxtumoren ähnlich.

Mundhöhle und Lippen

Anatomisch umfasst dieses Gebiet die Lippen, den Mundboden, die vorderen zwei Drittel der Zunge, den harten Gaumen und die Wangenschleimhaut.

Verantwortlich für die **Entstehung** der Tumoren sind insbesondere wiederum Rauchen (Lippenkarzinom bei Pfeifenrauchern), aber auch Tabakkauen, Alkoholmissbrauch und schlechte Mundhygiene. Im Lippenbereich spielt die UV-Einstrahlung eine zunehmende Rolle für die Tumorentstehung.

Symptomatisch geben die Patienten oft ein Fremdkörpergefühl im Mund, Schmerzen beim Kauen und Essen an, und in späteren Stadien tritt starker Mundgeruch auf.

Die **Therapie** besteht oftmals in einem chirurgischen Vorgehen; wenn allerdings eher verstümmelnde Operationen zu erwarten sind, wird in erster Linie der Bestrahlung der Vorzug gegeben. Bei Lippenkarzinomen werden wegen der oberflächlichen Lage sehr häufig Bestrahlungen am Oberflächengerät oder Elektronenbestrahlungen am Linearbeschleuniger durchgeführt, wobei die dahinter liegenden Gewebe (Zahnfleisch, Zähne) durch Moulagen (Einlagen aus plastisch formbarem Material) geschützt werden müssen. Weiterhin spielt die interstitielle Therapie *(siehe Afterloading-Therapie in Kapitel 10.1)* mit Einlage von Spickdrähten (z. B. ^{192}Iridium) eine wesentliche Rolle.

Bei Mundhöhlentumoren werden je nach Lage die Tumorregion und die Lymphabflusswege bestrahlt, meist in Form von seitlichen Photonengegenfeldern. Auch hier kann als Boosttherapie eine Spickung mit ^{192}Iridium-Drähten durchgeführt werden.

Larynx

Bei den Kehlkopftumoren muss man – orientiert an den Stimmlippen – zwischen **supraglottischen** (30 – 35%), **glottischen** (60 – 65%) und **subglottischen** (5%) Tumoren unterscheiden. Auch hier sind Männer wieder häufiger als Frauen betroffen. In der **Ätiologie** spielt wiederum das Rauchen eine große Rolle.

Die geäußerten **Symptome** sind Heiserkeit, Husten und gelegentlich Atemnot. Neben den bereits beschriebenen Verfahren der **Diagnostik** kommt hier der Endoskopie eine wesentliche Bedeutung zu, sowohl zu Beurteilung des tumorösen Geschehens als auch zur Probenentnahme.

Die **Therapieform** ist abhängig vom Tumorstadium. Im T_1/T_2-Stadium haben Chirurgie und Strahlentherapie vergleichbare Heilungsergebnisse, bei T3/T4-Stadien ist der chirurgischen Vorgehensweise der Vorzug zu geben.

Die Bestrahlung erfolgt in Form eines kleinen 4 x 4 bis 6 x 6 cm großen Larynxfeldes im Kehlkopfbereich, bei einem T3/T4-Tumor auch unter Einbeziehung der Lymphabflusswege, und wird meist bis zu einer Gesamtherddosis von 60 – 65 Gy durchgeführt.

Speicheldrüsen

Wenn die Ohrspeicheldrüse anschwillt, es zu Lymphknotenschwellungen im Halsbereich kommt und gelegentlich eine Fazialisparese auftritt, kann es sich um einen Speicheldrüsentumor handeln. Interessanterweise sind diese **Symptome** der infektiöser Parotitis (Mumps) zunächst verwechselnd ähnlich. Die **Diagnostik** erfolgt neben der klinischen Symptomatik vorwiegend durch Ultraschall und Computertomographie.

Die **Therapie** ist durch eine totale Exstirpation der Drüse bestimmt, wobei im Falle des Parotistumors auf den Verlauf des N. fazialis zu achten ist.

Eine Strahlentherapie ist bei Inoperabilität, bei einem Rezidiv oder bei unvollständiger Tumorentfernung angezeigt und wird in der Regel mit einem Elektronenaufsatzfeld an der befallenen Seite erfolgen. Bei Lymphknotenbefall ist in jedem Falle die seitengleiche Lymphabflussregion in die Bestrahlung einzubeziehen. Vereinzelt werden in der Literatur auch Neutronenstrahlenbehandlungen empfohlen.

Nasennebenhöhlen

Diese Tumoren werden häufig durch Holzstäube (Tischler, holzverarbeitende Industrie) verursacht und sind überwiegend Plattenepithelkarzinome. **Klinisch** äußern sich diese Tumoren durch eine Behinderung der Nasenatmung, blutigen Schnupfen, Kopfschmerzen, Auftreiben der Wange, Vorwölbung des Augapfels der betroffenen Seite und Doppelbildersehen.

Die **Diagnostik** erfolgt vorwiegend durch CT oder MRT, durch Endoskopie der Kieferhöhlen und Probeentnahme.

Die **Therapie** besteht in einer großzügigen chirurgischen Tumorentfernung ggf. mit Teilresektionen sowie einer anschließenden Strahlentherapie, oftmals über ventro-laterale Photonenkreuzfelder bei Schonung der Orbita.

Pflegerische Maßnahmen

Im Rahmen der Strahlentherapie treten bei der Behandlung von HNO-Tumoren häufig Begleiterscheinungen auf, die das Pflegepersonal kennen muss, um das Leiden des Patienten so gering wie möglich zu halten.

Sehr wichtig ist in diesem Zusammenhang die **Mundpflege**. Die Patienten erhielten meist vor Bestrahlungsbeginn eine Zahnsanierung in der Form, dass kariöse Zähne

10.4 Durchführungen von Bestrahlungen

und zahnwurzelgeschädigte Zähne entfernt wurden ebenso wie alle eine Streuung der Strahlung verursachenden Metalle (z. B. Brücken, Kronen, Plomben).

> **Merke:** Die Mundpflege sollte daher mit mehrfachen täglichen Spülungen (z. B. Salbei-Tee) erfolgen. Von Kamillentee wird abgeraten, da er zur Austrocknung der Schleimhäute beiträgt. Auch Desinfektionslösungen (z. B. Hexoral®, Doreperol® etc.) finden wegen der teilweise reizenden Wirkungen keine Verwendung. Die Zähne werden einmal täglich mit einer Fluorpaste behandelt, um sie gegen Karies zu schützen.

> **Merke:** Eine Nebenwirkung der Bestrahlung ist die Mundtrockenheit (Xerostomie), so dass dem Patienten mehrfach pro Tag Flüssigkeit angeboten werden muss. Daneben tritt eine Mukositis (Schleimhautrötung) und im schlimmsten Fall eine Soorstomatitis auf, so dass hier eine Behandlung mit Antimykotika (Amphomoronal®) indiziert ist.

Der Patient klagt oft über eine fehlende Geschmacksempfindung (pappiger Geschmack), die bestrahlungsbedingt ist und sich nach ca. drei Monaten zurückbildet. Aufgrund des fehlenden Geschmacks verspürt er auch keinen Appetit und muss oftmals zum **Essen** ermuntert werden. Bei der Zusammenstellung des Essen ist auf eine eiweißreiche, eventuell passierte Kost zu achten, da diese Patientengruppe unter einem Eiweißabbau leidet und daher zunehmend an Körpergewicht verliert. Gut vertragen werden Babynahrung, Astronautenkost und milde, nicht zu scharf gewürzte Suppen. Falls der gewünschte Erfolg ausbleibt, muss eine Sondenernährung oder eine PEG (perkutan endoskopisch geleitete Gastrostomie) angestrebt werden.

> **Merke:** Die Bestrahlungsfelder auf der **Haut** sind aufgrund der Maskenverwendung nicht immer markiert, so dass der Radiotherapeut die Lage der Felder erklären muss. Diese sind einer mehrmals täglichen Puderbehandlung zu unterziehen. Keinesfalls dürfen Wasseranwendungen erfolgen, auch keine Nassrasuren.

Im Falle des Vorliegens eines **Tracheostomas** muss man jedoch vorsichtig mit der Puderverwendung umgehen, da Puderanteile ins Tracheostoma gelangen und den Patienten zu fortwährendem Husten reizen können. Das Tracheostoma muss mit Heilsalben gepflegt werden. Sollten offene Hautstellen bedingt durch Tumorexulzeration oder als Strahlenfolge vorhanden sein, sind diese mit antibiotischer Gaze abzudecken.

Wann immer die Möglichkeit besteht, sollte auf den Patienten eingewirkt werden, das Rauchen und den Genuss von Alkohol zu unterlassen, da beide die Strahlenwirkung und die Nebenwirkungen verstärken. In Einzelfällen muss, falls die konservative Therapie keine entscheidende Besserung der Mukositis bringt, eine Gamma-Globulin-Therapie (Beriglobin®) erfolgen, die der behandelnde Strahlentherapeut durchführt.

10.4.5 Tumore des männliches Genitale

Hier sind zu unterscheiden:

- Hodentumoren
- Prostata-Karzinom
- Peniskarzinom

Hodentumoren

Mit einer Neuerkrankungsrate von 7-8/100 000 Patienten pro Jahr sind die Hodentumoren als häufigste maligne Erkrankung der jungen Männer zu sehen. Altersmäßig ist

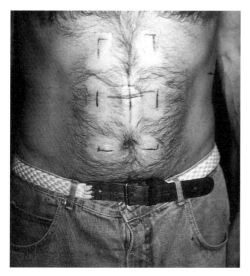

Abbildung 80: Bestrahlung der Paraaortalregion beim Seminom

vorwiegend die Gruppe der 25–40-Jährigen betroffen.
Es müssen zwei Gruppen von Hodentumoren unterschieden werden, Seminome und nicht seminomatöse Tumoren, wobei im großen und ganzen nur Seminome strahlentherapeutisch behandelt werden können.
Ursächlich kommen Kryptorchismus, chemische Stoffe (Herbizide, Schmieröle, chromhaltige Farben, Schwermetalle) und Viruserkrankungen (Mumps) in Betracht.
Klinisch äußern sich Hodentumoren oft durch eine schmerzlose Schwellung, selten durch Schmerz. In einigen Fällen können insbesondere bei Metastasierung Rückenschmerzen oder Allgemeinsymptome die Folge sein.
Die **Diagnostik** geschieht durch die klinische Untersuchung, Ultraschall, Biopsie und Laboruntersuchungen (Beta-HCG und Alpha-Fetoprotein als Tumormarker) sowie Röntgenuntersuchungen des Thorax, Abdomen-CT und Thorax-CT.
Therapeutisch steht an erster Stelle die Chirurgie mit Entfernung des befallenen Hodens und ggf. retroperitonealer Lymphknotenentfernung.

Strahlentherapeutisch sollte bei Seminomen mit geringem T-Stadium eine Bestrahlung der paraaortalen Lymphabflusswege, ansonsten bei iliakalem und skrotalem Befall auch dieser Regionen unter Einschluss der Leistenlymphknoten mit einer Dosis von 26 – 30 Gy GHD auf die nicht befallenen und 40 – 45 Gy auf die befallenen Regionen erfolgen.
Bei stärkeren Lymphknotenvergrößerungen wird ein sog. Abdominelles Bad (Ganzabdomenbestrahlung mit zusätzlicher Bestrahlung der Stammlymphknoten) mit 25–30 Gy vorgeschlagen. Bei den nicht seminomatösen Hodentumoren wird die Strahlentherapie nur noch bei unvollständigem Ansprechen auf die Chemotherapie eingesetzt.

Prostata-Karzinom

Als einer der häufigsten Tumoren des alten Mannes tritt das Prostata-Karzinom mit einer Neuerkrankungsrate (Inzidenz) von 45/100 000 Einwohner pro Jahr auf. Beim alten Mann mit ca. 80 Jahren steigt die Inzidenz auf 800/100 000 Einwohner pro Jahr. Eindeutige **Ursachen** sind bisher nicht bekannt. Lokale **Symptome** treten erst im fortgeschrittenen Stadium in Form von Harndrang, Pollakisurie und vermehrtem Restharn bei unvollständiger Blasenentleerung auf. Schmerzen im Skelett, Skotal- oder Beinödeme weisen auf eine bereits erfolgte Metastasierung hin; oftmals sind diese Metastasen mit ihren Symptomen erst der Anstoß zur Verdachtsdiagnose „Prostatakarzinom".
Neben der klinischen **Diagnose** durch Palpation und Inspektion spielen Ultraschall, CT-Abdomen, Skelettszintigramm, Röntgen des Thorax und Laboruntersuchungen (PSA, PAP) eine wesentliche Rolle.
Die **Therapie** erfolgt strahlentherapeutisch, endokrin oder chemotherapeutisch. Strahlentherapeutisch wird die Therapie entweder als tumorangepasste Radiotherapie mit kleinen Bestrahlungsfeldern bis 65 – 75 Gy vorgenommen, oder es wird eine interstitielle Radiotherapie *(siehe Brachytherapie*

in Kapitel 10.1) mit ^{125}Jod, ^{192}Iridium transperineal vorgenommen. Palliativ können Knochenmetastasen in einer Herddosis von 30 – 35 Gy bestrahlt werden.

Das Wachstum von Prostatakarzinomen ist fast immer testosteronabhängig. Deshalb wird die **Antihormon-Therapie** entweder als **Kastration** oder über eine **Antiandrogen-Therapie** (Androcur®) bzw. **LHRH-Analoga** (Zoladex®) erfolgen. Wichtig ist vor Einleiten der Antihormon-Therapie die sog. **Gynäkomastieprophylaxe**, bei der die Mamillen mit jeweils 12 Gy über drei bis vier Tage bestrahlt werden *(siehe Kapitel 10.4.9)*.

Die Chemotherapie findet nur bei Hormonresistenz oder Tumorprogression Anwendung.

Peniskarzinom

Fast ausschließlich beim alten Mann treten die sehr seltenen Peniskarzinome auf. Die Diagnose wird klinisch, durch Biopsie und durch die bereits mehrfach geschilderten bildgebenden Verfahren gesichert.

Therapeutisch kann chirurgisch vorgegangen werden, was eine Penisamputation zur Folge hätte. Organerhaltend kann mittels Strahlentherapie mit einer Elektronenstrahlung häufig der verstümmelnde Eingriff umgangen werden.

> **Merke: Pflegerisch** gelten bei den hier aufgeführten Tumoren des männlichen Genitale im Prinzip die gleichen Grundsätze, wie sie bereits ausführlich beschrieben wurden. In jedem Falle ist ein Waschverbot der Bestrahlungsregion für die Dauer der Bestrahlung einzuhalten.

Gelegentliche Nebenwirkungen im Blasenbereich bei der Bestrahlung von Prostata-Tumoren wie eine Reizblase oder strahlentherapeutisch bedingte Durchfälle werden medikamentös behandelt *(siehe Kapitel 10.5)*.

10.4.6 Tumoren des weiblichen Genitale

> Strahlentherapeutisch wichtig sind bei den weiblichen Genitalien
>
> - Zervixkarzinom
> - Korpuskarzinom
> - Vulva- und Vaginalkarzinom.
>
> Das Ovarialkarzinom ist derzeit eine Domäne der Chemotherapie und soll daher hier nicht abgehandelt werden.

Zervixkarzinom

Als dritthäufigstes weibliches Genitalkarzinom ist das Zervixkarzinom mit einer Inzidenz von 10 – 330/100 000 Einwohner pro Jahr von herausragender Bedeutung. Als **Risikofaktoren** gelten

- frühe sexuelle Aktivität, häufig wechselnde Partner
- Vit.-A- und Vit.-C-Mangel als Folge des Zigarettenrauchens
- mangelhafte Genitalhygiene
- familiäre Belastung.

Es äußert sich **klinisch** erst relativ spät durch Ausfluss und Blutung. Eine Früherkennung ist durch regelmäßige gynäkologische Untersuchungen und Abstriche möglich. Als Folge einer Metastasierung treten bei unbehandeltem Verlauf Lymphödem, Ischiasschmerzen, Stuhlprobleme, Urämie und Anämie auf.

Die **Diagnostik** erfolgt in erster Linie klinisch, dann durch Abstriche bzw. Kolposkopien mit Biopsie. Bildgebende Verfahren wie z. B. Abdomen-CT, Röntgen des Thorax, Infusionsurogramm, Ultraschall dienen dem Nachweis von Metastasen. Um Infiltrationen in die Nachbarorgane auszuschließen, sind Zystoskopie und Rektoskopie unabdingbar.

Die **Therapie** erfolgt in den Frühstadien möglichst organerhaltend in Form einer Konisation (kegelförmiges Ausschneiden des Muttermundes), im weiteren Verlauf als Hysterektomie (Entfernung der Gebärmutter)

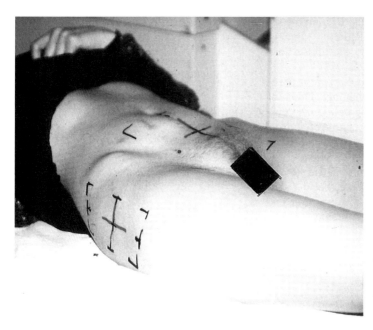

Abbildung 81: Bestrahlungspositionierung bei Beckenbestrahlung als 4-Felder-Photonenbestrahlung (sog. Box-Bestrahlung)

oder Wertheim-Operation (Entfernung von Gebärmutter mit Umgebungsgewebe, Adnexen und Beckenlymphknoten).
Die Strahlentherapie sollte als alleinige Therapie immer eine Kombination von Tele- und Brachytherapie beinhalten, bei postoperativen Bestrahlungen genügt in der Regel eine Teletherapie.
Die Technik *(siehe Abbildung 81)* besteht in einer perkutanen Bestrahlung mittels 4-Felder-Technik (sog. 4/4 Photonen-Box) in Bauchlage mit Einzeldosen von 1,8 – 2,0 Gy bis zur einer Gesamtdosis von 40 Gy in den Frühstadien und 50 Gy in den Spätstadien. Die Brachytherapie *(Abbildung 82)* wird im Frühstadium neben der Teletherapie z. B. mittels 3-Kanal-Applikator erfolgen. Die Dosierung der Brachytherapie wird von den einzelnen Bestrahlungsinstituten sehr unterschiedlich angegeben, ebenso wie die Verwendung der Applikatoren unterschiedlich ist.
Prognostisch ist das Zervixkarzinom als sehr gut einzustufen, wenn eine frühzeitige Diagnose erfolgt.

Korpuskarzinom

Im Gegensatz zum Zervixkarzinom ist das Korpuskarzinom ein Karzinom der älteren Frauen (65. – 70. Lebensjahr). **Ursächlich**

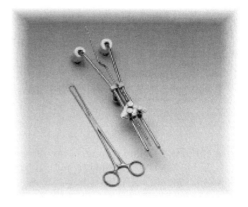

Abbildung 82: 3-Kanal-Applikator zur Bestrahlung eines Zervixkarzinoms

verantwortlich ist eine erhöhte Östrogenzufuhr, Adipositas, Hypertonie, Diabetes mellitus; Raucherinnen erkranken seltener als Nichtraucherinnen (Änderung im Östrogenstoffwechsel).

Die **Symptome** zeigen sich in erster Linie durch Blutungen unterschiedlichen Grades, daneben aber auch durch Aszites, Schmerzen, Ileus oder Hydronephrose. Die **Diagnostik** entspricht der des Zervixkarzinoms. Die **Therapie** besteht meist in einer Hysterektomie mit Adnektomie, seltener in einer Wertheim-Operation.

Eine Strahlentherapie des Beckens und der Lymphabflusswege ist nur indiziert, wenn die Tumorinfiltration mehr als 30% der Uteruswand beträgt oder eine lymphogene Metastasierung erfolgt ist. Auch bei schlechtem Graduierungsstatus wird bestrahlt. Die Zieldosis beträgt 45 – 50 Gy. Die Bestrahlungstechnik entspricht der des Zervixkarzinoms in Form einer 4/4 Photonen-Box.

Abweichend von der Therapie des Zervixkarzinoms wird beim Korpuskarzinom, falls keine Teletherapie durchgeführt werden muss, eine postoperative Brachytherapie zur Verhinderung von vaginalen Abklatschmetastasen durchgeführt *(Abbildung 83)*.

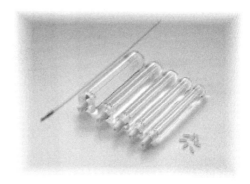

Abbildung 83: Vaginale Bestrahlungszylinder zur Verhinderung von vaginalen Abklatschmetastasen

Vaginal- und Vulvakarzinom

Hierbei handelt es sich um relativ seltene Tumoren der älteren Frauen. Die **Ursachen** entsprechen weitestgehend denen der Zervixkarzinome.

Symptomatisch liegen oftmals die nach außen wachsenden Tumoren mit mechanischen Behinderungen bei der Genitalpflege, Juckreiz, Begleitinfektionen und Schmerzen vor. Die **Diagnosesicherung** geschieht durch Inspektion und Probeentnahme. **Histologisch** handelt es sich in der Mehrzahl um Plattenepithelkarzinome.

Die **Therapie** erfolgt entweder als lokale Exzision, als Hysterektomie bei fortgeschrittenen Stadien oder als Strahlentherapie (entweder zusätzlich oder alternativ zur Operation). Die Bestrahlungsfelder umfassen den Vaginalbereich als a.p.-p.a. Felder oder als Elektronenaufsatzfeld den Vulvabereich. Bei Lymphknotenbefall werden die regionären Lymphabflusswege (Leisten-LK, iliakale LK) meist als Gegenfelder bestrahlt.

> **Merke: Pflegerisch** ist hier die übliche Feldpflege mit Puder zu beachten. Der Vulvabereich wird meist mit Heilsalben behandelt, weshalb Feldmarkierungen vor jeder Bestrahlung erneuert werden müssen. Eine medikamentöse urologische Therapie kann notwendig werden, da die Harnröhrenöffnung meist im Bestrahlungsfeld liegt und eine Urethritis die Folge ist.

10.4.7 Gastro-Intestinal-Tumoren

> Bei dieser Tumorgruppe spielen im Wesentlichen
>
> - Ösophagustumoren
> - Kolon- und Rektumtumoren
> - Analkarzinome
>
> eine strahlentherapeutisch bedeutsame Rolle.

Sowohl beim Magenkarzinom, bei Leber- und Pankreastumoren als auch bei Tumoren des Dünn- und Dickdarmes ist die Chirurgie zunächst das therapeutische Mittel der

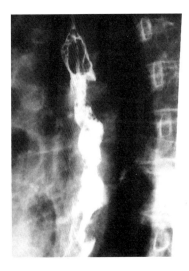
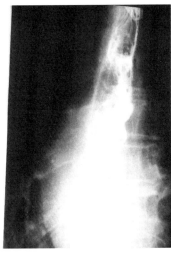

Abbildung 84: Röntgenkontrastdarstellung eines Ösophagustumors seitlich und von vorn *(vgl. Abbildungen 14 und 15)*

Wahl. Die Strahlentherapie findet als Palliativ-Bestrahlung oder als kombinierte Radiochemotherapie sowie intraoperative Strahlentherapie bei Magen-, Leber- und Pankreastumoren Anwendung, wobei auf die intraoperative Technik hier nicht näher eingegangen werden soll.

Ösophagustumoren

In Deutschland erkranken 5 Menschen von 100 000 an einem Ösophaguskarzinom, wogegen in den USA mit einer Inzidenz von 16,5/100 000 (bei der schwarzen Bevölkerung) große geographische Unterschiede zu verzeichnen sind. **Ursächlicher Zusammenhang** mit Alkoholabusus und Nikotinmissbrauch ist erkennbar. Daneben spielen Nitrosamine und Verätzungen als Verursacher eine große Rolle.

Die klinischen **Symptome** treten fatalerweise relativ spät auf und bestehen in Schluckstörungen, Gewichtsabnahme, Bluterbrechen sowie Schmerzen in der Brust oder zwischen den Schulterblättern. **Histologisch** sind 90% aller Ösophagustumoren Plattenepithelkarzinome; Adenokarzinome sind selten. Auf Grund seiner Lage breitet sich der Ösophagustumor in das Mediastinum, die Trachea (Fisteln) und in die großen Gefäße aus. Er beginnt sehr frühzeitig zu metastasieren, und zwar unabhängig vom Tumorsitz.

Die **Diagnostik** ist neben der klinischen Symptomatik in erster Linie durch die Ösophagoskopie mit gezielter Biopsie geprägt. Die Kontrastmitteluntersuchung des Ösophagus spielt eher bei nicht endoskopierbaren oder endoskopieunwilligen Patienten eine Rolle. Zur Erkennung der Tumorausbreitung ist fernerhin eine Röntgenuntersuchung des Thorax, ein CT des Thorax sowie eine Oberbauchsonographie (zum Lebermetastasenausschluss) erforderlich.

Die **Therapie** sollte möglichst frühzeitig erfolgen und wird, wenn sich das Karzinom in den unteren zwei Dritteln des Ösophagus befindet, zunächst als chirurgische Intervention durchgeführt. Als Ersatz für den Ösophagus werden entweder ein Magenhochzug oder ein Dünndarminterponat verwendet. Karzinome des oberen Ösophagusdrittels gelten in der Regel als inoperabel. Hier wird in erster Linie die Radio- oder Radiochemotherapie zum Einsatz kommen.

Bei bereits vorliegenden Fernmetastasen finden Anwendung:

- eine kombinierte Radio/Chemotherapie
- eine Bougierung der Tumorstenose, endo-

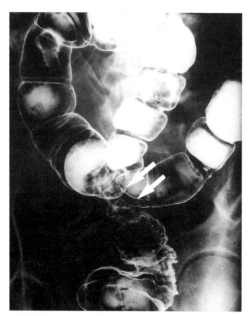

Abbildung 85: Kolon-Kontrasteinlauf – Vorliegen einer Stenose als Zeichen eines Tumors (Pfeile) *(vgl. Abbildung 18)*

> **Merke:** Von Seiten der **Pflege** gilt zu bedenken, dass die dorsalen Bestrahlungsfelder nicht markiert werden und durch den Strahlentherapeuten die Bestrahlungstechnik bekanntgegeben werden müssen, um sie entsprechend zu pflegen. Im Bestrahlungsbereich ist auch auf die Anwendung von Franzbranntwein etc. zu verzichten. Bei Langliegern ist eine entsprechende Dekubitusprophylaxe vorzunehmen.

> **Merke:** Wesentliches Augenmerk ist auf die **Ernährung** des Patienten zu legen. Neben ausreichender Flüssigkeit muss eine ausgewogene, eiweißreiche Kost angeboten werden, die oftmals über eine Magensonde oder eine PEG verabreicht werden muss. In Einzelfällen muss auf eine parenterale Ernährung ausgewichen werden, wobei ein Subklavia- oder Kavakatheter wegen der gefäßreizenden Stoffe (Lipidfraktion, höherer Glukose-Anteil in den Infusionen und der Aminiosäurenkomponente) angelegt werden muss, da die Ernährung über einen mehrtägigen bis mehrwöchigen Zeitraum erfolgt.

skopische Tumorverkleinerung mit dem Laser und anschließender Afterloading-Bestrahlung
- eine Stent-Implantation oder
- eine Kombinationsbehandlung.

Zur Bestrahlung wird der Patient meist in Rückenlage positioniert und folgendermaßen bestrahlt:

- a.p. – p.a. Photonengegenfelder
- Pendelbestrahlung
- 3-Felder-Technik (Mercedesstern) oder
- als Boost-Bestrahlung im Afterloading-Verfahren.

Die Dosis beträgt bei palliativer Zielsetzung 50 Gy, bei kurativer Zielsetzung 60 – 70 Gy. Die Rückenmarksbelastung insbesondere bei a.p.-p.a. Feldern, gelegentlich auch bei Rotationsbestrahlungen ab 40 Gy zwingt zu einer Umstellung der Bestrahlungstechnik dahingehend, dass z. B. auf die 3-Felder-Technik oder Kreuzfeldtechnik ausgewichen werden muss.

Kolon- und Rektumtumoren

Als zweithäufigste Tumoren weisen die kolorektalen Tumoren eine Inzidenz von 25 (Männer) bzw. 20 (Frauen)/100 000 Einwohner pro Jahr auf. **Ursachen** für die Entstehung glaubt man in sehr fett- und fleischreicher Kost, Bierkonsum und erblichen Dispositionen (Kolitis ulzerosa, Polyposis koli usw.) zu erkennen. Befallen sind vorwiegend die Rekto-Sigmoid-Region (55–65%), das Kolon aszendens (15–20%), das Kolon transversum (10–15%) und das Kolon deszendens (10%).

Klinische **Symptome** treten relativ spät in Form von Blutauflagerungen auf dem Stuhl, Stuhlunregelmäßigkeiten (wechselnde Verstopfung mit Diarrhöen oder bleistiftartige Stuhlformen) sowie Ileus-Symptomatik, Gewichtsabnahme und Anämien auf. Frühsymptome sind die Ausnahme.

Die **Diagnose** kann frühzeitig durch den Nachweis von okkultem Blut (Hämokkult-Test) durch die digitale rektale Untersuchung und die Endoskopie mit Probeentnahme erfolgen. Daneben werden Röntgenuntersuchungen des Darmes im Doppelkontrast, Computertomographien, Sonographien, Röntgenuntersuchungen des Thorax sowie Zystoskopie und Basislaboruntersuchungen durchgeführt.

Histologisch liegen in der Mehrzahl (98%) Adenokarzinome vor. Die Tumorklassifikation erfolgt neben der TNM- Klassifikation nach DUKES-Astler-Coller. Entscheidend sind die Infiltrationstiefe des Tumors, die Lymphknotenbeteiligung und der Ausschluss von Metastasen insbesondere in der Leber.

Therapeutisch ist das Mittel der Wahl die chirurgische Entfernung des Tumors mit einem Sicherheitssaum. Falls dieser analwärts nicht eingehalten werden kann, muss ein Anus praeter angelegt werden.

Die Strahlentherapie findet bei einer Infiltrationstiefe ab T3 (Infiltration bis in die Serosa oder das perikolische Gewebe) sowie bei jedem LK-Befall Anwendung. Beim Vorliegen von zusätzlichen Metastasen ist im Prinzip ein kombiniertes radio-chemotherapeutisches Vorgehen indiziert. Das Zielvolumen umfasst die gesamte Rektumregion und die entsprechenden Lymphabflusswege (pararektale und illiakale LK) und reicht von L4/5 bis zum Anus.

Technisch wird die Bestrahlung postoperativ als 4/4-Photonen-Box bzw. dors. 3/4-Photonen-Box-Bestrahlung in Bauch- oder Rückenlage bis zu einer Gesamtherddosis von 45 – 50 Gy durchgeführt. Eine Boosttherapie kann bis 56 – 60 Gy angeschlossen werden.

Eine präoperative Bestrahlung wird oftmals zur Verhütung der intraoperativen Tumorverschleppung (Mikrometastasierung) durchgeführt und erfolgt in Form von ventrodorsalen Photonengegenfeldern meist bis zu einer Dosis von 10 Gy, und zwar mit 2 x 5 Gy am praeoperativen Tage und am Operationstag.

> **Merke:** Beachtenswert bei der **Pflege** der Patienten ist die Hautpflege. Sie muss wie gewöhnlich durch mehrmaliges Pudern erfolgen, wobei der Dekubitus-Prophylaxe entscheidende Aufmerksamkeit zu schenken ist. Gelegentlich kommt es zu einer Rötung der Gesäßfalte, so dass hier die Pflege mit Heilsalbe (z. B. Panthenol® etc.) bei gleichzeitiger Einlage von Tüllgaze erfolgen muss. Eine Cortison-Salbenbehandlung kann insbesondere dann zur Anwendung gelangen, wenn die Bestrahlungsfelder sehr weit nach kaudal reichen und den Analring und die Vulva tangential einschließen, was nach Möglichkeit vermieden werden soll. Auch hier ist das Pflegepersonal durch den Strahlentherapeuten über die Feldgrenzen genauestens zu instruieren, da oftmals die untere Feldgrenze in ihrem Verlauf nicht eindeutig genug zu sehen sind.

> **Merke:** Ein wesentliches Augenmerk ist auch bei diesen Patienten auf die **Ernährung** zu legen, da oftmals Diarrhöen (Flüssigkeitsverlust) auftreten. Es sollte eine leicht verdauliche Kost ohne blähende Nahrungsmittelanteile gewählt werden. Bei chronischen Veränderungen der Darmschleimhaut ist eine cortisonhaltige Medikation (z. B. Colifoam-Schaum® zur rektalen Instillation) indiziert.

Analkarzinome

Zu den sehr selten vorkommenden Tumoren gehört das Analkarzinom, wobei ursächlich chronische Infektionen, Fisteln, Hämorrhoiden, aber auch Virusinfektionen (HIV-Viren, Herpes-simplex-Viren) eine Rolle spielen.

Klinisch äußert sich die Erkrankung durch Schmerzen beim Stuhlgang, Juckreiz, Blutungen, tastbare **Leistenlymphknoten**, später durch Gewichtsverlust, Inkontinenz und Stenosen im Analring.

Im Vergleich zu den Darmtumoren metastasiert das Analkarzinom sowohl in die Paraaortal- und Iliakalregion als auch in die Leistenregion. Daneben breitet es sich oft

lokal in die Vagina, Blase und Damm aus. Das **diagnostische Vorgehen** entspricht weitgehend dem der Darmtumoren.
Therapeutisch ist die Vorgehensweise häufig von einer kombinierten simultanen Radiochemotherapie mit einer Gesamtherddosis von 50 Gy geprägt. Vereinzelt kommt die Afterloading-Therapie mit ^{192}Iridium zur Anwendung, aber auch die Möglichkeit der lokalen Bestrahlung mit einem Elektronenaufsatzfeld ist bei entsprechenden Voraussetzungen bis zu einer Gesamtherddosis von 50 Gy möglich. Vorteilhaft ist in diesem Fall der Organerhalt.
Analrandkarzinome bis zu zwei Zentimetern Durchmesser werden exzidiert oder bei Inoperabilität wie Analkanalkarzinom behandelt.

10.4.8 Hodgkin und Non-Hodgkin-Lymphome

Der **M. Hodgkin** ist ein relativ seltener Tumor mit einer Erkrankungsrate von 2–3/100 000 pro Jahr. Männer werden häufiger als Frauen betroffen. Die Altershäufung ist zum einen um das 25. Lebensjahr und weiterhin um das 50. Lebensjahr beschrieben. Die **Ätiologie** des M. Hodgkin ist unbekannt.
Klinische Leitsymptome sind indolente Lymphknotenvergrößerungen, besonders in der oberen Hälfte des Körpers und hier am häufigsten zervikal. In einigen Fällen treten sog. B-Symptome (Fieber, Nachtschweiß und Gewichtsverlust von >10% in sechs Monaten) auf. Die früher angegebene charakteristische Klinik (Schmerzen im LK nach Genuss von Alkohol) tritt nur in 2-10% der Fälle auf.
Histologisch werden vier Typen unterschieden:
- die lymphozytenreiche Form
- die noduläre Sklerose
- der Mischtyp und
- die lymphozytenarme Form.

Die **Diagnostik** führt über die Anamnese und die körperliche Untersuchung zur Lymphknotenbiopsie. Zur Abgrenzung der Ausbreitung werden neben Laboruntersuchungen (BSG, Blutbild, Blutchemie) bildgebende Verfahren (Röntgen des Thorax in zwei Ebenen, Hals-, Thorax-, Abdomen- und Becken-CT sowie eine Oberbauchsonographie) durchgeführt; eine Knochenmarkbiopsie aus dem Beckenkamm dient zum Ausschluss des Stadiums IV.
Die **Klassifikation** erfolgt im Gegensatz zu anderen Tumoren nach ANN-Arbor *(siehe Stadieneinteilungen Kapitel 10.3.3)* mit Stadium I – IV.

Therapeutisch wird die Strahlentherapie als Primärtherapie bei der Mehrzahl der lokalisierten Stadien I, II, IIIA ohne Risikofaktoren eingesetzt. Die Chemotherapie ist die Primärtherapie bei den fortgeschrittenen und möglicherweise hämatogen gestreuten Stadien IB, IIB, IIIA und IIIB und IV sowie bei der BULKY Disease (massiver mediastinaler Tumor oder ausgeprägter abdomineller Tumorbefall).
Strahlentherapie wird in folgenden Formen durchgeführt:

- als additive Radiotherapie im Rahmen des Konzeptes für Patienten, die nach alleiniger Chemotherapie ein hohes Rückfallsrisiko haben
- als involved-field-Technik, die nur die befallenen Lymphknotenstationen umfasst
- als extended-field-Technik (sog. Mantelfeldbestrahlung oder umgekehrtes Y-Feld unter Einbeziehung der regionären befallenen und der benachbarten Lymphknoten)
- als subtotal-nodale Bestrahlung (z. B. Mantelfeld und Paraaortalfeld mit Milzstieleinschluss)
- oder als total-nodale Bestrahlung (z. B. Mantelfeld und infradiaphragmales umgekehrtes Y-Feld.

Die Dosis beträgt in der Regel 40–45Gy verteilt über fünf Wochen. Bei der totalnodalen Radiatio ist eine Bestrahlungspause

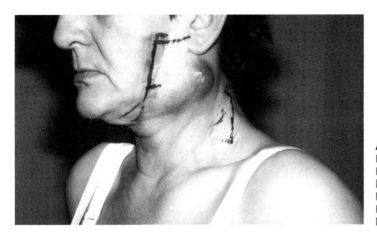

Abbildung 86: Non-Hodgkin-Lymphom mit Hautmanifestation an der linken Halsseite
Frühzeitiger Befall z. B. der Haut ist charakteristisch für Non-Hodgkin-Lymphome

von drei bis vier Wochen zwischen der Mantelfeldbestrahlung und der Y-Feld-Bestrahlung indiziert.
Nebenwirkungen der Strahlentherapie sind insbesondere bei einer Kombination mit Chemotherapie:

- die **Strahlenpneumonitis** in der Lungenspitze oder paramediastinal
- die **Perikarditis**, abhängig von der Herzbelastung bei der Mediastinalbestrahlung
- das **koronare Risiko** bis zum Herzinfarkt
- die **chronische Darmreizung** mit Unverträglichkeiten für Fett und blähende Speisen
- bei Kindern **Wachstumsstörungen** die
- Induktion von **Sekundärtumoren**.

Prognostisch ist der M. Hodgkin insbesondere beim Vorliegen der niedrigen Stadien von einer hohen Rezidivfreiheit und einer langfristigen Überlebensrate gekennzeichnet.
Bei den **Non-Hodgkin-Lymphomen** ist im Gegensatz zum M. Hodgkin die Erkrankungsrate höher mit 3-5/100 000 pro Jahr. Der Altersgipfel unterscheidet sich ebenfalls vom M. Hodgkin dadurch, dass vorwiegend Patienten zwischen dem 60. und 70. Lebensjahr betroffen sind. **Ätiologisch** spielen disponierende Faktoren wie Burkitt-Lymphome, AIDS, immunsuppressive Therapie, Umweltfaktoren und Chemotherapeutika eine Rolle.

Die **Symptome** ähneln denen des M. Hodgkin, doch ist der wesentliche Unterschied, dass der Waldeyer'sche Rachenring und extralymphatische Regionen wie z. B. Haut, Gastrointestinaltrakt, Hoden, Mamma und ZNS frühzeitig befallen werden.
Histologisch unterscheiden sich die Non-Hodgkin-Lymphome entsprechend der Kieler Klassifikation in hoch- und niedrig-maligne Lymphome. Die klinische Stadieneinteilung entspricht der der Hodgkin-Lymphome.
Auch die **Ausbreitungsdiagnostik** wird entsprechend der des M. Hodgkin vorgenommen. Im Gegensatz zu den Hodgkin-Lymphomen breitet sich das Non-Hodgkin-Lymphom nicht kontinuierlich von Lymphknotenstation zu Lymphknotenstation aus, sondern überspringt Lymphknotenstationen, so dass aufgrund des unterschiedlichen Ausbreitungsmusters frühzeitig eine Knochenmarkbiopsie, die Endoskopie und die Skelettszintigraphie durchzuführen sind.
Therapeutisch spielt neben dem chirurgischen Vorgehen, das zur Diagnosesicherung und Resektion von extranodalen Solitärmanifestationen sowie Palliativindikationen bei Frakturgefahr erfolgt, die Strahlentherapie eine große Rolle. Als Primärtherapie wird sie bei lokalisierten Manifestationen des Stadiums I – II eingesetzt; adjuvant bzw. additiv nach erfolgter Chemotherapie auch bei fort-

geschrittenen Stadien II, III und IV. Es kommt wiederum die Großfeldtechnik als extended-Field-Technik mit einer Dosis von 35–40 Gy und einem zusätzlichen Boostfeld mit 5–10 Gy auf die Primärmanifestation bzw. als involved-field-Technik lediglich auf die befallene Lymphknotenregion mit einer Dosis von 45–50 Gy zum Einsatz. Die total-nodale Bestrahlung ist meist wegen starker Rezidivneigung bereits in den frühen Stadien indiziert. Eine Ganzabdomenbestrahlung bei gastro-intestinalen oder primär abdominellen Manifestationen bis 30 Gy und zusätzlichen 15 Gy auf das Tumorbett kann eingesetzt werden. Eine prophylaktische Ganzhirnbestrahlung mit 18-24 Gy findet bei lymphozytischen Non-Hodgkin-Lymphomen Anwendung. Bei einem gesamten ZNS-Befall wird die Radiotherapie der gesamten Neuroachse durchgeführt.

Die **Prognose** unterscheidet sich von der des M. Hodgkin dahingehend, dass die 5-Jahresüberlebensraten nach Radiotherapie sowohl im St. I als auch im St. II niedriger liegen.

10.4.9 Gutartige Erkrankungen

Die Strahlentherapie wird nicht nur zur Behandlung von Malignomen, sondern auch von gutartigen Erkrankungen eingesetzt, wenn andere Verfahren (medikamentös, chirurgisch, physikalisch) keine Therapieverbesserung mehr ergeben.
Folgende **Bestrahlungsindikationen** liegen heute vor:

- Entzündung
- chronisch inflammatorische bzw. degenerative Veränderungen
- hypertrophische Prozesse des Binde- und Stützgewebes bzw. gutartige Neubildungen.

Neben der antibiotischen Therapie und dem operativen Vorgehen wird eine **Entzündungsreizbestrahlung** insbesondere bei folgenden Indikationen eingesetzt:

- Panaritium
- Schweißdrüsenabszess
- akute und chronische postoperative Parotitis
- nicht heilende Fisteln, Phlegmonen, Geschwüre
- Haut- und Schuppenflechten.

Je akuter das Geschehen ist, **desto wirksamer** kann die Strahlentherapie eingesetzt werden. Die Einzeldosis beträgt zwischen 0,2 – 0,4 Gy/Fraktion bis zu einer Gesamtherddosis von 0,5 – 2,0 Gy.
Der Erfolg der Strahlentherapie bei Schmerzzuständen durch **chronisch inflammatorische oder degenerative Erkrankungen** wird darauf zurückgeführt, dass vermehrt Zytokine freigesetzt werden, sich das Stoffwechselmilieu ändert – Alkalose statt Azidose – und die Durchblutung gesteigert wird.
Indikationen sind:

- Periarthritis humeroscapularis
- deformierende Arthrose der großen Gelenke (Knie, Hüfte, Oberarm)
- deg. Wirbelsäulenerkrankungen
- Tennisellenbogen, Fersensporn und
- Schleimbeutelentzündungen.

Die Dosierungen liegen zwischen 0,5 und 2,0 Gy Einzeldosis bis zu einer Gesamtherddosis von 3-10 Gy entweder mittels Orthovolttherapie oder Hochvolttherapie. Die Erfolgsquoten werden unterschiedlich angegeben, insbesondere die PHS zeigt eine hohe Ansprechrate von ca. 90% Heilung bzw. Befundbesserung. Die deformierenden Arthrosen zeigen eine geringere Ansprechbarkeit.
Ein weiteres Anwendungsgebiet ist die Bestrahlung von **hypertrophischen Prozessen des Binde- und Stützgewebes,** bei denen es zu vermehrter Narbenbildung (Narbenkeloide, M. Dupuytren, Induratio penis plastica) oder zu vermehrter Knochenbildung (nach Implantation von Endoprothesen) kommt. Ferner können hormonelle Umstellungen zur Organvergrößerung (Gynäkomastie, endokriner Exophthalmus) führen.
Die Therapie von vermehrter Narbenbildung geschieht meist in Form von Elektro-

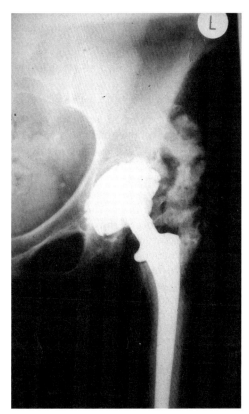

Abbildung 87: Zustand nach Implantation einer Totalendoprothese des Hüftgelenks mit periartikulären Verkalkungen
Diese werden operativ entfernt, und anschließend erfolgt zur Verhinderung einer Rekalzifizierung eine Bestrahlung

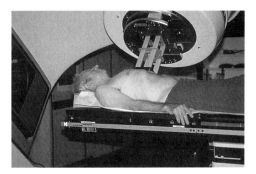

Abbildung 88: Mamillenbestrahlung bei Gynäkomastie

nenaufsatzfeldern oder Röntgenoberflächenbestrahlung, wobei die Dosierung zwischen 10 und 20 Gy angegeben wird. Bei den Bestrahlungen nach Gelenkeingriffen handelt es sich im allgemeinen um postoperative Vorgehensweisen mit meistens ein- bis viermaliger Applikation, und die applizierten Dosierungen schwanken von 8 – 16 Gy. Die häufig durchzuführende Gynäkomastieprophylaxe bei Patienten mit Prostatakarzinomen wird in Form von Elektronenaufsatzfeldern auf beide Mammae mit 4 x 3 Gy durchgeführt. Bei der Exophthalmustherapie muss vor Bestrahlung eine Computertomographie zur Bestrahlungsplanung angefertigt werden. Die Bestrahlung erfolgt über seitliche Photonengegenfelder in einer Maskenhalterung mit 10 x 2 Gy.

Da die verabreichten Dosen bei den gutartigen Prozessen in einem niedrigen Bereich liegen, erfordert diese Bestrahlungsform in der Regel keine besondere pflegerische Beachtung.

10.5 Nachsorge, Pflege und Nebenwirkungen

Die Pflege stellt in der Strahlentherapie einen sehr wichtigen Teil der Behandlung dar. Wichtig sind Maßnahmen im Bereich der

- Haut
- Schleimhäute
- Schmerztherapie.

Haut

Merke: Die Hautpflege basiert in erster Linie auf Trockenbehandlung der Bestrahlungsfelder, was durch mehrmaliges tägliches Pudern (z. B. mit Desitin®- oder Azulon-Kamillen-Puder® oder vergleichbaren Pudergemischen) erreicht wird.

Niemals sollte jedoch ein parfümierter Puder Verwendung finden. Vermieden werden muss in jedem Falle eine Wasseranwendung im Bestrahlungsfeldbereich, weil hierdurch Nebenwirkungen in Form von Hauterythemen Vorschub geleistet wird. Auch die gleichzeitige Applikation von johanniskrauthaltigen Beruhigungsmitteln führt zu einer verstärkten Hautreaktion und sollte unterbleiben. Im Bereich von behaarten Hautbezirken sollten die Haare gekürzt und dann die Puderanwendung durchgeführt werden. Nassrasuren müssen unterbleiben und durch Trockenrasuren ersetzt werden, solange noch kein Haarausfall durch die Straheinwirkung eingetreten ist.

Besonders beachtet werden müssen seitens des Pflegepersonals die Felder, die nicht durch eine Markierung gekennzeichnet wurden, z. B. Felder auf dem Rücken, wenn der Patient in Rückenlage bei der Bestrahlung liegt. Hier müssen die entsprechenden ventralen Felder gedanklich übertragen werden. In keinem Fall darf wegen fehlender Markierung eine Puderbehandlung unterlassen werden. Wichtig ist in diesem Zusammenhang auch die Vermeidung von ätherischen Ölen oder Franzbranntwein zur Atempflege, falls bei diesen Patienten eine Bestrahlung von dorsal erfolgt.

Sollte die Hautpflege mit Puder nicht ausreichen, dann verordnet der Strahlentherapeut in der Regel Heilsalben (Panthenol® etc.) oder gar cortisonhaltige Salben, die auf die betreffenden stark veränderten Areale aufgetragen werden müssen, um weitere Schäden der Haut zu vermeiden. Hier ist besondere Sorgfalt beim Auftragen geboten, weil oftmals die Feldgrenzen durch den Einsatz von Salben verwischt werden. In keinem Falle darf jedoch die Feldgrenze seitens des Pflegepersonals oder des Patienten nachgezeichnet werden. Dieses wird beim nächsten Bestrahlungstermin vom Strahlentherapeuten oder der MTRA übernommen.

Bei feuchter Epitheliolyse können antiseptisch wirkende Substanzen (Wasserstoffperoxyd oder Gentianaviolett-Lösung, ggf. auch Kälberblutextrakte (z. B. Actihämyl®) verwandt werden. Bei infizierten Hautflächen finden darüber hinaus antibiotische Salben oder Gazen (Sofratüll®) Anwendung.

Schleimhäute

> **Merke:** Die Schleimhäute **des Mundes** sollten mit Salbei-Tee oder Fenchel-Tee gepflegt werden. Auf die Gabe von Kamillentee ist wegen seiner austrocknenden Wirkung zu verzichten. Diätvorschriften, wozu auch der konsequente Verzicht auf Alkohol und Nikotin gehört, sind ebenso einzuhalten wie das Meiden von scharf gewürzten oder zu kalten bzw. zu heißen Speisen.

In vielen Fällen muss eine passierte Kost oder eine hochkalorische Nahrung (Babykost oder Astronautennahrung) angeboten werden. Die Mundpflege ist unabdingbar für ein gutes Bestrahlungsergebnis und für eine bessere Verträglichkeit der Strahlentherapie. Hierzu gehören sowohl die Zahn- und Zahnfleischpflege als auch die Anwendung von Fluorpasten (Elmex-fluor-Paste®).

Bei starken Schmerzen oder Schluckbeschwerden können Lokalanästhetika in Form von hochviskösen Lösungen gegeben werden (Xylocain viscös-Gel®). Zur weiteren Unterstützung können auch lindernde Lutschtabletten (Bepanthen-Lutschtbl.®) zum Einsatz kommen. In einigen Fällen bietet sich eine Stärkung des Immunsystems mit Gamma-Globulinen (Beriglobin®) an. Beim Vorliegen eines Pilzbefalls müssen mehrmals täglich Antimykotika (Ampho-moronal®) mehrmals täglich verabreicht werden.

> **Merke:** Die Schleimhäute **des Darmbereiches** erfordern große Aufmerksamkeit dahingehend, dass ein Verstoß gegen die Diätvorschriften zu schweren Nebenwirkungen führen kann. Bei Bestrahlungen des Abdomens und des Beckens sollten blähende Nahrungsmittel wie Hülsenfrüchte, Kohlarten, faserhaltiges Gemüse wie Rettich, Schikoree, Pepperoni, Zwie-

beln, Kümmel, Zitrusfrüchte und -säfte, rohes Obst (Äpfel, Birnen, Trauben), Vollkornbrot, scharfe Käsesorten, Speck, Gänsefleisch, Entenfleisch und andere fette Fleischarten, Milch, starker Kaffee und Tee, Alkohol, scharfe Gewürze sowie das Rauchen gemieden werden.

Neben den diätetischen Maßnahmen kann eine Diarrhöe mit Stopfmitteln wie medizinischer Kohle, geriebenen Apfelpektinen (z. B. Metifex®) und bei Nichtansprechen mit Loperamid (Imodium®), Reasec® oder Morphinderivaten (Tinctura opii®) behandelt werden.

Bei einer radiogenen Proktitis werden Antiphlogistika (Wismutoxid = Anusol®) und Corticosteroide sowie Corticoidschaum (Colifoam-Schaum®), 5-Aminosalicylsäure (Salofalk®) oder Sulfasalazin-Klystiere (Azulfidine®, Colopleon®) angewandt.

Beschwerden seitens des Urogenitaltrakts können sich in einer Zystitis oder Hämaturie äußern und werden mit Spasmolytika (Urospasmin®) oder Antibiotika behandelt. Selten sind Blasenspülungen erforderlich. Bei einem liegenden Harnblasenkatheter muss dieser nach den allgemeinen Pflegerichtlinien versorgt werden.

Bei der Bestrahlung **von Lungenanteilen** ist neben der Hautpflege auf eine ausreichende Atemgymnastik zu achten. Husten wird mit hustenreizstillenden Präparaten vom Codein-Typ behandelt. Beim Vorliegen von zähflüssigem Auswurf ist die Anwendung von schleimverflüssigenden Arzneimitteln (Ambroxol®, Bisolvon®, ACC® usw.) indiziert.

Schmerztherapie

Neben der Beachtung bestrahlungsbedingter körperlicher Veränderungen ist ein großes Augenmerk auch auf die ausreichende **Schmerztherapie** zu legen, die entscheidend die Lebensqualität des Patienten beeinflusst. Hier sollte ein sog. Stufenschema eingehalten werden *(Tabelle 12)*:

Tabelle 12: Stufenschema für die Schmerztherapie – WHO-Stufenplan

Stufe I Nichtopioidhaltige Analgetika, z. B. Metamizol, Paracetamol oder Naproxen

Stufe II Schwache Opioide + Nichtopioidanalgetika, z. B. Tramadol, Tilidin-Naloxon oder Dihydrocodein + Metamizol, Paracetamol oder Naproxen

Stufe III Starke Opioide + Nichtopioidanalgetika, z. B. Morphin oder Fentanyl-TTS + Metamizol, Paracetamol oder Naproxen

Thomm, M.
Schmerzpatienten in der Pflege
2. Aufl., Kohlhammer, Stuttgart 1999

Merke: Wichtig bei der Verabreichung der Medikamente ist in jedem Falle das Einhalten der **Einnahmezeiten** (nicht morgens, mittags, abends – sondern **pünktlich nach der Uhr** alle vier, sechs oder acht Stunden), um Schwankungen im Schmerzmittelspiegel zu verhindern, die schnell dazu führen, dass ein Therapieschema für unwirksam erklärt und zum nächst stärkeren Mittel gegriffen wird.

Abschließend sei auf die enorme Bedeutung der psychischen Situation von Tumorpatienten hingewiesen. Der Tumorpatient befindet sich bedingt durch den Schrecken der Krankheit (Unheilbarkeit, Schmerzen, begrenzte Lebenserwartung) in einer tiefen seelischen Krise, die sich häufig in Depressionen oder Aggressionen äußert und sehr viel Zuwendung und Einfühlungsvermögen seitens des Pflegepersonals erfordert. Dazu gehört auch eine vermehrte Unterstützung des Patienten bei seinen täglichen Verrichtungen (Waschen, Essen, Gang zur Toilette usw.) und ein sensibler Umgang mit den Angehörigen, die durch die Diagnose „Krebs" zunächst ebenso geschockt sind wie der Patient selbst.

Auch die pflegerische Betreuung sterbender Patienten ist besonders anspruchsvoll: Neben der körperlichen Pflege (Mundpflege, Flüssigkeits- und Nahrungsangebot sowie Dekubitusprophylaxe), die eine Aufgabe des Pflegepersonals darstellt, ist das Miterleben des körperlichen Verfalls des Patienten und damit verbundener familiärer Schicksale eine physische und psychische Beanspruchung, die oftmals an die Grenze der Belastbarkeit herangeht. Dennoch sollten sich Krankenschwestern und -pfleger nicht davor scheuen, auf Strahlentherapiestationen zu arbeiten: Die Dankbarkeit gerade der am schwersten Betroffenen wiegt allemal den eigenen Einsatz auf.

11 Die wichtigsten Maßnahmen des Strahlenschutzes für das Personal

Hilmar Stöcker

Die folgende Zusammenfassung ist in Kapitel 3 ausführlicher erläutert.

Schutzmaßnahmen in der radiologischen Diagnostik

Die folgenden Regeln gelten nur, wenn auch wirklich gestrahlt wird:

- Immer eine Bleigummischürze tragen. Im Streustrahlenbereich genügt normalerweise eine mit einem Bleigleichwert von 0,35 mm Dicke, im Nutzstrahl eine von 0,5 mm Dicke.
- Immer unter der Schürze ein Dosimeter tragen. Normalerweise ist dies eine Filmplakette, die nicht übertragbar ist und monatlich gewechselt wird. Bei seltenem Aufenthalt im Röntgen genügt ein Füllhalterdosimeter (Stabdosimeter). Die Ergebnisse sind zu protokollieren und 30 Jahre aufzubewahren.
- Der Zugang zum Röntgen ist für Schwangere und für Personen unter 18 Jahren – mit Ausnahme von Auszubildenden unter Aufsicht – untersagt.

Die Strahlenbelastung hängt stark von der Aufenthaltsdauer, dem Abstand und der Untersuchungsart ab. Es kann sein, dass in der Angiographie zusätzliche Maßnahmen getroffen werden müssen, wie zum Beispiel das Tragen einer Brille mit Bleigläsern oder die Nutzung von fahrbaren oder an Deckenstativen hängenden Bleiglasscheiben. Erfahrungsgemäß beträgt die monatliche Körperdosis weniger als 1 mSv, so dass dieser Personenkreis zu dem beruflich strahlenexponierten Personal der Kategorie B gehört und sich nicht einer ärztlichen Strahlenschutzuntersuchung unterziehen muss.

Schutzmaßnahmen in der nuklearmedizinischen Diagnostik

Folgende Regeln gelten in der Nuklearmedizin immer:

- Betreten nur mit in der Abteilung verbleibendem Kittel und eigenen Schuhen, evtl. OP-Überschuhen. Beim Verlassen der Abteilung bleiben diese Kleidungsstücke in der Schleuse. Es erfolgt eine Kontrollmessung auf Kontamination und gegebenenfalls eine Dekontamination.
- Zugang erfolgt nur mit Dosimeter, das heißt typischerweise mit einer Filmplakette und nur für den Fall des seltenen Zutritts mit Füllhalterdosimeter (Stabdosimeter). Es besteht eine Protokollierungspflicht und Aufbewahrungspflicht von 30 Jahren.
- Zutrittsverbot für Schwangere, Personen unter 18 Jahren – außer Auszubildenden unter Aufsicht – und Stillenden (im Gegensatz zum Röntgen).

Die Strahlenbelastung ist typischerweise sehr gering und liegt für Pflegepersonal unter einer Monatsdosis von 1 mSv, so dass eine Eingruppierung als beruflich strahlenexponiertes Personal der Kategorie B genügt. Da beim Umgang mit offenen Radionukliden trotz der Eingruppierung in die

Kategorie B eine jährliche Strahlenschutzuntersuchung vorgeschrieben ist, muss der Strahlenschutzbeauftragte der Nuklearmedizin entscheiden, ob bei den seltenen Besuchen des Pflegepersonals in einer nuklearmedizinischen Diagnostik diese Untersuchung wirklich nötig ist. In einer solchen Abteilung besteht die Gefahr einer Inkorporation, so dass jede Nahrungsaufnahme, Trinken, Rauchen u.ä. strengstens verboten sind.

Bei Patienten auf Station, die nuklearmedizinisch untersucht wurden, sind Restaktivitäten inkorporiert, die in den nächsten Stunden und Tagen ausgeschieden werden. Diese Restaktivitäten sind aus der Sicht der Strahlenbelastung des Personals uninteressant, aber sie sollen vom Personal nicht inkorporiert werden. Es empfiehlt sich daher, mit diesen Patienten und ihren Ausscheidungen so umzugehen, als wenn sie infektiös wären, also die Benutzung von Handschuhen u.ä. vorzusehen.

Schutzmaßnahmen in der Strahlentherapie mit offenen und umschlossenen Radionukliden

Der Zutritt erfolgt gemäß den Regeln der nuklearmedizinischen Diagnostik, jedoch tritt eine Verschärfung dadurch ein, dass die Aufenthaltsdauer des Pflegepersonals bei den Patienten zeitlich befristet ist. Die maximale Aufenthaltsdauer ist angegeben und ändert sich im Laufe der Zeit. Sie ist unbedingt einzuhalten. Sie hat als Ziel, die maximale Jahresdosis für beruflich strahlenexponiertes Personal der Kategorie A von 50 mSv nicht zu überschreiten. Daher ist dieses Personal jährlich einer Strahlenschutzuntersuchung zu unterziehen. Beim Umgang mit Patienten sind Gummihandschuhe zu tragen, und es ist darauf zu achten, dass nicht nur die Ausscheidungen der Patienten kontaminiert sind, sondern auch Unterwäsche, Nachthemden, Socken und Pantoffeln, Morgenmäntel, Taschentücher, Besteck u.ä. Dem Strahlenschutz in diesen Abteilungen gebührt die größte Aufmerksamkeit, wieder unter der Maßgabe der Vermeidung von Inkorporation, da es sich hierbei auch noch typischerweise um den dosisgebenden Strahler Radiojod (^{131}I) handelt. Die typische Jahresdosis liegt hierbei im Bereich von 5 – 10 mSv.

Beim Umgang mit umschlossenen Radionukliden entfällt das Verbot des Stillens und der Bekleidung, die nur in der Abteilung zu tragen ist, weiterhin das Messen auf Kontamination bei Verlassen der Abteilung. Die Radionuklide bestrahlen den Patienten nur, solange sie gelegt sind. Nach Entnahme sind die Patienten völlig strahlungsfrei und können ganz normal behandelt werden. Solange die Patienten therapiert werden, gilt auch wieder eine beschränkte Aufenthaltsdauer, um die maximale Dosis für die Kategorie A nicht zu überschreiten.

Personal, das bei Therapien mit dem Nachladeverfahren („Afterloading") zugegen ist, muss sich wie beim Umgang mit umschlossenen Radionukliden verhalten, nur dass keine maximale Aufenthaltsdauer vorgesehen ist, da der Strahler nur im Tresor ist und erst appliziert wird, wenn das Personal den Strahlraum verlassen hat. Hierbei sind wieder nur Dosen unter 1 mSv pro Monat zu erwarten.

Neue Bestimmungen:

Für Mai 2000 ist das **Inkrafttreten neuer Bestimmungen** vorgesehen, die die Euratom-Richtlinien 96/29 und 97/43 in deutsches Recht umsetzen. Sie werden sich auf den Schutz von Patienten und Personal auswirken, stehen aber noch nicht endgültig fest. Unter anderem sollen neue, niedrigere Grenzwerte der Personendosis eingeführt werden. Auch werden einige der im Strahlenschutz verwendeten Dosis-Messgrößen duch neue ersetzt, die für die Röntgendiagnostik von höheren Werten als die alten Messgrößen ausgehen.

Die neuen Bestimmungen werden sich in verschiedenen Bereichen auswirken, die *auf Seite 43* ausführlich dargestellt sind.

Anhang

I: Zeittafel

Geschichtliche Entwicklung der Radiologie

1895 8.11. Entdeckung der X-Strahlen durch Wilhelm Conrad Röntgen, Professor für Physik in Würzburg

1895 22.12. W. C. Röntgen: erstes Röntgenbild von der Hand seiner Frau

1896 20.1. erste Röntgenaufnahme einer Unterarmfraktur im Dartmouth-College, USA

1896 Becquerel weist die natürliche Radioaktivität der Uranerze nach

1896 Behandlung eines Tierfellnaevus mit Röntgenstrahlen durch Freund

1898 Erste Beschreibung von Hautverbrennungen und Haarverlust nach Einwirkung von Röntgenstrahlen

1899 Thor Stenbeck behandelt erfolgreich ein Hautkarzinom

1901 W. C. Röntgen erhält den Nobelpreis für Physik

1902 Dosierung der Röntgenstrahlung mit der Chromoradiographie durch Guido Holzknecht

1904 Hermann Rieder gelingt die erste Kontrastmitteldarstellung des Magen-Darm-Traktes

1908 Einführung der Verstärkungsfolien

1908 Clunet erkennt die krebserzeugende Wirkung der Röntgenstrahlen

1911 Oskar und Günther Hertwig finden, dass Zellkerne strahlenempfindlicher sind als das Zytoplasma

1912 Max von Laue weist durch Interferenzerscheinungen nach, dass Röntgenstrahlen elektromagnetische Schwingungen sind

1913 Bucky-Blende: Entwicklung von Streustrahlenrastern

1922 Bocage, französischer Dermatologe, entwickelt die Schichtuntersuchung

1925 Definition der R-Einheit von Behnken
Biologische Toleranzdosis von 0,25 R pro Tag als höchstzulässige Strahlenbelastung für das radiologische Personal nach Mutscheller

1928 Internationale Festlegung der Doseinheit R in Stockholm

1929 Entwicklung der Drehanode durch Bouwers

1934 Nachweis der künstlichen Radioaktivität durch das Ehepaar Joliot-Curie

1934 Einführung von Zelluloseacetat für Röntgenfilme

1940 Entwicklung des Betatrons durch Kerst

1951 Erstes Telecobalt-Gerät im Saskatoon Cancer Center, Kanada

1952 Einführung der Bildverstärkerröhre

1958 Festlegung der Lebensaltersdosis von D = 5 rem (N-18) durch die International Commission on Radiation Protection

1960 Erste Strahlenschutzverordnung der Bundesrepublik Deutschland

1960 Entwicklung der Afterloadingtherapie durch U. K. Heuschke

1968 Hounsfield entwickelt den Computertomographen

1968 Erste Installation eines „Gamma-Knife" in Stockholm

1973 Röntgenverordnung der Bundesrepublik Deutschland

1974 Klinische Anwendung der Computertomographie

1976 Strahlenschutzverordnung der Bundesrepublik Deutschland

1976 Einführung der SI-Einheiten Gy (nach L. H. Gray) für rd und Bq (nach H. A. Becquerel) für Ci

1980 Entwicklung der Magnetresonanztomographie

1980 Einführung der Computertomographie in die Bestrahlungsplanung

1988 Novelle zur Röntgenverordnung

1990 3-D-Bestrahlungsplanung

1992 Klinischer Einsatz eines Multi-Leaf-Kollimators

1996 Richtlinie 96/29/EURATOM zur Festlegung der grundlegenden Sicherheitsnormen für den Schutz der Gesundheit der Arbeitskräfte und der Bevölkerung gegen die Gefahren durch ionisierende Strahlungen

1997 Richtlinie 97/43/EURATOM über den Gesundheitsschutz von Personen gegen die Gefahren ionisierender Strahlung bei medizinischer Exposition

2000 Neue Röntgenverordnung und neue Strahlenschutzverordnung durch die Richtlinien 96/29/EURATOM und 97/43/EURATOM

II: Tabellenverzeichnis

1 Biologische Grundlagen der Strahlenwirkung

Tabelle 1: Organellen im Zytoplasma 15

2 Strahlenphysik und Dosimetrie

Tabelle 2: Verschiedene Jodisotope in der Medizin 25

4 Radiologische Diagnostik

Tabelle 3: Die Wahl der Messkammern bei verschiedenen Organaufnahmen 46
Tabelle 4: Empfindlichkeitsklassen (SC) und Dosisbedarf 47
Tabelle 5: Formate und Anwendungsbeispiele für Röntgenfilme und Verstärkungsfolien 48

5 Radiologische Diagnostik mit Kontrastmitteln

Tabelle 6: Therapie bei Kontrastmittel-Reaktionen 63
Tabelle 7: Notfallausrüstung 64

6 Computertomographie (CT)

Tabelle 8: Entwicklung der Computertomographie 92
Tabelle 9: Dichtewerte im Computertomogramm 94

8 Sonographie/Ultraschall (US)

Tabelle 10: Dichte und Schallleitungsgeschwindigkeit verschiedener Medien 109

10 Strahlentherapie

Tabelle 11: Empfohlene bildgebende Verfahren bei ausgewählten Tumorregionen 140
Tabelle 12: Stufenschema für die Schmerztherapie 166

III: Verzeichnis der Abbildungen

1 Biologische Grundlagen der Strahlenwirkung

Abbildung 1: Die Dosis-Wirkungs-Beziehung ionisierender Strahlung 16
Abbildung 2: Proliferationsrate und Strahlenempfindlichkeit verschiedener Gewebe. . . . 17
Abbildung 3: Die vier strahlenbiologischen Pfade 18
Abbildung 4: Wellenförmiger Verlauf des Hauterythems für 8 Gy Röntgenstrahlung . . . 19

2 Strahlenphysik und Dosimetrie

Abbildung 5: Die drei Arten der Wechselwirkung von Röntgenstrahlen mit Materie . . . 30

3 Strahlenschutz

Abbildung 6: Streustrahlung 37

4 Radiologische Diagnostik

Abbildung 7: Schematische Abbildung einer Röntgenröhre 44
Abbildung 8: Prinzipieller Aufbau des Flachdetektors 49
Abbildung 9: Streustrahlenraster 51
Abbildung 10: Durchleuchtungsgerät mit Deckenstativ 52
Abbildung 11: Thoravision – digitales Thoraxaufnahmegerät 53
Abbildung 12: Mammographiegerät 58
Abbildung 13: Säugling in Babix-Hülle 59

5 Radiologische Diagnostik mit Kontrastmitteln

Abbildung 14: Kontrastfüllung der Speiseröhre 65
Abbildung 15: Doppelkontrastaufnahme der Speiseröhre 65
Abbildung 16: Kontrastfüllung des Magens 66

Anhang III: Verzeichnis der Abbildungen

Abbildung 17: Doppelkontrastaufnahme des Magens 66
Abbildung 18: Doppelkontrastaufnahme des Dickdarms 68
Abbildung 19: Kontrastmittelfüllung von Gallenblase und Gallengang. 70
Abbildung 20: Darstellung von Gallenblase, Gallengang und intrahepatischen Gallenwegen mittels Ballonkatheter in der Gallenblase 71
Abbildung 21: Ausscheidungs-Urogramm – Ablaufbild 30 Minuten nach Infusion 73
Abbildung 22: Prinzip der Digitalen Subtraktionsangiographie (DSA) 76
Abbildung 23: Angiographie (DSA) der supraaortalen Äste 78
Abbildung 24: Angiographie (DSA) der Bauchaorta mit Verzweigungen in die Iliakalarterien 79
Abbildung 25: Becken-Bein-Angiographie (DSA) – Aufzweigung der Iliakal- und Femoralarterien 79
Abbildung 26: Digitale Weiterverarbeitung von Abbildung 25 79
Abbildung 27: Angiographie der Unter-Schenkel (DSA) – Arteriae popliteae mit Arteriae tibiales und Arteriae fibulares 79
Abbildung 28: Angiographie (DSA) der Nierenarterien – Messung einer Stenose 81
Abbildung 29: Carotisangiographie links a. p. 82
Abbildung 30: Carotisangiographie links a. p. – Digitale Subtraktionsnachverarbeitung . 82
Abbildung 31: Carotisangiographie rechts seitlich 82
Abbildung 32: Carotisangiographie rechts seitlich – Digitale Subtraktionsnachverarbeitung 82
Abbildung 33: Vertebralisangiographie links a. p. 83
Abbildung 34: Vertebralisangiographie links a. p. – Digitale Subtraktionsnachverarbeitung 83
Abbildung 35: Vertebralisangiographie links seitlich 83
Abbildung 36: Vertebralisangiographie links seitlich – Digitale Subtraktionsnachverarbeitung 83
Abbildung 37: Herzmuskel mit Coronararterien (halbschematisch) 84
Abbildung 38: Digitale Subtraktionsangiographie (DSA) der linken Coronararterie 85
Abbildung 39: Digitale Subtraktionsangiographie (DSA) der rechten Coronararterie . . . 85
Abbildung 40: Stent (Metallgitter-Implantat) 86
Abbildung 41: Angiographie (DSA) einer Iliakalarterie nach Stentimplantation 87

6 Computertomographie (CT)

Abbildung 42: Unterschiedliche Abtastprinzipien von Computertomographen 93
Abbildung 43: Schwächungswertbereiche verschiedener Körpersubstanzen und -gewebe 94

Abbildung 44: Aufnahmeprinzip beim Spiral-CT............................. 95
Abbildung 45: Mehrfachscan mit Patiententransport (Spiral-CT)............. 95
Abbildung 46: Schematische Darstellung einer Übersichtsaufnahme (Topogramm)..... 97

7 Magnetresonanztomographie (MRT)

Abbildung 47: Schema einer Magnetresonanzanlage........................ 102
Abbildung 48: Magnetresonanztomograph – Verschiedene Spulen für die Körperbildgebung.. 104
Abbildung 49: Sagittale MR-Aufnahme des Kopfes........................ 106

8 Sonographie/Ultraschall (US)

Abbildung 50: Ultraschall-Doppler-Effekt zur Messung von Strömungsgeschwindigkeiten.. 111

9 Nuklearmedizin

Abbildung 51: Schilddrüsenszintigramm – Euthyreose, heißer Knoten............. 122
Abbildung 52: Lungenventilationsszintigramm (Normalbefund) und Lungenperfusionsszintigramm bei Embolie....................................... 123
Abbildung 53: Skelettszintigramm – Normalbefund......................... 124
Abbildung 54: Skelettszintigramm bei Mammakarzinom..................... 125
Abbildung 55: Nierenszintigramm – verzögerte Ausscheidung der rechten Niere...... 126
Abbildung 56: Anweisung für maximale Aufenthaltsdauer beim Patienten in 1 Meter Abstand.. 133

10 Strahlentherapie

Abbildung 57: Oberflächentherapiegerät – Bestrahlung eines Basalioms........... 134
Abbildung 58: Linearbeschleuniger..................................... 135
Abbildung 59: Afterloading-Geräte..................................... 135
Abbildung 60: Afterloading-Therapie bei Mammakarzinom-Rezidiv.............. 136
Abbildung 61: Einzelstehfeld von ventral................................ 137
Abbildung 62: Mehrfelderbestrahlung................................... 137
Abbildung 63: Untersuchungsgang bei Tumorverdacht vor Einleiten einer Strahlentherapie... 139
Abbildung 64: Computertomograph..................................... 141

Abbildung 65: Simulator zur Festlegung von Therapiefeldern 141
Abbildung 66: Mammographie mit Tumordarstellung........................ 142
Abbildung 67: Bestrahlungsfelder bei Brusterhaltung......................... 144
Abbildung 68: Bestrahlungsfelder bei Ablatio mammae...................... 144
Abbildung 69: Inflammatorisches Mammakarzinom 144
Abbildung 70: Nebenwirkungen der Strahlentherapie – Erythem und
Hyperpigmentierung 145
Abbildung 71: Nebenwirkungen der Strahlentherapie – Teleangiektasien ca. 2 Jahre
nach Bestrahlung.. 145
Abbildung 72: Röntgen Thorax bei Bronchialkarzinom........................ 146
Abbildung 73: Schmetterlingsgliom beidseitig (sagittale Darstellung) 147
Abbildung 74: Schmetterlingsgliom beidseitig (axiale Darstellung)............... 147
Abbildung 75: Bestrahlungsmaske bei Gehirnbestrahlungen.................... 148
Abbildung 76: Zustand nach Hirnbestrahlung – trockene Epitheliolyse der Haut und
kompletter Haarausfall 149
Abbildung 77: Zustand nach Hirnbestrahlung – Hautrötung und Gehörgangs-
entzündung 149
Abbildung 78: Stereotaxiemaske zur Bestrahlung............................. 150
Abbildung 79: Stereotaxiering zur einmaligen Radiochirurgie 150
Abbildung 80: Bestrahlung der Paraaortalregion bei Seminom.................. 154
Abbildung 81: Bestrahlungspositoinierung bei Beckenbestrahlung 155
Abbildung 82: 3-Kanal-Applikator zur Bestrahlung eines Zervixkarzinoms 156
Abbildung 83: Vaginale Bestrahlungszylinder zur Verhinderung von vaginalen
Abklatschmetastasen 157
Abbildung 84: Röntgenkontrastdarstellung eines Ösophagustumors.............. 158
Abbildung 85: Kolon-Kontrasteinlauf – Vorliegen einer Stenose als Zeichen eines Tumors 159
Abbildung 86: Non-Hodgkin-Lymphom mit Hautmanifestation an der linken Halsseite 162
Abbildung 87: Zustand nach Implantation einer Totalendoprothese des Hüftgelenks
mit periartikulären Verkalkungen....................................... 164
Abbildung 88: Mamillenbestrahlung bei Gynäkomastie........................ 164

IV: Quellennachweis der Abbildungen

Boston Scientific Corporation: Abbildung 40
H. Morneburg (Hrsg.): Bildgebende Systeme für die medizinische Diagnostik, Röntgendiagnostik und Angiographie – Computertomographie – Nuklearmedizin – Magnetresonanztomographie – Sonographie – integrierte Informationssysteme, 3., wesentl. überarb. u. erw. Aufl., Publicis MCD: Abbildungen 7, 9, 10, 12, 22, 23, 28, 41–50
MSD Nordion (Dr. Sauerwein GmbH) Haan: Abbildungen 59, 82, 83
Philips Medizinsysteme Hamburg: Abbildungen 8, 11
Varian Medical Systems Darmstadt: Abbildungen 58, 65

Herausgeberin, Autoren und Verlag bedanken sich für die freundliche Überlassung.

V Literatur

W. Achenbach (1994): Rationale Praxis-Onkologie, Sonderdruck aus: Die Allgemeinmedizin von B. König/B. Schmalz, Perimed-Spitta

I. P. Arlart (1997): Radiologische Untersuchungstechniken des Gefäßsystems. Angiographisches Instrumentarium und Zubehör, In: Klinische Radiologie – Arterien und Venen, Herausgeber E. Zeitler, Springer, Berlin-Heidelberg-New York

R. C. Bittner/R. Roßdeutscher (1996): Leitfaden Radiologie, G. Fischer, Stuttgart-Jena-New York

W. Bohndorf/J. Richter (1992): Computertomographie und Bestrahlungsplanung in der Radioonkologie, Biermann

U. Dold/P. Hermanek/K. Höfken/H. Sack (1993): Praktische Tumortherapie, 4. Auflage, Thieme, Stuttgart-New York

H. Elser (1999): Leitfaden Nuklearmedizin, Steinkopff

D. Emrich (1979): Nuklearmedizin – Funktionsdiagnostik und Therapie, Thieme, Stuttgart

K. Ewen (Hrsg.) (1998): Moderne Bildgebung, Thieme, Stuttgart-New York

U. Feine/K. zum Winkel (1980): Nuklearmedizin – Szintigraphische Diagnostik, Thieme, Stuttgart

H. Feneis (1988): Anatomisches Bildwörterbuch, 8. Auflage, Thieme, Stuttgart-New York

J. Fischer (1998): Repetitorium der Nuklearmedizin, Zuckschwerdt, München-Bern-Wien-New York

K. Fochem (1980): Der gesunde und kranke Uterus im Hysterosalpingogramm, In: Handbuch der Medizinischen Radiologie XIII/2, Springer, Berlin-Heidelberg-New York

H. Frick/H. Leonhardt/D. Starck (1992): Spezielle Anatomie II, 4. Auflage, Thieme, Stuttgart-New York

M. Galanski/M. Prokop (Hrsg.) (1998): Ganzkörper-Computertomographie, Thieme, Stuttgart-New York

A. Gerlach (1995): Mammasonographie, In: Mammakarzinom: Epidemiologie, aktuelle Diagnostik und Therapie, hrsg. v. I. P. Arlart, Schnetztor, Konstanz

H. J. Hermann (1992): Nuklearmedizin, 3. Auflage, Urban und Schwarzenberg, München-Wien-Baltimore

H. Jung (1998): Strahlenrisiken In: Moderne Bildgebung. hrsg. v. K. Ewen, Thieme, Stuttgart-New York

Th. Laubenberger/J. Laubenberger (1994): Technik der medizinischen Radiologie. Diagnostik, Strahlentherapie, Strahlenschutz für Ärzte, Medizinstudenten und MTRA, 6., völlig überarbeitete Auflage, Deutscher Ärzte-Verlag, Köln

Th. Möller/E. Reif (1995): Taschenatlas Einstelltechnik. Röntgendiagnostik, Angiographie, Computertomographie, – Thieme, Stuttgart-New York

H. Morneburg (1995): Bildgebende Systeme für die medizinische Diagnostik, 3. Auflage, Publicis MCD, Erlangen

C. A. Perez/L. W. Brady (1992): Principles and Practice of Radiation Oncology, 2. Edition, J. B. Lippincott Company

P. Pfannenstiel/B. Saller/I. A. Hotze (1998): Schilddrüsenkrankheiten: Diagnose und Therapie, 3. Auflage, Berliner Medizinische Verlagsanstalt

B. Püttner (1996): Basiswissen PICA, Steinkopf, DarmstadtAnhang V: Literatur

E. Richter/T. Feyerabend (1996): Grundlagen der Strahlentherapie, Springer, Berlin-Heidelberg-New York

G. Rosenbusch/J. W. A. J. Reeders (1993): Kolon – Klinische Radiologie, Thieme, Stuttgart-New York

K. Sartor (Hrsg.) (1996): Neuroradiologie, Thieme, Stuttgart-New York

R. Sauer (1993): Strahlentherapie und Onkologie für technische Assistenten in der Medizin, 2., neu bearbeitete und erweiterte Auflage, Urban und Schwarzenberg, München-Wien-Baltimore

E. Scherer/H. Sack (1996): Strahlentherapie: Radiologische Onkologie, 4. Auflage, Springer, Berlin-Heidelberg-New York

H. Schicha/O. Schober (1997): Nuklearmedizin Compact Lehrbuch, Schattauer, Stuttgart

H. Schild (Hrsg.) (1994): Angiographie – Angiographische Interventionen, Thieme, Stuttgart-New York

G. Schmidt (1999): Kursbuch für die Ultraschalldiagnostik, 2. Auflage, Thieme, Stuttgart-New York

O. Schober (1994): Nuklearmedizinische In-Vivo-Untersuchungen, Schattauer, Stuttgart

S. Seeber/J. Schüte (1993): Therapiekonzepte Onkologie, Springer, Berlin-Heidelberg-New York

H. J. Senn/P. Drings/A. Glaus/W. F. Jungi/R. Sauer/P. Schlag (1992): Checkliste Onkologie, 3. Auflage, Thieme, Stuttgart-New York

Siemens AG: Indikationen für die klinische Anwendung der Positionen-Emissions-Tomographie

Siemens AG: PET – Die neue Chance auf Früherkennung

F. E. Stieve/A. Stargardt/H. St. Stender (1996): Strahlenschutz. Lehrbuch für medizinisch-technische Radiologie-Assistenten und zur Unterweisung für Strahlenschutzbeauftragte, Hoffmann, Berlin

E. A. Zimmer/M. Zimmer-Brossy (1998): Lehrbuch der röntgendiagnostischen Einstelltechnik, 5., völlig überarbeitete Auflage von S. Bosnjakovic-Büscher, Springer, Berlin-Heidelberg-New York

W. G. Zoller/U. Gresser/N. Zöllner (Hrsg.) (1994): Einführung in die Ultraschalldiagnostik, 2. Auflage, Karger, Basel-Freiburg

VI: Register

A

A-Mode-Verfahren 111
Abschirmung 37
Abstandsgrundgesetz 36
Abtastprinzipien 93
Afterloading-Geräte 135
Alphastrahler 117
Alphastrahlung 25
Analkarzinome 157, 160
Angiographie 69, 149
Angiographie der Arterien der oberen Extremitäten 80
Angiographie der Bauchaorta 77
Angiographie der Bauchorgane, selektive 80
Angiographie der Becken- und Beinarterien 78
Angiographie der Halsgefäße 77
Angiographie der Hirngefäße 81
Angiokardiographie 69
Angioplastie, perkutane transluminale (PTA) 86
ANN-Arbor 161
Anode 44
Anreicherungen 121
Anreicherungsphase 125
Anreicherungsverhalten 119
Antennen 101
Antigene 116
Antikörper (AK) 116
Aortenklappe, Funktion der 85
Äquivalentdosis 33
Archivierung, digitale 60
Archivierung, konventionelle 60
Artefakte, unvermeidbare 96
Arteriographie, direkte 76
Arteriographie, indirekte 76
Arthrose 163

Arthrosonographie 113
Assay, immunoradiometrisches 116
Aszites karzinomatosa 132
Atemstillstandsphase 94
Atom 23
Aufenthaltsdauer, maximale 169
Aufklärung 64, 69
Auflösungsvermögen, axiales 110
Auflösungsvermögen, geometrisches 110
Aufnahme 119
Ausscheidungsurogramm, intravenöses 72

B

B-Mode-Verfahren 111
Babix-Hülle 58
Ballondilatation 86
Bandscheibenvorfall, Lokalisation 98
Behandlungsplan 141
Belastungsbedingungen 127
Belichtungsautomatik 46
Bestrahlung, postoperative 138
Bestrahlung, präoperative 138
Bestrahlungsplanung 141
Bestrahlungsprotokoll 142
Betastrahler 117
Betastrahlung 26
Betatron-Anlagen 135
Bewegungsartefakte, Vermeidung von 99
Bewegungsbestrahlungen 138
Bildartefakte 105
Bildbänder, optische (Tapes) 60
Bilddetails 55
Bildgebung 104
Bildgüte 50
Bildkontrast 104
Bildmerkmale 55
Bildqualität 49
Bildrechner 103

Bildschärfe 50
Bildspeicher 110
Bildverfälschungen 96
Bildverstärker-Fernseheinrichtung 53
Bleihandschuhe 37
Bleischürzen 37
Blutströmungsgeschwindigkeit 111
Brachytherapie 137
Brennfleck 44
Bronchial-Karzinome 145
Brust- und Lendenwirbelsäule 98
Bundesärztekammer, Leitlinien der 54
Bypass-Operationen 86

C
Cavitationen 114
Cholangiographie, perkutane transhepatische (PTC) 71
Cholangiopankreatographie, endoskopisch-retrograde (ERCP) 71
Clearancebestimmung 126
Compton-Effekt 31
Computertomographie 92, 141
Coronarangioplastie, perkutane transluminale (PTCA) 86
CT-Angiographie 95
CT der Wirbelsäule einschließlich des Rückenmarks (ZNS) 97
CT des Stützgerüstes 99
CT des Thorax 98
CT von Schädel und Gehirn 96

D
Darmausgang, künstlicher 68
Darmreinigung 64
Darstellung der Lungengefäße, selektive 84
Deckenstative 51
Diagnostik, bildgebende 139
Dialysepatienten 125
Dilatation 87
Doppelhelix 15
Doppelkontrastmethode 67
Doppelkontrastuntersuchung des Dünndarms 67
Doppler-Sonographie 111
Dopplereffekt 111
Dosimeter 119

Dosis-Wirkungsbeziehung, deterministische 15
Dosis-Wirkungsbeziehung, stochastische 15
Dosisreduktion 90
Drainage, therapeutische 71
Duplex-Sonographie 112
Dupuytren, M. 163
Durchgängigkeit der Tuben 75
Durchleuchtungsgeräte 51
Durchleuchtungsuntersuchungen 90

E
Echozeit = TE 102
Effekt, piezoelektrischer 110
Einverständniserklärung 64
Einzeldetektor-Rotations-Translations-Scanner 92, 93
Einzelfeldbestrahlung 137
EKG-Überwachung 85
Elektronentuben 142
Elimination 119
Empfänger 110
Energiedosis 32
Epitheliolyse 144
Erzeugung von Ultraschallwellen 110
Exophthalmustherapie 164

F
Fersensporn 163
Filmdosimeter 90
Filmentwicklung 48
Filmplakette 34
Fingerringdosimeter 35
Fisteln 163
Flachdetektor, elektronischer 49
Flächendosimeter 35
Fließgleichgewicht 16
Fluoroskopie, digitale (DF) 53
Fokus 44
Fokus-Film-Abstände 50
Freie Radikale 14
Frequenzverschiebung 111
Führungsdrähte 86
Füllhalterdosimeter 34
Füllungsphasen 68
Funktionsbestimmung 126
Funktionsdiagnostik 120

G

Gallenblase 70
Gallenwege 70
Gammakamera 119
Gammastrahlung 26, 117
Ganzkörper-PET 129
Gefäßinnenlumen, dilatierte 86
Gefäßschleuse 87
Gelenkerkrankungen, chronische 132
Generator 45
Genitale, männliches, weibliches 72
Geschwüre 163
Gewebeprobe 69
Gliome 147
Glukosestoffwechsel 128
Gradientenspulenanordnungen 103
Größenbestimmung 113
Größenrichtigkeit 49
Gynäkomastieprophylaxe 164

H

Halbwertszeit 26
Halbwertszeit, biologische 117
Halbwertszeit, effektive 117
Halbwertszeit, physikalische 117
Halswirbelsäule 97
Harnwege, ableitende 72
Hautpflege 164
Herz-PET 129
Herzkatheter 84
Hirn-PET 128
Hirnmetastasen 147, 149
Hirntumoren 147
Hirntumoren, niedrigmaligne 149
Hochdruckreflux 74
Hochfrequenzimpuls 101
Hochspannungstransformator 45
Hochvolttherapie-Geräte 135
Hodentumoren 153
Hodgkin, M. 161
Hormonrezeptorbestimmung 143
Hormonsynthese 118
Hüftdysplasie 114
Hyperthermie 136
Hyperthyreose 131
Hypophysentumoren 147, 149
Hysterosalpingographie (HSG) 75

I

ID-Kamera 47
in-vitro-Diagnostik 116
in-vivo-Diagnostik 116
Indikation 121
Indikationsstellung, sorgfältige 115
Induratio penis plastica 163
Informationen 120
Informationssysteme, radiologische (RIS) 59
Interferenz 110
Inzidenz, natürliche 16
Ionisation 13
Ionisationskammer 119
Isozentrum 138

J

Jodisotope 118

K

Kalibrierung 109
Kapillarblockade 122
Kardiologie 128
Karzinome, kleinzellige 146
Karzinome, nicht kleinzellige 145
Kathode 44
Keilfilter 142
Kernreaktor 118
Kilo-Elektronenvolt 117
Klaustrophobie 98
Knochenfenster 96
Knochenstoffwechsel 123
Knochenszintigraphie 123
Kollimator 119
Kolontumore 157, 159
Kontakttherapie 135
Kontamination 122
Kontrast 50
Kontrastmittel, gallengängige 61
Kontrastmittel, negative 61
Kontrastmittel, nierengängige 62
Kontrastmittel, positive 61
Kontrastmittel-Zwischenfälle 62
Kontrastsubstanz, Übertritt von 75
Kontrollbereich 39, 90
Koronararterie, Spezialkatheter für die linke 85
Körperquerschnittsbild 93
Korpuskarzinom 156

Korpuskularstrahlung 134
Krankenhausinformationssystem (KIS) 59
Kreatininwert 80
Kristall 119

L
Labordiagnostik 139
Lagerungshilfen 142
Larynx 152
Laserpositionierung 142
Leber 70
Leerbildserie 77
Leibesfrucht, Strahlensensibilität der 90
Linearbeschleuniger 135
Lippenkarzinom 151
Lokalisationsdiagnostik 120
Lumineszenzradiographie, digitale (DLR) 48
Lungenembolie 121
Lungenszintigraphie 121
Lungentumoren 145
Lymphknotenbefall 143

M
M-Mode-Verfahren 111
Magen 65
Magnete, supraleitende 103
Magnetresonanztomographie (MRT) (Kernspintomographie) 101, 139
Mamma-Tumoren 142
Mammographie 57
Markierungsbestecke 118
Maskenbestrahlung 148
Mehrdetektor-Rotations-Translations-Scanner 93
Mehrfeldertechnik 137
Meningeome 147, 149
Messkammern 46
Methoden, endoskopische 69
Miktionszystourethrographie, retrograde 74
Missbildungen, arteriovenöse 149
Molybdän 118
MR-Angiographie 106
MR-Kontrastmittel 105
MR-Untersuchungen 105
Mukositis 153
Multileafkollimatoren 142
Mundhöhle und Lippen 151

Mundtrockenheit 153
Mutation 15
Myokardszintigraphie 127

N
Nachverarbeitung 77
Narbenkeloide 163
Nase- und Nasopharynx 150
Nasennebenhöhlen 152
Nephrostomie, perkutane (PTN) 75
Neurinome 147, 149
Neurologie 128
Neutronengeneratoren 135
Neutronenstrahlenbehandlungen 152
Niederdruckreflux 74
Nieren 72
Nierenablaufaufnahme 73
Nierenfunktionsszintigraphie 126
Nierenszintigraphie 126
Non-Hodgkin-Lymphome 162
Notfallausrüstung 63-64
Notfalldiagnostik 96

O
Onkologie 128
OP-Kurs 40
Ordnungszahl 24
Organphlebographie, selektive 89
Oro- und Hypopharynx 151
Ösophaguskarzinom 158
Ösophagustumore 157

P
PACS 60
Panaritium 163
Parotitis 163
Patientendaten 59
Patientenvorbereitung 107
PEG 153
Pendelbestrahlungen 138
Peniskarzinom 155
Perfusionsszintigraphie 122
Periarthritis humeroscapularis 163
Perikardergüsse 132
Permanentmagnete 103
Personal, beruflich strahlenexponiertes 41
Phasenverschiebung 110
Phlebographie der unteren Extremitäten 88

Phlebographie von Beckenvenen und unterer Hohlvene 88
Phlebographien 87
Phlegmone 163
Photoeffekt 31
Photomultiplier 119
Photonen 24
Photonenboxbestrahlung 137
Photonenstrahlung 134
Platte, laseroptische (Optical Disk) 60
Platzangst 107
Pleuritis karzinomatosa 132
Polyzythämia vera 131
Portographie, perkutane transhepatische (PTP) 89
Positron 27
Positronen-Emissions-Tomographie (PET) 27, 128
Positronenstrahler 128
Prämedikation 62
Primärtumor 143
Proliferationsrate 16
Prostata-Karzinom 154
Pulmonalarteriographie 84
Pyelogramm, retrogrades 74

R
R-Klassifikation 140
Radioaktivitätsverteilung 120
Radiochirurgie 149
Radioderme 144
Radioimmunoassay 116
Radiojodbehandlung 131
Radionuklid 117
Radionuklidgenerator 118
Radiopharmakokinetik 119
Radiopharmakologie 118
Radiopharmakon 117
Radiophosphortherapie 131
Reaktionsvermögen, vermindertes 67
Reizmahlzeit 71
Rektum 69
Rektumtumore 157, 159
Relaxationszeit T_1 101
Relaxationszeit T_2 102
Remission 140
Repetitionszeit TR 102
Restharnbestimmung 74
Restkonkremente 71

Rohdaten 94
Röntgen-Tomographie, lineare 92
Röntgenaufnahmen, simultane biplane 84
Röntgenbremsstrahlung 30
Röntgenfilme 47
Röntgenfilmkassetten 47
Röntgenröhre 44
Röntgenschnittbildverfahren, digitales 92
Röntgenstrahlung, charakteristische 29
Röntgentherapie-Geräte 134
Röntgenverordnung 38
Rotations-Scanner mit beweglichem Detektorsystem 93
Rotations-Scanner mit einem fest stehenden Detektorring 93

S
Schallgeschwindigkeit 109
Schallleitungsgeschwindigkeiten 109
Schallwellen 109
Schalteinrichtung 45
Schichtaufnahmen 73
Schilddrüse 118
Schilddrüsenadenome, toxische 131
Schilddrüsenkarzinome 119
Schilddrüsenkarzinomreste 131
Schilddrüsenszintigraphie 121
Schleimbeutelentzündungen 163
Schluckbeschwerden 165
Schmerzen 165
Schmerztherapie 166
Schweißdrüsenabszess 163
Schwellendosis 15
SE-Folien 47
Sehfähigkeit, eingeschränkte 67
Sekundärelektronen 31
Sigma 69
Sones-Technik 85
Sonographie der Halsgefäße 112
Sonographie der weiblichen Brust 112
Sonographie des Hüftgelenks 114
Sonographie des Schädels 112
Soorstomatitis 153
Spätaufnahmen 73
Speicheldrüsen 152
Speicheldrüsentumor 152
Speicherfolie 48
Speicherplatte, magnetooptische 60
Speiseröhre 65

Spin 101
Spiral-Computertomographie 94
Spulen 101
Stadieneinteilungen 139
Standardaufnahmen 55
Standarduntersuchung 96
Stative 52
Steinschnittlage 75
Stenoseaufdehnung, Erfolg einer 87
Stent 86
Stentimplantationen 86-87
Stereotaxiering 150
Steuerrechner 103
Stoffwechselfunktionen 128
Strahlenart 117
Strahlenbelastung 95
Strahlenexposition, natürliche 13, 90
Strahlenexpositionen 117
Strahlenquelle 119
Strahlenschutz 90
Strahlenschutzbeauftragte 39
Strahlenschutzkurs 40
Strahlenschutzmessungen 119
Strahlenschutzverantwortliche 38
Strahlenschutzverordnung 38
Strahlenschutzwände 37
Streustrahlenraster 31, 51
Streustrahlung 50
Struma, euthyreote diffuse 131
Subtraktionsangiographie, digitale
  (DSA) 53, 77
Szintigramm 119
Szintillationszähler 119

T
Technetium 118
Teleangiektasien 144
Teletherapie 137
Temperaturerhöhung, lokale 115
Tennisellenbogen 163
$_{201}$Thallium 119
Therapie bei Kontrastmittel-Reak-
  tionen 63
Therapie, endokavitäre 131
Tiefenausgleich 110
Tiefenblende 45
TNM-Klassifikation 140
Topogramm 96-97
Tumorbehandlung 134

Tumoren, glottische 152
Tumoren, subglottische 152
Tumoren, supraglottische 152
Tumorgrading 140
Tumormarker 139

U
Überlagerung 110
Überwachungsbereich 39
Ultraschall 109
Ultraschall, Einfluss des 114
Ultraschall-Kontrastmittel 115
Ultraschallgerät 110
Ultraschallkontrolle 75
Untersuchungsantrag 121
Untersuchungstischvorschub 94
Untersuchungsverfahren, Strahlenwirkung
  bei radiologischen 90
Untersuchungsvorbereitung 120
Urethrographie, retrograde 74

V
Vaginalkarzinom 157
Vasovesikulographie 75
Venographien 87
Ventilationsszintigraphie 122
Verfahren, endoskopisches 72
Vernichtungsstrahlung 27
Verstärkung 110
Verstärkungsfolien 47
Verteilung 119
Volumenbestimmung 121
Vulvakarzinom 157

W
Wasserstoffperoxid 14
Weichteilfenster 96

Z
Zeit-Weg-Prinzip 109
Zeitaktivitätskurven 120
Zerfall 118
Zervixkarzinom 156
Zielgerät 52
Zielorgan 118
Zielvolumenbestimmung 141
Zwölffingerdarm 65
Zyklotron 118, 128